Directeur de collection : Pierre Hamel
Direction artistique : Patrice Francœur
Photos de la page couverture : Jean-François Bérubé
Révision et correction : Diane Boucher

Dépôt légal – Bibliothèque et Archives nationales du Québec, 2009
ISBN 978-2-922072-51-8

Catalogage avant publication de Bibliothèque et Archives Canada

Ledoux, Marielle

Nutrition, sport et performance

2e éd.

(Collection Géo plein air)

ISBN 2-922072-36-3

1. Sports – Aspect nutritionnel. 2. Sportifs - Alimentation. I. Lacombe, Natalie.
II. St-Martin, Geneviève. III. Titre. IV. Collection : Collection Géo plein air

TX361.A8L432 2009   613.202'4796   C2009-942241-7

MARIELLE LEDOUX
NATALIE LACOMBE
GENEVIÈVE ST-MARTIN
AVEC LA COLLABORATION DE ALEXIA DE MACAR

NUTRITION SPORT
ET PERFORMANCE

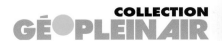

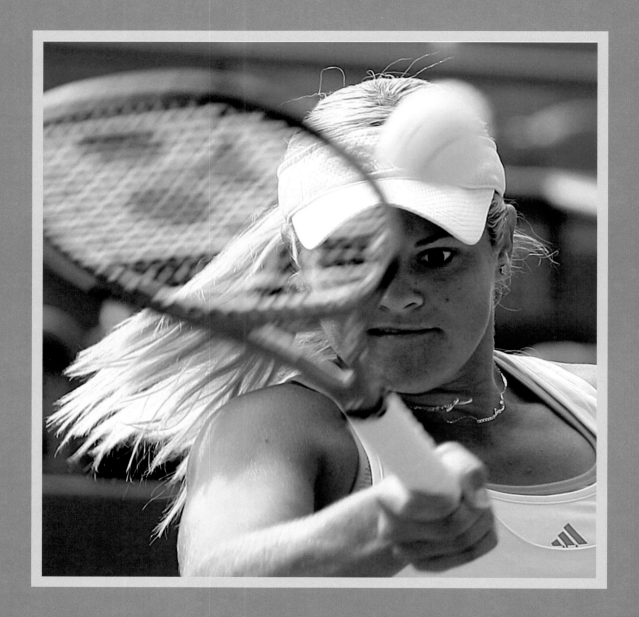

PRÉFACE

JE ME RAPPELLE l'époque où j'admirais les grandes joueuses de tennis. Je les observais à la télévision. Je les regardais jouer. C'étaient mes idoles.

J'aimais beaucoup Monica Seles. Je me souviens aussi de la première fois où j'ai vu jouer la Française Amélie Mauresmo. C'était contre Martina Hingis, en Australie. Maintenant que je suis professionnelle, je les affronte. C'est vraiment spécial pour moi.

J'ai gagné contre la championne de Roland-Garros, Svetlana Kuznetsova, contre Serena Williams, contre Nadia Petrova, contre Marion Bartoli, contre Caroline Wozniacki, des joueuses du *top 10* mondial. Aux Internationaux des États-Unis, j'ai été la tombeuse de l'ancienne numéro un mondiale Amélie Mauresmo. Chaque fois, j'apprends à leur contact. En matière de stratégie, j'ai beaucoup amélioré mon jeu.

Pour en arriver là, je me suis entraînée fort, mais j'ai aussi pris soin de modifier mes habitudes alimentaires. Auparavant, je mangeais beaucoup de viande et je consommais trop de féculents... comme mes amies d'origine polonaise. Vive les pirojkis et la crème sure ! Il n'y avait pas assez de fruits et de légumes à mon menu. Geneviève St-Martin m'a conseillée dans mes choix d'aliments, et ce livre a complètement transformé ma façon de voir les choses.

Grâce au guide de portions, j'ai été en mesure de visualiser ce qu'est une portion de viande, de féculents, etc. J'ai été capable de mieux équilibrer mon assiette. Les plans et les exemples de menu m'ont aidée à ajouter des fruits et des légumes, à réduire mes portions de viande. J'ai aussi beaucoup apprécié les trucs pratico-pratiques en lien avec mon entraînement, par exemple quoi manger avant et pendant pour maintenir mon niveau d'énergie, sans oublier après, pour assurer une bonne récupération.

J'ai perdu du poids et j'ai raffiné ma silhouette. Je me déplace plus facilement sur le terrain et j'ai gagné de la vitesse. Je me sens beaucoup mieux. Je vous encourage à suivre les conseils de Marielle, Natalie et Geneviève : succès garanti !

ALEKSANDRA WOZNIAK
JOUEUSE DE TENNIS

AVANT-PROPOS

POURQUOI donc publier un livre sur la nutrition sportive ? Tout simplement parce qu'il n'y en n'avait pas ! Aucun ouvrage écrit en français, détaillant pour chaque sport les caractéristiques qui ont un impact sur l'alimentation et traitant des besoins nutritionnels des sportifs, n'avait encore été écrit par des nutritionnistes. Bien sûr, certains livres de physiologie de l'exercice, très arides, traitaient des nutriments, mais ils ne faisaient pas de lien direct avec les aliments ; d'autres, à l'inverse, proposaient des recettes et des listes d'aliments mais ne détaillaient pas les arguments rationnels qui sous-tendent les recommandations alimentaires. Aucun livre, non plus, ne proposait des plans alimentaires et un guide de portions pour développer ses propres menus. À preuve, quand les athlètes, les entraîneurs, les parents, les étudiants ou les sportifs du dimanche nous demandaient une référence, la réponse restait vague, incertaine et renvoyait surtout à des ouvrages écrits en anglais. Nous en rêvions depuis des années ; voici le bouquin enfin devenu réalité. Plus qu'un simple livre de nutrition sportive et de physiologie de l'exercice, ce guide veut aider les sportifs à faire de meilleurs choix alimentaires pour mieux performer.

La première partie du livre, *La machine humaine*, permet de mieux comprendre comment les aliments et les nutriments affectent les performances des sportifs et quels sont les meilleurs choix alimentaires à faire. On y traite aussi des besoins nutritionnels spécifiques au type de sport pratiqué, au moment où l'aliment est consommé et aux différentes étapes de la vie. Cette première partie contient également un chapitre qui présente plusieurs suppléments alimentaires en vogue et des moyens d'évaluer les nouveaux produits qui arrivent sur le marché. On la conclut avec un chapitre qui traite des malaises qui peuvent affecter les sportifs dans la pratique de leur discipline.

La deuxième partie du livre, *Bien manger partout*, donne des trucs et des conseils pour mieux sélectionner ses aliments, peu importe où l'on est. Quels sont les critères de sélection à utiliser à l'épicerie ? Quels mets choisir au resto ? Comment bien performer même en voyage, quand les aliments préférés ne sont pas disponibles sur place ?

Dans la troisième partie, *Mon sport*, sont abordées les caractéristiques nutritionnelles propres à différents sports. On ne s'alimente pas de la même manière si on joue au hockey ou si on pratique le judo. Et l'intervention nutritionnelle est bien différente quand elle s'adresse à un joueur de volleyball plutôt qu'à un marathonien. Cette partie place chaque sport dans une catégorie en fonction des facteurs de performance qui lui sont propres comme la force, la vitesse, l'endurance et la flexibilité. Un plan nutritionnel spécifique, incluant un menu à l'entraînement, est proposé pour chaque catégorie de sports. Des athlètes et des entraîneurs se sont prêtés au jeu et confient leurs trucs, donnent des conseils, racontent des anecdotes...

À partir des recommandations présentées pour chaque sport et des informations obtenues dans la première partie du livre, il est possible de développer un menu personnalisé en consultant les quatrième et cinquième parties : *Le guide de portions* et *Les plans alimentaires*. On retrouve dans *Les plans alimentaires* des outils pour planifier ses repas et ses collations selon ses besoins énergétiques, la durée de l'effort et le moment de la journée où l'on s'entraîne. On y présente aussi des plans pour réussir la surcharge en glycogène musculaire et des exemples qui aident à planifier son alimentation selon différents types de compétition. *Le guide de portions*, quant à lui, permet d'ajouter de la variété au menu tout en respectant son plan alimentaire.

Finalement, la sixième et dernière partie du livre présente vingt-deux recettes nutritives dont douze ont été élaborées par des étudiantes du département de nutrition de l'Université de Montréal. Ces recettes ont été sélectionnées parce qu'en plus d'êtres savoureuses, elles sont faciles à exécuter et relativement peu coûteuses. D'autres recettes pratiques (des boissons énergétiques, des barres de céréales, des boissons de récupération, etc.) parsèment les différents chapitres.

Un dernier point, fort important : pour atteindre ses objectifs, il faut parfois mettre temporairement de côté la qualité nutritionnelle, aussi étonnant que cela puisse paraître. Certaines situations requièrent une quantité élevée de sucres rapidement absorbables et, même si ces sucres n'apportent pas beaucoup d'éléments nutritifs, ils constituent parfois l'option à privilégier. La boisson sucrée artificiellement peut en effet être plus efficace que le plus bio des riz bruns quand vient le temps de performer ! Alors, puristes, ajustez votre appareil. Certaines recommandations peuvent surprendre, mais elles sont au diapason des plus récentes données scientifiques dans le monde de la nutrition sportive.

Sportifs du dimanche et athlètes d'élite : à table !

REMERCIEMENTS

NOUS TENONS d'abord à remercier sincèrement nos proches pour leur soutien sans lequel ce livre n'aurait jamais vu le jour.

Un grand merci aux athlètes Clara Hughes, Marie-Andrée Lessard, Pierre Lavoie, Maryse Turcotte, Mathieu Dandenault, Alex Harvey, Aleksandra Wozniak, Vincent Marquis, Marc-André Fleury, Karine Sergerie, Meaghan Wegg, Marie-Hélène Prémont, Camille Duquet, Pierre Dufort et aux entraîneurs Pierre Lafontaine, Nick De Santis, Marc Santerre, et André Lachance, ainsi qu'à toutes les personnes qui nous ont aidées à obtenir des témoignages, des anecdotes et des recettes, sachant qu'ils seront utiles à d'autres mordus du sport et de la compétition.

Pour son talent sans pareil et pour sa capacité à faire jaillir en images les idées que nous couchions sur papier, nos remerciements vont à Patrice Francœur, directeur artistique et triathlète confirmé. Merci aussi à Diane Boucher, réviseure à l'œil de lynx et au sens critique acéré. Grâce à eux, à leurs idées généreusement partagées, à leur disponibilité et à leur dévouement, nous avons pu finaliser ce livre qui nous tenait tant à cœur. Un merci tout spécial à Pierre Hamel qui a cru en nous autant qu'au projet et qui nous a poussées vers l'excellence et un constant souci du détail.

Pour leur collaboration et leur expertise, merci aux nutritionnistes Mélanie Olivier, Stéphanie Côté, Hugues Plourde, Hélène Laurendeau et Susie Langley, ainsi qu'à Marie-Claire Lefrançois, qui nous ont permis de compléter notre ouvrage avec des histoires de cas, des recettes et des trucs du métier.

Mille mercis vont à Alexia de Macar, candidate au doctorat en nutrition, pour sa minutie et, surtout, pour avoir gardé le sourire malgré nos incessantes demandes de reformulation de la présentation du guide de portions et des plans alimentaires. Merci aussi pour leur aide précieuse aux stagiaires en nutrition Karine Chevrier et Mélanie Mantha, qui ont fait la recherche des valeurs nutritives et complété différents tableaux.

Plus particulièrement, pour le travail de vérification des données scientifiques relatives aux filières énergétiques spécifiques à chacune des catégories de la partie *Mon Sport*, merci à Jean Ramsay, Jean-Paul Richard, Chantal Daigle et à nos collègues de l'Institut national de formation des entraîneurs Martin Roy, André Fournier, Charles Cardinal, Michel Portman et Richard Chouinard.

Pour les recettes simples, goûteuses et bien adaptées aux besoins des athlètes et sportifs de tous âges, merci aux étudiantes en nutrition de l'Université de Montréal, et particulièrement à Dalyia Abdul-Amir, Weena Beaulieu, Marlène Durocher, Yvette Fautsch, Stéphanie Flynn-Cloutier, Valérie Fournier, Catherine Fraser, Géraldine Lussier, Chantal Morin, Mila Moussaly, Audrey Pearson, Nancy Presse, Julie Strecko, Annie Vézina, Sofia Abdelkafi, Mireille Desjardins. Merci aussi à Christina Blais, responsable de la formation clinique et chargée de cours à l'Université de Montréal, pour son aide dans la sélection de recettes et à Nathalie Goulet, chef-cuisinière.

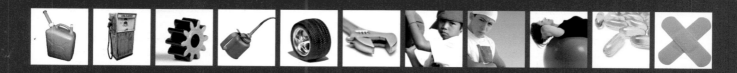

PREMIÈRE PARTIE

LA MACHINE HUMAINE

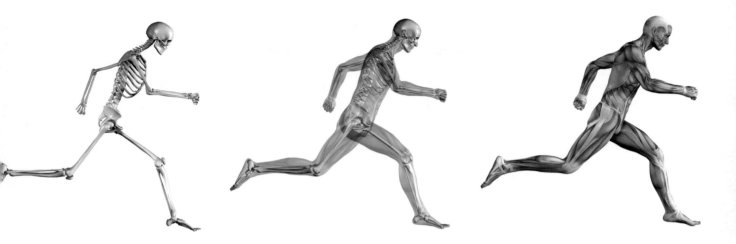

LE CORPS, c'est bien plus qu'une machine. L'humain est habité d'idées et de rêves qui n'ont rien à voir avec les aspects mécaniques de son corps. Toutefois, en nutrition sportive, cette merveilleuse et complexe mécanique corporelle est au cœur du discours. Malgré l'aspect simpliste de cette représentation, l'idée de concevoir le corps comme une machine humaine n'en est pas moins utile quand on veut dépasser ses limites. Elle implique qu'il faut choisir le bon carburant au bon moment : des glucides, des protéines ou des lipides ? Elle suppose qu'on connaît le meilleur moment pour faire le plein : faut-il prendre une collation avant l'effort ou pas ? Peut-on manger pendant l'entraînement ou est-il préférable de s'en tenir à l'eau claire ? La conception du corps comme machine implique aussi la réparation des pièces d'équipement, leur entretien, leur lubrification : combien de protéines faut-il consommer pour réparer ou construire de nouveaux tissus ? Les suppléments sont-ils nécessaires ? Que doit-on boire et quand ? Quelles sont les conséquences d'une déshydratation et d'une surhydratation ?

Chaque discipline sportive requiert un gabarit qui lui est propre, un peu comme pour les différents types de véhicules. Certains standards sportifs exigent en effet un gabarit de 4 x 4 : c'est le cas des défenseurs au hockey ou des joueurs de ligne au football, par exemple. À l'inverse, certaines disciplines demandant plutôt le gabarit d'une mini : c'est le cas entre autres en gymnastique et en plongeon. Comment, alors, faire le (bon) poids sans affecter sa santé ni diminuer ses performances ?

Quand on pense à une machine, on réfère aussi à toute une série de circuits électroniques qu'il faut bien entretenir. Dans les sports, il faut tout particulièrement se soucier du fer et du calcium. Comment prévenir la carence en fer et l'anémie qu'elle peut entraîner ? Comment éviter la carence en calcium et ses effets sur le squelette ?

Les performances et les capacités de la machine évoluent au fil du temps ; il en va de même pour les besoins nutritionnels. C'est pourquoi une attention particulière doit être portée aux besoins des enfants, des adolescents et des baby-boomers. On doit aussi pouvoir distinguer les suppléments alimentaires potentiellement utiles de ceux qui ne le sont pas, de même qu'il faut savoir comment remettre la mécanique au point en cas de panne, de bris ou de pépin.

Bref, considérer le corps comme une machine est un moyen de s'assurer que rien n'est laissé au hasard et que tout est mis en oeuvre pour atteindre ses propres sommets, quels qu'ils soient. La machine humaine, c'est tout ça, et plus encore...

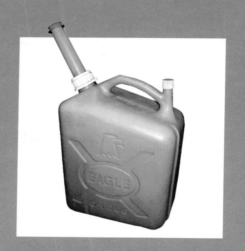

LA MACHINE HUMAINE

CHAPITRE UN

LE CARBURANT
l'énergie, qu'est-ce que c'est?

TOUS LES ÊTRES VIVANTS ont besoin d'énergie. Dans le cas des végétaux, c'est assez simple : les racines dans le sol, quelques rayons de soleil, il ne leur manque plus qu'un peu d'eau pour produire leur énergie vitale. La situation est loin d'être la même pour l'humain ! Installé devant une fenêtre plein sud, les pieds dans un bon terreau, il ne suffira pas qu'un gentil voisin assure un arrosage régulier. Pour survivre, pour fonctionner, l'humain a besoin de l'énergie contenue dans les aliments.

Cette énergie est libérée dans toutes ses cellules à la suite d'une série de réactions biochimiques complexes et très bien orchestrées. Seuls trois nutriments peuvent mener à la production de carburant : les glucides, les protéines et les lipides. On mesure cette énergie en kilocalories (ou en kilojoules, selon le système international d'unités). Dans les faits, 1 Calorie (avec une majuscule) = 1 kilocalorie = 1000 calories (avec une minuscule). Mais dans les textes non scientifiques, il est d'usage courant d'utiliser les termes calories (cal) ou kilocalories (kcal), et de considérer qu'ils représentent la même quantité d'énergie. C'est cette dernière convention qui sera utilisée dans ce livre.

Tableau 1.1 SOURCES D'ÉNERGIE DANS LES ALIMENTS	
Glucides	4 calories/g
Protéines	4 calories/g
Lipides	9 calories/g
Alcool pur	7 calories/g
Vitamines	0 calorie/g
Minéraux	0 calorie/g
Eau	0 calorie/g
Fibres	0 calorie/g

Entre les lignes

En consultant les tableaux de valeur nutritive des aliments, il est souvent difficile de s'y retrouver. À quoi servent tous ces nombres en grammes, milligrammes et pourcentage ? C'est à y perdre son latin. Voici quelques trucs.

Grosseur de la portion ❶

C'est le premier élément à regarder. Si on veut choisir entre deux produits, il faut d'abord s'assurer qu'on

Valeur nutritive		
❶ par 2 tranches (62 g)		
Teneur	❷ % valeur quotidienne	
❸ Calories 150		
❹ Lipides 1,5 g		1 %
saturés 0,4 g		3 %
+ trans 0,2 g		
Cholestérol 0 mg		
Sodium 290 mg		12 %
❺ Glucides 27 g		9 %
Fibres 1 g		4 %
Sucres 2 g		
❻ Protéines 5 g		
Vitamine A 0 %	Vitamine C	0 %
Calcium 4 %	Fer	10 %

Valeur nutritive		
❶ par 1 tasse (pâtes sèches) (88 g)		
Teneur	❷ % valeur quotidienne	
❸ Calories 310		
❹ Lipides 1,5 g		2 %
saturés 0,3 g		2 %
+ trans 0,1 g		
Cholestérol 0 mg		
Sodium 5 mg		0 %
❺ Glucides 63 g		20 %
Fibres 2 g		8 %
Sucres 0 g		
❻ Protéines 11 g		
Vitamine A 0 %	Vitamine C	0 %
Calcium 2 %	Fer	20 %
Thiamine 40 %	Riboflavine	6 %
Niacine 20 %	Folate	80 %

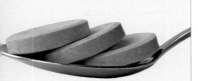

Des vitamines pour avoir de l'énergie ?
Bien que certains minéraux et vitamines soient nécessaires à la production énergétique, les suppléments de vitamines et minéraux ne fournissent pas d'énergie. Seuls les glucides, les protéines et les lipides peuvent être transformés pour libérer le précieux carburant.

compare des quantités équivalentes. La portion est toujours indiquée dans le haut du tableau, d'abord en mesure domestique (par exemple 2 tranches ou 1 tasse), puis en poids (grammes). Certaines valeurs nutritives de céréales à déjeuner sont présentées pour 30 g et d'autres, pour 55 g. Il en va de même pour la plupart des aliments : les portions sont variables. Ouvrez l'œil.

Attention : la portion inscrite ne correspond pas nécessairement à une recommandation !

% valeur quotidienne ❷

Il indique la présence d'un nutriment selon un ordre de grandeur. Par exemple, une soupe avec 15 % de fer est plus intéressante qu'une autre qui n'en contient que 5 %. Mais attention : ce pourcentage est calculé en fonction d'un nombre qui peut n'avoir rien à voir avec les besoins nutritionnels d'une personne en particulier. Il faut donc l'inter-

préter avec discernement. Ce n'est pas parce qu'un petit yogourt contient 25 % de calcium que quatre de ces yogourts combleront nécessairement les besoins quotidiens propres à un individu. Le pourcentage ne sert que de point de comparaison entre deux aliments semblables.

Calories ❸

C'est l'énergie contenue dans une portion de l'aliment. Les calories proviennent exclusivement des lipides, des protéines et des glucides, puisque les vitamines et les minéraux n'en fournissent pas. Est-il préférable de choisir un aliment contenant beaucoup ou peu de calories ? Ça dépend ! Le choix repose sur les objectifs nutritionnels que l'on s'est fixés, le poids qu'il faut atteindre ou maintenir, le niveau d'entraînement, la pé-

14

riode de l'année (repos/récupération ou période d'entraînement), etc. Ça dépend aussi de l'aliment. Une chose est certaine : les calories sont absolument nécessaires à la survie mais trop, c'est comme trop peu. Il faut trouver son équilibre.

Lipides ❹

Ils ont des rôles importants à jouer ; on ne doit donc pas les éliminer. Mais il est préférable de les consommer avec modération. Particulièrement les gras trans et les gras saturés. C'est d'ailleurs pourquoi on les regroupe ensemble et on indique leur pourcentage : afin de faciliter le choix entre différents aliments. Pour plus de détails concernant les lipides, consulter les pages 96 et 97.

Glucides ❺

La source d'énergie par excellence quand on s'entraîne. La quantité de fibres et de sucres est indiquée en grammes (g). Ce qui reste, c'est l'amidon. Certains fabricants (souvent de produits provenant des États-Unis) indiquent sur l'emballage *net carbs* (glucides assimilables). Ce que signifie cette expression ? Tout simplement que la quantité d'amidon est additionnée à la quantité de sucres. Ça exclut donc les fibres qui ne sont ni digérées ni absorbées par le corps. Pour plus de détails concernant les glucides, lire le chapitre 2, *Du super sans plomb dans les muscles*.

Protéines ❻

Comme les besoins varient énormément d'un individu à l'autre et selon les périodes de la vie, on ne les présente pas en pourcentage de la valeur quotidienne mais seulement en grammes. Pour calculer ses propres besoins quotidiens en protéines et évaluer ses apports, consulter le chapitre 3, *Les pièces*.

La liste d'ingrédients est, en quelque sorte, la recette de l'aliment. On y retrouve tous les ingrédients présentés selon l'ordre décroissant de poids. Par exemple, un biscuit dont la liste d'ingrédients commence avec « shortening » sera moins intéressant, nutritionnellement parlant, qu'un autre dont la liste commence par « farine », surtout si celle-ci est de grains entiers. Il faut rester prudent en interprétant cette liste, puisqu'on n'indique aucune proportion des divers ingrédients. Il faut la lire jusqu'au bout pour avoir une meilleure idée de ce que l'aliment contient.

I-glou ! I-glou ! I-glou !

Quand on aime lever son verre de temps en temps, il faut savoir que les boissons alcoolisées contribuent largement à la somme des calories. Une bière régulière, par exemple, contient environ 150 calories par bouteille, un verre de vin de 150 ml en fournit de 100 à 110, alors que 30 ml d'alcool fort (rhum, vodka, gin, scotch) contient à peu près 65 calories. Du côté des alcools sucrés – porto, crème Bailey's, Grand Marnier – ou des cocktails à base de jus ou de boisson gazeuse – *rum & coke*, martini, Bloody Caesar –, la somme grimpe en flèche.

Cette énergie n'est malheureusement pas très efficace pour les cellules. En fait, plutôt que de fournir à l'organisme un carburant performant, l'éthanol contenu dans

De beaux mots...
On entend beaucoup parler de nutrition cellulaire ces temps-ci. Voilà un bel outil marketing pour vendre sa salade. En effet, en matière de nutrition, tout est cellulaire puisque tout se passe à l'échelle de la cellule. Que l'on parle de digérer une pomme, d'absorber des glucides, d'entreposer de l'énergie ou de réparer des tissus, tout est nutrition cellulaire. Même quand on ne le dit pas !

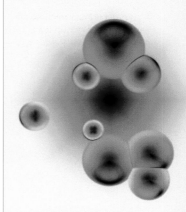

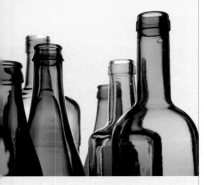

Même si elles ne sont pas une source efficace d'énergie, les boissons alcoolisées contiennent des calories.

Bière régulière
Pour 150 calories
328 ml

Par portion usuelle
156 calories/341 ml

Vin
Pour 150 calories
208 ml

Par portion usuelle
107 calories/150 ml

Porto
Pour 150 calories
100 ml

Par portion usuelle
92 calories/60 ml

Alcool fort (scoth, vodka)
Pour 150 calories
70 ml

Par portion usuelle
98 calories/45 ml

les boissons alcoolisées a plutôt tendance à utiliser les réserves de glucides du foie pour être métabolisé. Comme si ce n'était pas suffisant, une consommation élevée d'alcool favorise la déshydratation et, si la quantité bue entraîne un apport calorique en excès, ces surplus sont éventuellement entreposés sous forme de gras. Bien sûr, un petit verre à l'occasion n'affectera pas dramatiquement les performances sportives, mais il peut avoir un impact important sur le tour de taille.

Dis-moi ce que tu manges…

« Vous êtes ce que vous mangez », entend-on souvent. En fait, on peut aller encore plus loin. Le corps qui sert d'enveloppe, cette « chose » qu'on expose partout où l'on va, c'est très exactement tout ce qu'on y a mis et tout ce qu'on en a retiré depuis la naissance. En tenant compte de l'héritage génétique, évidemment.

Autrement dit, en mangeant plus (ou en dépensant moins) au cours d'une vie, on développe un corps plus gros, peut-être plus gras. Inversement, en mangeant moins (ou en dépensant plus), on est plus mince. Ce qui mène à l'un des grands principes de la physique : « Rien ne se perd, rien ne se crée, tout se transforme. » C'est la base de la nutrition moderne.

Au cours d'une journée, une personne sédentaire dépense la plus grande partie de son énergie à assurer sa survie. C'est ce qu'on appelle le métabolisme de base (MB). Le MB inclut les battements cardiaques, le maintien de la température corporelle, les signaux envoyés par les neurones, la synthèse

de nouveaux tissus, la destruction des vieilles cellules, la fabrication d'anticorps, d'enzymes, de transporteurs, de neuro-transmetteurs… bref, tout ce qui se passe à notre insu. Plusieurs facteurs peuvent modifier le MB :

LE POIDS ET LA COMPOSITION CORPORELLE (LE POURCENTAGE DE MASSE MAIGRE) Plus la masse musculaire est importante, plus le MB est élevé. C'est pourquoi il est utile de s'entraîner afin de développer ses muscles. C'est d'ailleurs souvent une recommandation pendant un régime amaigrissant. Cela évite un ralentissement du MB et, par le fait même, aide à maintenir son nouveau poids. La réduction du MB par fonte musculaire explique aussi pourquoi, après un régime amaigrissant draconien, le corps a une plus grande facilité à reprendre du poids sous forme de graisse (voir *Un cas type : Josiane,* page 90).

L'ÂGE Plus on vieillit, plus le MB ralentit. On évalue à 2 à 3 % la réduction du MB pour chaque décennie après l'âge de 25 ans. Il faut toutefois souligner que ce ralentissement est souvent relié (et doit plutôt être attribué) à une diminution de l'activité physique et à la réduction de masse musculaire qui lui est associée. En d'autres termes : en restant actif et en maintenant sa masse musculaire, l'âge n'aura pas autant d'effet sur le MB.

LE SEXE Le sexe qui nous est attribué à la naissance a un impact sur le MB. Les hommes ont généralement un MB plus dépensier que les femmes. C'est en partie dû à leur stature plus imposante et à leur masse musculaire habituellement plus élevée. C'est ce qui explique que les hommes perdent plus facilement du poids que les femmes, et qu'ils peuvent manger davantage sans prendre de poids. Non, il n'y a pas de justice...

Le MB constitue généralement la proportion la plus importante de la dépense énergétique d'une journée. S'y ajoute l'énergie nécessaire pour vaquer aux activités de la vie quotidienne : se doucher, se nourrir, se déplacer... bref, le minimum nécessaire pour fonctionner en société.

Mis à part les dépenses énergétiques reliées au MB, il y a celles provoquées par la pratique d'une activité physique. Pour les personnes qui s'entraînent sérieusement, cette part peut être importante. Le schéma 1.1 montre comment la proportion d'énergie nécessaire au MB varie en fonction de la dépense associée à la pratique d'un sport. En résumé :

$$\text{Énergie dépensée en une journée}$$
$$=$$
$$\text{métabolisme de base}$$
$$+$$
$$\text{activités de la vie quotidienne}$$
$$+$$
$$\text{sport}$$

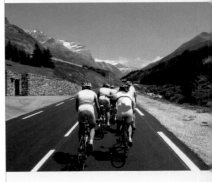

Combien coûte le Tour de France?

DÉPENSE ÉNERGÉTIQUE TOTALE : 200 000 calories, soit l'équivalent de 26 kg de poids perdu si le cycliste ne mange pas.

PUISSANCE DÉVELOPPÉE DURANT LE TOUR DE FRANCE : pas moins de 1500 watts, soit assez pour faire fonctionner 8 ordinateurs en même temps !

BESOINS ÉNERGÉTIQUES POUR LA COURSE SEULEMENT : de 6000 à 8000 calories/jour.

Schéma 1.1
OÙ VA L'ÉNERGIE ?
Situation fictive pour un même individu, pendant trois jours

JOUR 1 REPOS 1800 CAL	MB 1200 cal, soit 67 % du total	AVQ 600 cal, soit 33 % du total	
JOUR 2 ACTIF 2500 CAL	MB 1200 cal, soit 48 % du total	AVQ 600 cal, soit 24 % du total	SPORT 700 cal, soit 28 % du total
JOUR 3 TRÈS ACTIF 3200 CAL	MB 1200 cal, soit 37 % du total	AVQ 600 cal, soit 19 % du total	SPORT 1400 cal, soit 44 % du total

MB : métabolisme de base
AVQ : activités de la vie quotidienne (se laver, se nourrir, se déplacer, etc.)

17

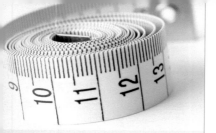

Table de conversion (taille)

pieds	mètres
4 pi	1,22
4 pi 1 po	1,24
4 pi 2 po	1,27
4 pi 3 po	1,30
4 pi 4 po	1,32
4 pi 5 po	1,35
4 pi 6 po	1,37
4 pi 7 po	1,40
4 pi 8 po	1,42
4 pi 9 po	1,45
4 pi 10 po	1,47
4 pi 11 po	1,50
5 pi	1,52
5 pi 1 po	1,55
5 pi 2 po	1,57
5 pi 3 po	1,60
5 pi 4 po	1,63
5 pi 5 po	1,65
5 pi 6 po	1,68
5 pi 7 po	1,70
5 pi 8 po	1,73
5 pi 9 po	1,75
5 pi 10 po	1,78
5 pi 11 po	1,80
6 pi	1,83
6 pi 1 po	1,85
6 pi 2 po	1,88
6 pi 3 po	1,91
6 pi 4 po	1,93
6 pi 5 po	1,96
6 pi 6 po	1,98
6 pi 7 po	2,01
6 pi 8 po	2,03
6 pi 9 po	2,06
6 pi 10 po	2,08
6 pi 11 po	2,11

Le schéma 1.1 présente les différents éléments qui contribuent à la dépense énergétique quotidienne d'un même individu dans trois situations données : jour 1, il est au repos complet ; jour 2, il fait une heure de jogging ; jour 3, il pédale 100 km. On constate que son métabolisme de base est le même au cours des trois jours, soit 1200 calories. C'est normal, on parle du même individu, avec la même masse musculaire, à quelques jours d'intervalle dans sa vie. Par contre, la proportion représentée par son MB diffère selon le jour. Plus il est actif, plus le pourcentage de sa dépense calorique attribué à l'activité physique est important et, inversement, plus celui associé à son MB est faible.

Comment calculer ses besoins énergétiques quotidiens ?

Connaître ses besoins en énergie est la première étape dans la planification de menus performants. C'est ce qui est expliqué, étape par étape, dans les lignes qui suivent. Pour estimer ses propres besoins énergétiques, on reporte tous les nombres appropriés dans l'équation de l'étape 1 (*Calculer son MB*). Ensuite, on multiplie son MB par le facteur déterminé à l'étape 2 (*Évaluer son niveau d'activité physique*). Ces équations ne s'appliquent qu'aux adultes. Se référer au chapitre 7 pour plus de détails concernant les enfants.

I. Calculer son métabolisme de base (MB)

ÉQUATION DU MÉTABOLISME DE BASE

FEMME
A = 2,67 x âge (en années)
B = 401,5 x taille[1] (en mètres)
C = 8,6 x poids[2] (en kilos)
MB = 247 − A + B + C

HOMME
A = 3,8 x âge (en années)
B = 456,4 x taille[1] (en mètres)
C = 10,12 x poids[2] (en kilos)
MB = 293 − A + B + C

1. taille en mètres = taille en pouces multipliée par 2,54 puis divisé par 100
2. poids en kilos = poids en livres divisé par 2,2

EXEMPLE
Sophie a 34 ans, mesure 1,64 m et pèse 60 kg.
A. 2,67 x 34 = 90,8
B. 401,5 x 1,64 = 658,5
C. 8,6 x 60 = 516
MB : 247 − 90,8 + 658,5 + 516 = 1331 calories

EXEMPLE
Marc a 41 ans, mesure 1,79 m et pèse 80 kg.
A. 3,8 x 41 = 155,8
B. 456,4 x 1,79 = 817
C. 10,12 x 80 = 809,6
MB : 293 − 155,8 + 817 + 809,6 = 1764 calories

A = 182,4   1593,3
B = 765
C = 7 7,6

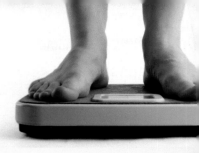

2. Évaluer son niveau d'activité physique

Il est très difficile d'évaluer la durée et l'intensité de chacune des activités que l'on pratique. Le tableau 1.2 classe les activités selon leur niveau d'intensité. L'idéal est de tenir un journal pendant une semaine et de faire une moyenne (voir *Mon journal d'activités*, page 22). Ensuite, on peut déterminer à quelle catégorie notre niveau d'entraînement correspond : sédentaire, faiblement actif, actif ou très actif.

ON EST «SÉDENTAIRE» SI... on vaque à ses occupations quotidiennes, ce qui inclut une trentaine de minutes de marche **chaque jour**. On se déplace surtout en auto et on ne pratique aucun sport sur une base régulière. Parfois, on fait un peu de patin, de vélo ou on participe à une partie amicale, mais rien de très sérieux.

Pour connaître ses besoins énergétiques quotidiens, on multiplie son MB par 1,35.

EXEMPLE Si Marc est sédentaire, il dépense environ 2381 calories par jour (1764 calories x 1,35 = 2381 calories).

ON EST «FAIBLEMENT ACTIF» SI... on pratique environ une heure et quart d'activités d'intensité légère **tous les jours** ou, encore, on combine **quotidiennement** une demi-heure d'activités d'intensité moyenne et un quart d'heure d'activités d'intensité légère. On est du genre à marcher beaucoup et à faire un entraînement qui se respecte quelques fois par semaine.

Par exemple, une gymnaste qui fait 30 minutes de routine au sol, plus 30 minutes d'entraînement spécifique (barres, abdominaux, etc.), en plus d'une quinzaine de minutes de stretching dans sa journée serait dans la catégorie « faiblement active » si ce rythme est maintenu **chaque jour**.

Pour connaître ses besoins énergétiques quotidiens, on multiplie son MB par 1,55.

EXEMPLE Si Sophie est faiblement active, elle dépense environ 2063 calories par jour (1331 calories x 1,55 = 2063 calories).

ON EST «ACTIF» SI... **chaque jour**, on fait trois quarts d'heure d'activités intenses ou on combine une heure d'activités de moyenne intensité avec dix minutes intenses. On bouge beaucoup et pratiquement tous les jours : on est surnommé « la dynamo ». Une longue journée de ski ou de vélo ne jette pas d'ombre sur l'entraînement prévu le lendemain. Ce niveau d'activité physique est au-dessus de la moyenne de la population.

Par exemple, une personne qui commence **chaque journée** avec une classe de Pilates de 60 minutes, puis qui se rend au boulot à vélo (15 km) et dispute un match de tennis d'une heure en soirée fait partie de la catégorie « actif » si elle répète ce rythme **jour après jour**.

Pour connaître ses besoins énergétiques quotidiens, on multiplie son MB par 1,75.

EXEMPLE Si Marc est actif, il dépense environ 3087 calories par jour (1764 calories x 1,75 = 3087).

Table de conversion (poids)

lb	kg
50	22,7
55	25,0
60	27,3
65	29,5
70	31,8
75	34,1
80	36,4
85	38,6
90	40,9
95	43,2
100	45,5
105	47,7
110	50,0
115	52,3
120	54,5
125	56,8
130	59,1
135	61,4
140	63,6
145	65,9
150	68,2
155	70,5
160	72,7
165	75,0
170	77,3
175	79,5
180	81,8
185	84,1
190	86,4
195	88,6
200	90,9
205	93,2
210	95,5
215	97,7
220	100,0
225	102,3

ON EST «TRÈS ACTIF» SI... on est en mouvement la plupart du temps. Les travailleurs qui ont un métier physique (bûcheron, par exemple) font partie de cette catégorie. Les courriers à vélo aussi. Toutes les raisons sont bonnes pour être sur des skis, dans un kayak, sur un vélo ou en patins. Comme cela ne suffit pas, un entraînement au gym permet aussi de vider le trop-plein d'énergie.

Une journée dans la vie de cet individu peut ressembler à ceci : une heure de musculation, une séance de yoga de 30 minutes, un match de squash de 60 minutes suivi d'un leçon de squash donnée à la relève pendant 60 minutes. Si cela se répète **chaque jour**, il s'agit bien d'une personne de la catégorie « très actif ».

Pour connaître ses besoins énergétiques quotidiens on multiplie son MB par 1,95.

EXEMPLE Si Sophie est très active, elle dépense environ 2595 calories chaque jour (1331 calories X 1,95 = 2595 calories).

Une fois les étapes 1 et 2 complétées, on connaît ses besoins énergétiques quotidiens. En sachant combien d'énergie on dépense chaque jour, on peut ensuite se planifier un menu d'entraînement en consultant la cinquième partie, *Les plans alimentaires*. Le tableau 1.3 présente le nombre de calories dépensées pour quelques activités. Attention ! Ce ne sont que des approximations.

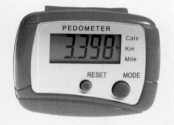

Un petit pas pour l'homme...
Le Nord-Américain moyen marche moins de 2000 pas/jour. C'est bien peu, considérant qu'on devrait viser un minimum de 10 000 pas/jour pour limiter les risques d'obésité et son cortège de tristes conséquences sur la santé.

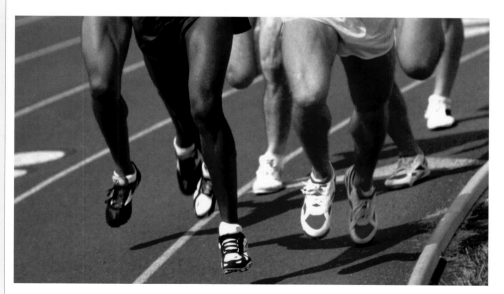

Tableau 1.2
QUELQUES ACTIVITÉS CLASSÉES SELON LEUR NIVEAU D'INTENSITÉ

INTENSITÉ LÉGÈRE
< 4 METs* (< 300 calories/h)

Aérobie dans l'eau (aquaforme)
Ballet classique
Baseball
Canot
Croquet
Curling
Équitation
Football
Golf avec voiturette
Gymnastique
Hockey sur glace
Marche avec sac de 5 kg
Monter les marches
Patinage artistique
Patinage récréatif
Quilles
Ski alpin
Surf
Tai-chi
Tennis de table récréatif
Tir à l'arc
Vélo (< 16 km/h)
Volleyball dans l'eau
Volleyball récréatif

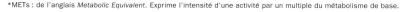

INTENSITÉ MOYENNE
de 4 à 8 METs* (de 300 à 600 calories/h)

Badminton récréatif
Ballon-balai (ballon sur glace)
Basketball récréatif
Boxe (*punching ball*)
Course (< 8 km/h)
Danse aérobique
Entraînement militaire (*boot camp*)
Escrime
Football-toucher (*touch football*)
Frisbee « ultime »
Golf, en marchant avec les bâtons de golf
Handball récréatif
Jogging aquatique (aquajogging)
Judo

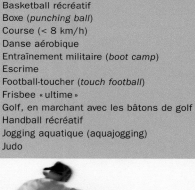

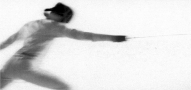

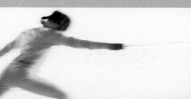

Kayak
Marche militaire (pas rapide)
Nage synchronisée
Natation
Patin à roues alignées
Patinage de vitesse récréatif
Planche à roulettes
Racquetball récréatif
Randonnée pédestre
Saut à skis
Ski de fond (< 8 km/h)
Soccer récréatif
Tennis récréatif
Vélo (16 à 20 km/h)
Volleyball compétitif
Volleyball de plage

INTENSITÉ ÉLEVÉE
> 8 METs* (> 600 calories/h)

Badminton compétitif
Basketball compétitif
Canot compétitif
Cours de *step*
Course (> 8 km/h)
Handball compétitif
Natation (libre à > 3,5 km/h, ou papillon)
Patinage de vitesse compétitif
Racquetball compétitif
Rugby
Saut à la corde
Ski de fond (> 8 km/h)
Soccer compétitif
Squash
Tennis compétitif
Vélo (> 20 km/h)
Water-polo

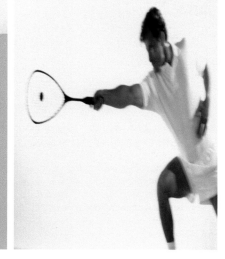

*METs : de l'anglais *Metabolic Equivalent*. Exprime l'intensité d'une activité par un multiple du métabolisme de base.

21

MON JOURNAL D'ACTIVITÉS (exemple)

CLAIRE MARTIN
NOM

18 JUIN 2009
SEMAINE DU

Pour déterminer le niveau d'intensité des activités pratiquées, consulter les pages 16 à 19.

	6 h	7 h	8 h	9 h	10 h	11 h	12 h	13 h	14 h	15 h	16 h	17 h	18 h	19 h	20h

LUNDI
- ↳ Marche 30 min intensité légère
- ↳ Jogging 40 min (4,5 km) intensité moyenne
- ↳ Marche 30 min intensité légère

MARDI
- ↳ Natation 60 min intensité moyenne
- ↳ Marche 30 min intensité légère
- ↳ Marche 30 min intensité légère

MERCREDI
- ↳ 30 min marche intensité légère
- ↳ Musculation 60 min intensité moyenne
- ↳ Étirements 30 min
- ↳ Marche 30 min intensité légère

JEUDI
- ↳ Marche 30 min intensité légère
- ↳ Marche 30 min intensité légère
- ↳ Vélo sur route 1h 50 min (55 km – venteux) intensité élevée

VENDREDI
- ↳ Marche 30 min intensité légère
- ↳ Musculation 60 min intensité moyenne
- ↳ Étirements 30 min
- ↳ Marche 30 min intensité légère

SAMEDI
- ↳ Vélo sur route 2 heures (60 km) intensité élevée

DIMANCHE
- ↳ Marche en ville avec des amis 1 heure intensité légère

NOMBRE DE MINUTES D'ACTIVITÉS D'INTENSITÉ LÉGÈRE PAR JOUR
Nombre de minutes pour la semaine [420] ÷7 = [60 min/jour]

NOMBRE DE MINUTES D'ACTIVITÉS D'INTENSITÉ MOYENNE PAR JOUR
Nombre de minutes pour la semaine [220] ÷7 = [31 min/jour]

NOMBRE DE MINUTES D'ACTIVITÉS D'INTENSITÉ ÉLEVÉE PAR JOUR
Nombre de minutes pour la semaine [230] ÷7 = [33 min/jour]

Claire Martin, avec 60 min INTENSITÉ LÉGÈRE + 31 min INTENSITÉ MOYENNE + 33 min INTENSITÉ ÉLEVÉE chaque jour (en moyenne), se classe dans la catégorie « Actif ».

22

MON JOURNAL D'ACTIVITÉS

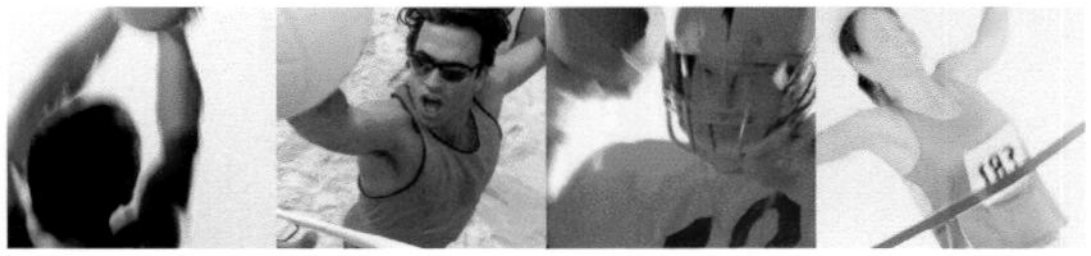

NOM _____   SEMAINE DU _____

	6 h	7 h	8 h	9 h	10 h	11 h	12 h	13 h	14 h	15 h	16 h	17 h	18 h	19 h	20h
LUNDI															
MARDI															
MERCREDI															
JEUDI															
VENDREDI															
SAMEDI															
DIMANCHE															

NOTES PERSONNELLES

NOMBRE DE MINUTES D'ACTIVITÉS D'INTENSITÉ LÉGÈRE PAR JOUR
Nombre de minutes pour la semaine ☐ ÷7 = ☐

NOMBRE DE MINUTES D'ACTIVITÉS D'INTENSITÉ MOYENNE PAR JOUR
Nombre de minutes pour la semaine ☐ ÷7 = ☐

NOMBRE DE MINUTES D'ACTIVITÉS D'INTENSITÉ ÉLEVÉE PAR JOUR
Nombre de minutes pour la semaine ☐ ÷7 = ☐

Tableau 1.3
QUANTITÉ APPROXIMATIVE D'ÉNERGIE DÉPENSÉE POUR UNE HEURE D'ACTIVITÉ SELON LA PROPORTION DE TEMPS ACTIF

Activité (proportion de temps actif*)	Homme (75 kg) (calories)	Femme (60 kg) (calories)
Écouter la télévision (100 %)	70	55
Travailler à l'ordinateur (100 %)	105	85
Golf, avec voiturette (50 %)	119	98
Ballet classique (70 %)	141	117
Baseball (60 %)	202	168
Gymnastique (70 %)	238	196
Football (50 %)	272	224
Conditionnement physique (75 %)	293	231
Ski alpin (60 %)	298	235
Golf, en marchant (85 %)	302	238
Boxe (50 %)	320	252
Volleyball (80 %)	341	268
Hockey sur glace (60 %)	341	268
Judo (50 %)	355	280
Tennis (80 %)	381	313
Volleyball de plage (70 %)	381	313
Basketball (75 %)	426	335
Patinage de vitesse, 21 km/h (70 %)	429	354
Soccer (70 %)	476	391
Natation, style libre, 3 km/h (75 %)	494	420
Cyclisme, 25 km/h (100 %)	584	468
Course à pied, 10 km/h (100 %)	675	579
Squash (90 %)	735	604
Ski de fond, 15 km/h (80 %)	924	792

* Estimation approximative du temps passé à l'action en pratiquant cette activité. Ce pourcentage peut varier selon les individus, selon les jours, selon les niveaux de performance, etc.

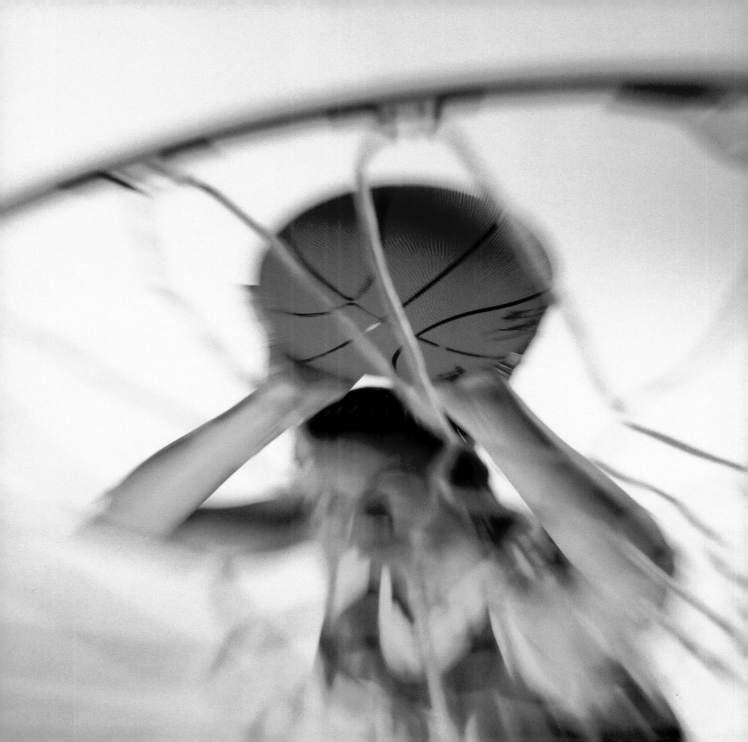

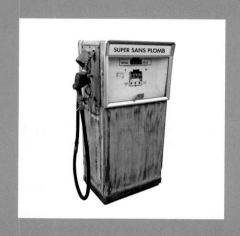

PREMIÈRE PARTIE

LA MACHINE HUMAINE

DU SUPER SANS PLOMB DANS LES MUSCLES
choisir le meilleur carburant

UN MUSCLE qui travaille est un muscle qui consomme. Pour lui assurer la meilleure performance en tout temps, il lui faut des glucides. Bien que les cellules musculaires soient capables de métaboliser les lipides pour obtenir de l'énergie, les glucides demeurent leur source préférée de carburant.

Pourquoi les glucides?

Le corps transforme les glucides alimentaires en glucose, source d'énergie essentielle pour le cerveau, le système nerveux et les globules rouges. Ce glucose circule dans le sang et affecte la glycémie (taux de sucre sanguin). Il peut aussi être entreposé sous forme de glycogène dans les muscles (glycogène musculaire) ou dans le foie (glycogène hépatique). Mais dans une situation où les apports glucidiques excèdent les besoins en glucides et en énergie, ce glucose excédentaire sera transformé en graisse et stocké dans le tissu adipeux. C'est d'ailleurs toujours ce qui se produit avec un excès calorique.

Dans les aliments, on retrouve des glucides sous forme simple ou complexe (voir tableau 2.1). C'est leur structure moléculaire qui détermine à quelle catégorie ils appartiennent. Les sucres simples sont faits d'une ou deux molécules alors que les glucides complexes, souvent appelés amidons, peuvent en contenir des centaines. Il existe aussi des chaînes intermédiaires qui ne contiennent que quelques unités de glucose : les polymères de glucose et les maltodextrines. Il y a aussi l'amidon qui peut être scindé en particules plus petites qu'on appelle les dextrines.

La famille des glucides inclut aussi les fibres. Ces dernières ne contribuent pas à l'apport énergétique puisqu'elles ne sont pas absorbées par le corps. Elles restent à l'intérieur du tube digestif où elles régularisent la fonction intestinale, aident à réduire la constipation et joueraient même un rôle dans la prévention de certains cancers et des maladies cardiovasculaires. Comme elles ne sont ni absorbées ni métabolisées, elles ne fournissent pas de calories, donc pas d'énergie.

Un athlète qui commence son entraînement avec de bonnes réserves de glycogène musculaire connaît une bien meilleure performance que s'il arrive sur le terrain avec un stock très bas. C'est pourquoi il est important d'avoir

Tableau 2.1
QUELQUES SOURCES ALIMENTAIRES DE GLUCIDES

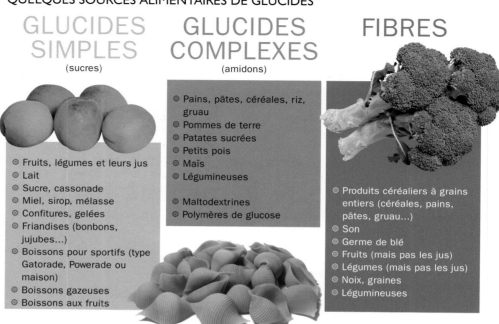

GLUCIDES SIMPLES
(sucres)

- Fruits, légumes et leurs jus
- Lait
- Sucre, cassonade
- Miel, sirop, mélasse
- Confitures, gelées
- Friandises (bonbons, jujubes...)
- Boissons pour sportifs (type Gatorade, Powerade ou maison)
- Boissons gazeuses
- Boissons aux fruits

GLUCIDES COMPLEXES
(amidons)

- Pains, pâtes, céréales, riz, gruau
- Pommes de terre
- Patates sucrées
- Petits pois
- Maïs
- Légumineuses

- Maltodextrines
- Polymères de glucose

FIBRES

- Produits céréaliers à grains entiers (céréales, pains, pâtes, gruau...)
- Son
- Germe de blé
- Fruits (mais pas les jus)
- Légumes (mais pas les jus)
- Noix, graines
- Légumineuses

Miniglossaire sucré

Le mot « glucides » est un terme général qui inclut :
- les glucides complexes, aussi appelés amidons, féculents, hydrates de carbones, *carbs* et *carbohydrates*;
- les glucides simples, qu'on appelle aussi les sucres, tout simplement;
- le glucose, qui est la résultante de l'absorption de tous ces glucides dans le sang.

---

une alimentation riche en glucides en tout temps. Cela favorise le stockage de glycogène musculaire et hépatique. Les sports d'endurance sont ceux qui requièrent les réserves les plus importantes, quoiqu'un sport de courte durée pratiqué à répétition (par exemple une journée de compétition de judo, un tournoi de tennis, un entraînement par intervalles comme en athlétisme ou au hockey) exige aussi d'excellentes réserves de glycogène musculaire pour que l'athlète atteigne de bonnes performances.

Dans les événements sportifs de longue durée – marathon, triathlon, raid, vélo sur route, etc. –, on rencontre régulièrement des personnes qui « frappent le mur ». Incapables de poursuivre la compétition ou l'entraînement, ces personnes connaissent une baisse du glucose circulant sous les valeurs normales : c'est ce qui s'appelle une hypoglycémie. Pour éviter cet épuisement, il faut remplir ses réserves de glycogène au maximum, avoir une alimentation riche en glucides en tout temps et assurer un apport en glucides au cours de l'effort en consommant des boissons (ou des aliments) qui en contiennent.

Il faut noter que pendant les sports d'endurance, le muscle est capable d'utiliser aussi les lipides comme source d'énergie. Ce phénomène s'observe surtout chez les personnes très entraînées, car leurs muscles, habitués à produire un travail de longue ha-

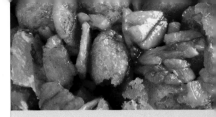

leine, carburent bien aux lipides. Par contre, chez les novices, l'utilisation des matières grasses est plus limitée. Il faut retenir que, même si le muscle peut utiliser un peu les gras, ce sont quand même les glucides qui sont les plus importants, parce que la capacité de l'organisme à les entreposer est limitée. De plus, le glucose peut à tout moment remplacer les lipides comme carburant, mais l'inverse n'est pas toujours vrai. C'est pourquoi il faut mettre les glucides tout en haut de la liste des priorités dans les nutriments à ingérer. Pour savoir quelle proportion de l'énergie consommée doit provenir des glucides, il faut se référer au sport pratiqué dans la troisième partie, *Mon sport.*

Bien choisir ses glucides

Toutes les sources de glucides n'ont pas été créées égales. Certains aliments glucidiques apportent, en plus du précieux carburant, des vitamines, des minéraux, des fibres, des antioxydants, des éléments phytochimiques... bref, toute une panoplie de substances bénéfiques à la santé. C'est le cas, entre autres, des fruits, des légumes et des produits céréaliers à grains entiers. D'autres aliments constituent de bonnes sources de glucides, mais ils sont dépourvus, ou presque, de nutriments : le sucre, les boissons aux fruits, les boissons pour sportifs, les boissons gazeuses, les friandises, etc. Dans certaines conditions, notamment pendant un long entraînement, la priorité doit être donnée à la quantité de glucides et non pas à leur qualité. Au cours d'un marathon par exemple, il est tout à fait approprié de consommer une boisson contenant la quan-

tité souhaitable de glucides et de sels minéraux (une boisson pour sportifs à base de sucre) plutôt qu'un jus de fruit 100 % pur qui n'a peut-être pas les concentrations idéales en sucres et en minéraux. Il faut donc comprendre qu'on doit parfois sacrifier la qualité au profit de l'efficacité. Le fait d'être actif physiquement n'est toutefois pas un permis pour la délinquance nutritionnelle, loin de là! Il faut s'assurer que l'alimentation habituelle couvre tous les besoins. Pour faire des choix judicieux, le tableau 2.2 présente des critères de sélection pour les céréales à déjeuner. À la fin du chapitre, c'est au tour des barres énergétiques (voir page 39).

L'indice glycémique

La rapidité avec laquelle les glucides sont absorbés par le tube digestif, puis mis en circulation, est un élément qui peut faire toute la différence pour la performance. On évalue cette vitesse d'absorption en mesurant l'élévation de la glycémie (taux de glucose sanguin) pendant les deux heures qui suivent la consommation d'une quantité précise d'un aliment : c'est l'indice glycémique (IG). Plus l'IG est élevé, plus vite l'aliment est absorbé, plus rapidement le glucose qu'il contient est disponible pour le muscle. Le problème est que dès qu'on consomme différents aliments en même temps, l'IG de chacun affecte celui des autres. Autrement dit, quand on mange plus d'un aliment à la fois – ce qui est souvent le cas dans la vraie vie ! –, on ne connaît pas précisément l'IG du repas ou de la collation. Il existe des équations qui permettent d'estimer l'IG

Recette

GUM
(granolas croquantes de l'Université de Montréal)
(4 portions)

Préparer son propre mélange de granolas, ce n'est pas sorcier. Voici une recette élaborée par des étudiantes du baccalauréat en nutrition de l'Université de Montréal.

30 ml	cassonade dorée, non tassée
60 ml	flocons d'avoine (gruau) à cuisson rapide
25 ml	chapelure de biscuits graham
10 ml	miel
40 ml	margarine non hydrogénée

PRÉPARATION

Préchauffer le four à 350 °F. Dans un bol de grosseur moyenne, mélanger la cassonade, l'avoine et la chapelure graham. Quand le mélange est bien homogène, incorporer le miel et la margarine.
À l'aide d'un coupe-pâte, mélanger les ingrédients pour obtenir une texture grumeleuse. Étendre la préparation uniformément sur une plaque à biscuits. Enfourner sur la grille du milieu et laisser cuire une dizaine de minutes, ou jusqu'à ce que les granolas soient légèrement dorées.
Laisser refroidir une quinzaine de minutes. Lorsque les granolas sont sèches et croustillantes, les étaler sur une planche à découper et les hacher grossièrement. Savoureux autant en céréales à déjeuner qu'en garniture sur un parfait au yogourt.

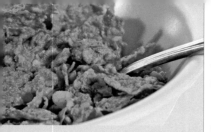

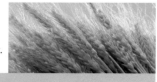

Tableau 2.2
COMMENT CHOISIR SES CÉRÉALES À DÉJEUNER?

Voici les critères à considérer dans les choix des céréales à déjeuner. (Par portion de 30 g de céréales.)

FIBRES	Au minimum 3 g
SUCRES	Au maximum 5 g pour des céréales sans fruits Jusqu'à 10 g pour des céréales avec fruits
LIPIDES	Au maximum 3 g, sauf pour des céréales avec noix, amandes ou graines
QUALITÉ DES INGRÉDIENTS	**À favoriser :** les céréales dont la liste des ingrédients commence par des grains entiers (blé entier, avoine entière, etc.) **À éviter :** les céréales qui contiennent des huiles hydrogénées, du shortening ou des huiles tropicales (coprah, coco, palme, palmiste) ou celles qui contiennent de la margarine à moins qu'il ne soit précisé qu'elle n'est pas hydrogénée.

Les critères de sélection pour les barres énergétiques se retrouvent à la fin du chapitre, page 37.

d'un repas, mais tout cela reste théorique. De plus, l'IG d'un aliment est affecté par la présence de fibres (elles diminuent l'IG), par les transformations (une farine fine a un IG supérieur à celui de la semoule grossière), par le degré de cuisson (des pâtes très cuites ont un IG plus élevé que des pâtes *al dente*) et par la présence de gras (il réduit l'IG). Tous ces facteurs font qu'il n'est pas toujours simple de classifier les aliments en fonction de leur effet direct sur la glycémie. Le tableau 2.3 tente tout de même un regroupement de plusieurs aliments selon leur IG.

Globalement, on peut dire que l'ingestion d'aliments à IG élevé fait rapidement grimper la glycémie (voir graphique 2.1) alors que ceux à faible IG auront l'effet contraire. Plus précisément, les aliments à IG faible font augmenter le niveau de glucose sanguin plus lentement et ils le maintiennent élevé plus longtemps, puisque la digestion est ralentie.

L'intérêt de savoir si l'IG des aliments est élevé ou non varie d'un sport à l'autre. Le fait de choisir ses aliments selon leur IG peut certainement influencer l'issue d'un match ou l'état dans lequel on se retrouve à la fin d'un entraînement intense. Les aliments à IG élevé intéressent particulièrement les sportifs d'endurance. L'effet de ces aliments sur la performance sportive demeure toutefois controversé et doit faire l'objet de plus amples recherches. Voici tout de même des situations où il est pertinent de tenir compte de l'IG des aliments :

AVANT L'EFFORT Les athlètes qui désirent prendre une collation dans l'heure qui précède un entraînement en endurance devraient opter pour des aliments à IG élevé. Cela aura pour effet d'augmenter la concentration de glucose dans le sang (glycémie). Pour que cette élévation soit profitable, ces athlètes devront toutefois maintenir cette concentration à un niveau élevé en consommant des boissons énergétiques jusqu'au début de l'exercice. Autrement, une chute de la glycémie risque de se produire avant le dé-

Graphique 2.1
COURBE D'INDICE GLYCÉMIQUE

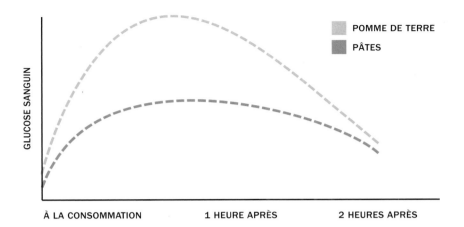

GLUCOSE SANGUIN

POMME DE TERRE

PÂTES

À LA CONSOMMATION 1 HEURE APRÈS 2 HEURES APRÈS

but de l'entraînement. L'autre solution consiste à consommer les aliments à IG élevé dans les quelques minutes qui précèdent l'événement. La chute rapide de glycémie n'aura pas le temps de se produire et, une fois l'activité commencée, le risque est passé.

On peut aussi choisir de consommer avant un long entraînement des aliments ayant un IG faible. Cela provoque une libération d'énergie moins immédiate mais qui se prolonge plus longtemps au cours de l'effort.

PENDANT L'EFFORT Comme les aliments à IG élevé se digèrent et s'absorbent plus rapidement, ils permettent l'entrée rapide du glucose dans le sang. En consommer en cours d'exercice facilite le maintien de la glycémie.

Pendant un long entraînement, on peut aussi combiner des aliments à IG élevé avec d'autres à IG plus faible. Comme l'effort dure longtemps, le muscle pourra profiter à la fois d'un apport énergétique rapide et d'une arrivée plus graduelle des glucides pendant toute la durée de l'exercice.

APRÈS L'EFFORT Tout de suite après une séance d'exercice, les aliments à IG élevé peuvent accélérer le renouvellement du glycogène musculaire. Cette rapidité à refaire ses réserves d'énergie est encore plus importante dans les situations où un effort se répète en moins de 24 heures. C'est le cas des journées d'entraînements multiples (tôt le matin puis en fin d'après-midi) et des tournois où plusieurs matchs (deux ou plus) sont disputés au cours d'une même journée. Cela est aussi utile lorsqu'il y a une séance d'entraînement prévue chaque jour, car le stockage du glycogène musculaire peut parfois prendre jusqu'à 48 heures avant d'atteindre son plein potentiel. Pour plus de détails sur le glycogène musculaire et sur les façons de le maximiser, lire les pages 35 à 37.

POUR LES SPORTIFS QUI DOIVENT PERDRE DU POIDS Le niveau de glucose sanguin influence l'appétit : une glycémie abaissée lance le signal qu'il faut manger. Comme la consom-

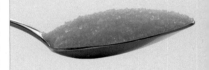

Puissant, le fructose !
Le fructose possède un pouvoir sucrant plus élevé (1,3) que le glucose (0,7). Plus le pouvoir sucrant est élevé, plus, pour une même quantité, le goût sucré est prononcé. Après son absorption, le fructose passe par le foie pour être transformé en glucose avant d'être mis en circulation. Ce détour obligatoire empêche la hausse rapide et forte de la glycémie. Les boissons énergétiques qui contiennent à la fois du glucose et du fructose ont donc un effet prolongé sur la glycémie.

Tableau 2.3
INDICE GLYCÉMIQUE (IG) DE QUELQUES ALIMENTS

IG FAIBLE (< 55)

Aliment	IG
Croustilles	54
All-Bran	51
Orange	51
Chocolat	49
Fèves au lard	48
Petits pois	48
Haricots rouges	46
Lactose	46
Raisins	43
Pâtes	41
Jus de pomme	41
Poire	41
Pomme	39
Haricots pintos	39
Yogourt sucré	36
Pois chiches	36
Lentilles	32
Lait écrémé	32
Haricots jaunes	31
Pêche	28
Lait entier	27
Pamplemousse	25
Fructose	23
Cerises	22
Fèves de soja	18
Arachides	14

IG MOYEN (55 à 70)

Aliment	IG
Shredded Wheat	69
Pain de blé entier	68
Sucre	68
Boisson gazeuse	68
Gâteau des anges	67
Ananas	66
Gruau	65
Betterave	64
Raisins secs	64
Pomme de terre au four	63
Banane	62
Crème glacée	61
Patate douce	59
Jus d'orange	57
Riz brun	55
Maïs soufflé	55
Biscuits à la farine d'avoine	55

IG ÉLEVÉ (> 70)

Aliment	IG
Riz (instantané)	91
Corn Flakes	84
Rice Krispies	82
Jelly beans	80
Biscuits graham	74
Cheerios	74
Biscuits soda	74
Miel	73
Pommes de terre (purée)	73
Riz blanc	72
Bagel	72
Melon d'eau	72
Carotte	71

Un bon choix, les gels?

Pendant l'effort, les gels fournissent une source rapide d'énergie. Ils sont composés de maltodextrines, de concentrés et de purées de fruits, de sirop de glucose ou de fructose, et fournissent en moyenne 25 g de glucides par paquet de 41 g. Ils peuvent également contenir de la caféine et des électrolytes. Les gels doivent être consommés avec une quantité importante de liquides pour en favoriser l'absorption et l'utilisation par l'organisme.

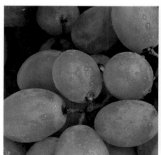

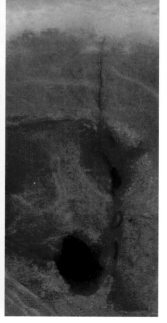

mation d'aliments à IG élevé entraîne une élévation rapide de la glycémie suivie d'une chute marquée, ces aliments ont tendance à provoquer plus rapidement la sensation de faim. À l'opposé, en consommant des aliments à faible IG, on atteint plus facilement la satiété parce que la glycémie fluctue plus doucement et à plus long terme. Ce qui en découle : on consomme moins de nourriture, ce qui facilite le contrôle du poids corporel.

Quoi manger avant

Choisir ce qu'il faut manger et boire pour bien s'entraîner est souvent un sport en soi. La cinquième partie présente plusieurs plans alimentaires comportant différents apports énergétiques, selon des durées et des moments d'entraînements variables (par exemple le matin ou en fin de journée). Pour un athlète qui souhaite obtenir des résultats optimaux, rien ne doit être laissé au hasard. Mais quel que soit le niveau de performance, le repas ou la collation pris juste avant une activité peut avoir un impact majeur sur son issue.

En effet, le fait de manger avant de s'adonner à une activité physique permet de prévenir la sensation de faim qui pourrait se manifester durant l'exercice, surtout lorsque celui-ci est long et qu'il a lieu aux heures habituelles de repas. Le repas avant l'entraînement vise donc à procurer à l'organisme des glucides qui rempliront les réserves de glycogène hépatique (surtout) et musculaire (un peu) à un niveau optimal.

En outre, entreprendre une activité physique le ventre vide risque d'entraîner un manque d'énergie avant la fin de l'activité et de limiter la performance. Par contre, trop manger n'est pas mieux, car l'énergie est alors dépensée pour la digestion plutôt que pour faire fonctionner les muscles. Il faut donc trouver le juste équilibre : faire en sorte qu'il y ait une sensation de satiété sans pour autant entraîner des troubles gastro-intestinaux ou des inconforts comme les crampes, la nausée, les reflux gastriques, les brûlements, les ballonnements, etc. Ces symptômes risquent de se manifester tout particulièrement si l'effort à produire est intense.

Aussi, plus le repas est copieux et riche en matières grasses, plus il faut attendre avant de s'entraîner. La raison en est simple : les matières grasses sont beaucoup plus longues à digérer que les glucides et les protéines. L'ingestion d'une grande quantité de matières grasses ralentit donc la digestion. De plus, l'exercice est un stress pour le corps, et on digère moins vite lorsqu'on est stressé.

De manière générale, il faut limiter la consommation d'aliments contenant beaucoup de matières grasses, comme les sauces, les aliments frits et les desserts contenant de la crème. Les protéines doivent être présentes en quantité raisonnable, car elles sont importantes pour produire une sensation de satiété. Il faut toutefois éviter les grandes quantités (un énorme steak, un demi-poulet, etc.), car les protéines sont plus difficiles à digérer que les glucides et moins utiles pour produire de l'énergie. Le tableau 2.4 présente la composition du repas selon le délai dont on dispose avant l'effort,

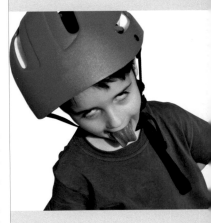

« Je ne tolère pas les boissons pour sportifs pendant l'effort. » Quand on n'aime pas le goût ou qu'on tolère mal les boissons pour sportifs, on peut les diluer. La concentration n'est peut-être pas aussi élevée que souhaité mais, au moins, on prend un petit quelque chose !

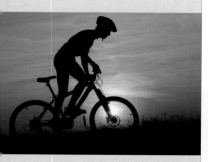

Tableau 2.4
DÉLAI D'INGESTION ET COMPOSITION DU REPAS AVANT L'EFFORT

DÉLAI AVANT L'ACTIVITÉ	CHOIX OPTIMAL POUR LE REPAS	ÉNERGIE	% GLUCIDES
3 ou 4 heures	Un repas normal sans fritures ni sauces grasses	500 à 800 calories	60 à 70% de glucides
2 ou 3 heures	1 aliment riche en protéines + 3 à 6 aliments riches en glucides	300 à 500 calories	70 à 75% de glucides
2 heures	½ aliment riche en protéines + 2 à 4 aliments riches en glucides	200 à 300 calories	75 à 80% de glucides
1 heure	2 à 3 aliments riches en glucides	100 à 200 calories	85 à 100% de glucides
30 minutes	1 à 2 aliments riches en glucides	50 à 100 calories	85 à 100% de glucides

Des aliments riches en protéines et en glucides sont listés dans le tableau 2.5.

Quoi manger quand on s'entraîne tôt le matin?

Il est parfois difficile de prendre un petit déjeuner complet avant l'entraînement quand la séance se déroule très tôt le matin. Il faut quand même renflouer ses réserves de glycogène hépatique qui ont été fort utilisées au cours de la nuit de sommeil. On peut :

· Séparer son petit déjeuner en deux et en prendre la moitié avant de partir : par exemple, une rôtie et un jus de fruits, ou un petit bol de céréales avec du lait.

· Se préparer un lait ou un yogourt fouetté maison à base de fruits, puisque les liquides sont plus facilement absorbés.

· Grignoter un petit quelque chose riche en glucides pendant le trajet : des raisins, un bagel, un yogourt...

· Au pire, manger une collation la veille, ce qui est un peu l'équivalent de déjeuner le soir d'avant : des tartines de beurre d'arachide et un jus, un chocolat chaud et quelques biscuits, des fruits et du yogourt...

et le tableau 2.5 suggère des aliments qu'on peut agencer.

Ce qu'on mange avant une activité sportive doit aussi fournir des liquides pour assurer un niveau d'hydratation optimal, spécifiquement quand la déshydratation risque d'être un problème durant l'effort, comme pendant un triathlon, une partie de volley-ball de plage, un match de tennis, etc. Pour plus de détails, consulter le chapitre 4, *L'eau*.

On doit aussi se rappeler d'opter pour des aliments connus et appréciés et de limiter, sans les interdire complètement, ceux qui peuvent être une source d'inconforts. Ce qui convient à une personne peut s'avérer néfaste pour une autre. On doit à tout prix éviter de faire de nouveaux essais alimentaires en compétition : les aliments inconnus doivent nécessairement être expérimentés à l'entraînement. Voici une liste des principaux aliments incriminés quand il est question d'inconfort pendant l'exercice :

LES GRAISSES (viandes grasses, bacon, fritures, charcuteries, chocolat, croustilles, crèmes, beignes, pâtisseries, danoises, muffins du commerce, croissants, etc.) Elles ralentissent la digestion. Les aliments comme le beurre, la margarine, la mayonnaise, la vinaigrette et le beurre d'arachide peuvent être consommés, mais en petites quantités.

LES SUCRES CONCENTRÉS (bonbons, gâteaux, sucreries, boissons gazeuses ou fruitées, etc.) Ils agissent sur le niveau de glucose en circulation et ils peuvent causer des étourdissements ou de la fatigue précoce.

LES ALIMENTS RICHES EN FIBRES ALIMENTAIRES (légumineuses, tofu, grains entiers, fruits séchés, etc.), ÉPICÉS (chili, salsa, piments forts, etc.) et GAZOGÈNES (chou, oignon, brocoli, chou-fleur, légumineuses, etc.) On les consomme selon sa propre tolérance.

LES BOISSONS CONTENANT DE LA CAFÉINE OU DE L'ALCOOL (café, thé, cola, cacao, boissons « énergisantes », bière, vin, etc.) Elles peuvent avoir des effets déshydratants, surtout lorsqu'elles sont consommées en grande quantité ; de plus, l'alcool peut diminuer la concentration et perturber les réflexes.

Tableau 2.5
CHOIX D'ALIMENTS RICHES EN PROTÉINES ET EN GLUCIDES

ALIMENTS RICHES EN PROTÉINES[1]
(environ 8 g de protéines)

- 250 ml de lait
- 180 ml de yogourt
- 60 ml de fromage cottage
- 30 g de fromage ferme
- 30 ml de beurre d'arachide
- 30 g de viande (bœuf, poulet, veau)
- 40 g de thon en conserve
- 1 œuf

ALIMENTS RICHES EN GLUCIDES[1]
(environ 15 g de glucides)

- 1 tranche de pain, 1 petit pain
- ½ pita, ½ bagel, 1 petite tortilla
- 80 ml de pâtes alimentaires ou de riz, cuits
- 125 ml de céréales à grains entiers
- ½ muffin, 1 gaufre
- ½ barre de céréales
- 1 fruit
- 125 ml de jus de fruits
- 375 ml de légumes

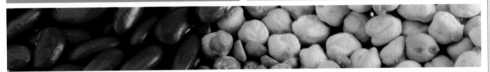

125 ml de légumineuses (pois chiches, lentilles, haricots rouges...)
Les légumineuses contiennent à la fois des protéines (8 g) et des glucides (15 à 20 g).

1. D'autres idées d'aliments contenant environ 8 g de protéines ou 15 g de glucides se retrouvent dans le guide de portions à la page 218.

La surcharge en glycogène

En modifiant la diète et l'exercice, il est possible d'augmenter ses réserves de glycogène musculaire et hépatique au-delà des valeurs normales. C'est ce que l'on désigne par les expressions « régime de surcompensation » ou surcharge en glycogène, une procédure mise au point par des physiologistes scandinaves dans les années 1970. L'utilité de cette méthode tient au fait qu'une augmentation du contenu en glycogène musculaire peut améliorer la performance de façon significative pendant des sessions d'exercices continus, intenses et prolongés (habituellement plus de 90 minutes). Pour les efforts de plus courte durée, les réserves normales de glycogène sont généralement suffisantes, car elles ne risquent pas d'être complète-ment épuisées à la fin de l'exercice. Il existe trois protocoles de surcharge en glycogène. Cependant, ils ne présentent pas tous une efficacité égale.

Le premier protocole a vu le jour en Scandinavie et a été très populaire jusqu'au début des années 1990. Il consiste en une diète « normale », suivie par un exercice intense et de longue durée conduisant à une réduction importante du glycogène musculaire. Par la suite, un régime très riche en protéines et en lipides est consommé pendant trois jours. Finalement, on passe à une alimentation presque essentiellement composée de glucides (75-80 % et plus des calories ingérées) pendant trois jours. Pour qu'elle soit vraiment efficace, cette méthode doit être suivie rigoureuse-ment, sinon tous les efforts fournis n'auront

La clef du succès pour des efforts rapprochés

Alors que le foie peut rapidement remplacer ses réserves de glycogène après un repas riche en glucides, le muscle, lui, est beaucoup plus lent. La synthèse complète de glycogène musculaire requiert un minimum de 24 heures. Pour optimiser cette mise en réserve d'énergie, il faut assurer du repos en plus d'une alimentation riche en glucides. Au cours de ces 24 heures, on vise un apport qui correspond à 6 à 10 g de glucides par kg de poids corporel. Concrètement, un sportif de 70 kg devra consommer entre 420 et 700 g de glucides au cours des 24 heures qui suivent l'épuisement de ses réserves de glycogène musculaire s'il souhaite performer à nouveau.

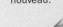
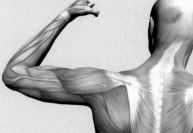

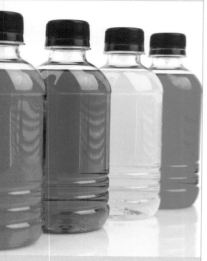

Critères de sélection d'une boisson consommée à l'effort

Glucides : 40 g à 80 g par litre (soit une concentration de 4 % à 8 %)

Sodium : 500 mg à 700 mg par litre

servi à rien. Ce protocole a été abandonné à la faveur des deux autres, car il présente de nombreux désavantages, ce qui en limite sérieusement l'efficacité. Entre autres, les personnes qui suivent ce protocole rapportent des étourdissements, des nausées, une difficulté à s'entraîner, de même qu'une humeur maussade. Pour ces raisons et étant donné le peu d'efficacité supplémentaire, on ne recommande plus ce protocole.

Le deuxième protocole pour surcharger les réserves de glycogène musculaire (le protocole A dans le graphique 2.2) se caractérise par une alimentation « normale » composée d'environ 55 à 65 % de glucides, 25 à 30 % de lipides et 15 % de protéines, suivie par deux à trois jours d'une diète très riche en glucides (75 % et plus des calories ingérées) au cours de laquelle l'entraînement est réduit de façon marquée. Pour les individus non spécialistes des épreuves d'endurance, cette procédure permet de maximiser les réserves sans toutefois mener à une surcompensation prononcée. Elle donne aussi de bons résultats pour les athlètes d'endurance qui ont une capacité de mise en réserve du glycogène supérieure à la moyenne.

Selon le troisième protocole (protocole B dans le graphique 2.2), on consomme une alimentation « normale » pendant quelques jours (55 à 65 % de glucides, 25 à 30 % de lipides et 15 % de protéines), puis on fait un exercice intense et de longue durée conduisant à une réduction importante du glycogène musculaire. Pendant les deux ou trois jours qui suivent, on suit une diète très riche en glucides (75 % et plus des calories ingérées). Pour les individus non spécialistes des

épreuves d'endurance, cette procédure se solde par un accroissement marqué des réserves de glycogène musculaire.

On trouve des exemples de menus pour les journées où l'alimentation doit être très riche en glucides (75 % et plus des calories ingérées) à la page 251.

Il est intéressant de souligner que les athlètes d'endurance bien entraînés n'ont pas à s'astreindre à un tel régime pour maximiser leurs réserves de glycogène. En effet, des études ont démontré qu'il leur est possible d'obtenir des niveaux de glycogène musculaire comparables à ce qu'ils obtiendraient en suivant les protocoles décrits précédemment simplement en suivant une diète riche en glucides les trois ou quatre jours précédant leur compétition, tout en réduisant leur entraînement au cours de cette période. La raison est la suivante : ces athlètes s'astreignent à de très nombreuses séances d'entraînement intense et prolongé au fil des mois et des années. Par conséquent, ils développent une capacité particulière à stocker de grandes quantités de glycogène musculaire. Ainsi, après trois ou quatre jours de repos relatif ou d'entraînement réduit au cours desquels de grandes quantités de glucides sont ingérées, ces athlètes se trouvent dans une situation où leurs réserves de glycogène musculaire sont comparables, et même supérieures, à celles d'athlètes « moyens » ayant suivi à la lettre le protocole scandinave.

Malgré toutes les manipulations et tous les efforts fournis dans les jours qui précèdent une compétition, le repas pris juste avant la compétition, le match ou l'entraînement revêt tout de même une importance

Graphique 2.2
DEUX PROTOCOLES DE SURCHARGE EN GLYCOGÈNE

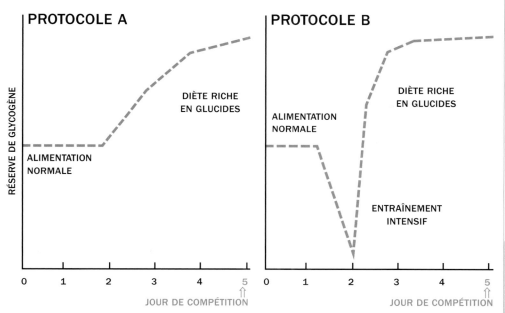

PROTOCOLE A

RÉSERVE DE GLYCOGÈNE

DIÈTE RICHE
EN GLUCIDES

ALIMENTATION
NORMALE

0   1   2   3   4   5

JOUR DE COMPÉTITION

PROTOCOLE B

ALIMENTATION
NORMALE

DIÈTE RICHE
EN GLUCIDES

ENTRAÎNEMENT
INTENSIF

0   1   2   3   4   5

JOUR DE COMPÉTITION

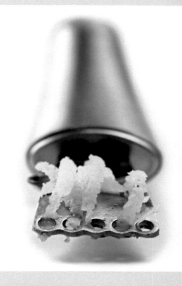

capitale dans le stockage du glycogène hépatique. Le tableau 2.6 démontre à quel point les aliments consommés (ou pas) dans les quatre heures qui précèdent l'effort peuvent faire toute la différence, même quand a été suivi un régime de surcharge en glycogène. Il ne faut pas négliger l'influence de ce dernier repas sur les performances.

Quoi manger pendant
Les muscles au travail adorent consommer des glucides, et le cerveau en a constamment besoin. C'est pourquoi il est fortement recommandé d'ingérer des glucides pendant un effort continu et prolongé. Quand l'activité ne dure qu'une heure, inutile de s'en faire outre mesure : boire de l'eau devrait suffire, surtout si on a pris soin d'avoir une alimentation glucidique auparavant. Mais

quand l'entraînement dure plusieurs heures, que la partie va en prolongation ou que le match s'éternise, une source de glucides devient essentielle. On vise 1 g de glucides par kg de poids corporel par heure. Très souvent, pendant l'effort, les glucides sont consommés sous forme de boisson, ce qui est très bien. Cela permet une hydratation optimale en plus de maintenir la glycémie. Il faut cependant savoir que le corps est capable d'absorber en moyenne un maximum d'un litre de liquide par heure. Ce qui en découle : il faut s'assurer que la boisson a une concentration en glucides suffisamment élevée pour que le contenu de ce litre couvre les besoins glucidiques de l'athlète. Le système digestif a un autre caprice : plus une boisson est concentrée en sucres, plus son absorption est ralentie. Il faudra donc pen-

37

Tableau 2.6
ÉTAT DES RÉSERVES DE GLYCOGÈNE HÉPATIQUE (DANS LE FOIE) AU DÉBUT DE LA COMPÉTITION, SELON L'ALIMENTATION

ALIMENTATION LES JOURS PRÉCÉDENTS	REPAS PRÉ-COMPÉTITION (0-4 HEURES AVANT)	RÉSERVES DE GLYCOGÈNE HÉPATIQUE (g de glycogène/kg de foie)
◉ Alimentation normale 55 % de glucides, 30 % de lipides et 15 % de protéines	◉ Inadéquat en quantité et en qualité	◉ 20 à 25 g
◉ Protocole B de surcharge en glycogène	◉ Inadéquat en quantité et en qualité	◉ 50 à 60 g
◉ Protocole B de surcharge en glycogène	◉ Adéquat et très riche en glucides (voir tableau 2.3)	◉ 80 à 100 g

Comment calculer sa collation post-entraînement ?

Minimum
  Poids de l'athlète (en kg)
        x
  1 g de glucides
        +
  7 g de protéines

Maximum
  Poids de l'athlète (en kg)
        x
  1,5 g de glucides
        +
  7 g de protéines

Les pages 46 et 47 présentent plusieurs idées de collation après l'effort pour des athlètes ayant un poids allant de 55 à 90 kg.

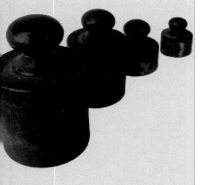

ser à boire plus tôt au début de l'activité pour s'assurer que les sucres sont libérés à temps dans la circulation sanguine.

On peut aussi décider de manger des aliments solides ou de consommer des gels. Il faut alors boire beaucoup, d'une part pour assurer une dilution des glucides présents dans l'estomac et en favoriser l'absorption, d'autre part pour rester hydraté. Pour plus de détails sur les boissons à consommer pendant l'effort, se référer au chapitre 4, *L'eau*.

Quoi manger après ?

L'entraînement intensif – une ou deux fois par jour – exige une récupération rapide. Pour des performances optimales, il faut remplacer les liquides perdus, refaire ses réserves d'énergie et réparer les muscles. Après une activité de courte durée, boire de l'eau demeure souvent le meilleur choix. Quand l'exercice a duré plus d'une heure ou qu'on transpire beaucoup, on doit refaire le plein de sels minéraux (sodium et potassium), et pour reconstituer rapidement ses réserves de glycogène musculaire, il est essentiel de boire ou de manger immédiatement après la fin de l'exercice. C'est encore plus important lorsqu'on a un autre effort à fournir dans la même journée.

Si le délai disponible pour la récupération est de 24 heures, il faut de 1 à 1,5 g de glucides/kg de poids immédiatement après l'effort (30 minutes), et ce, à toutes les deux heures pendant quatre à six heures. Par la suite, on cherche à obtenir un apport quotidien total de 6 à 10 g de glucides/kg de poids.

Par contre, dans plusieurs types de compétition (tournoi avec plus d'un match le même jour, épreuves multiples, catégories de poids), le délai disponible pour la récupération est de deux à quatre heures seulement. Dans ce cas, après l'ingestion de 1 g de glucides/kg de poids immédiatement après l'effort, on suggère de 1,0 à 1,2 g de glucides/kg de poids par heure, jusqu'à la prochaine épreuve. On répartit cette quantité de glucides à toutes les 30 minutes pour maximiser la vitesse de mise en réserve du glycogène.

Enfin, lorsque l'entraînement est plus léger (en début de saison, par exemple), les besoins énergétiques le sont aussi, et même si on recherche des glucides dans les boissons

Tableau 2.7
QUELQUES EXEMPLES D'ALIMENTS À CONSOMMER APRÈS L'EFFORT

RICHES EN GLUCIDES

- Fruits frais, fruits séchés, légumes, jus
- Barres de céréales, céréales à déjeuner
- Pommes de terre, pâtes alimentaires, riz, couscous, pains, bagels
- Légumineuses

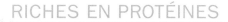

RICHES EN PROTÉINES

- Lait, yogourt, fromage
- Viandes, volailles, poissons, œufs
- Noix, graines, fèves de soja
- Beurre d'arachide
- Légumineuses, tofu

RICHES EN SODIUM

- Jambon,
- Salsa, ketchup, sauce soja, marinades
- Jus de tomate, jus de légumes
- Biscottes, fromage
- Noix salées

RICHES EN POTASSIUM

- Lait, yogourt, fromage
- Oranges, bananes, fraises, jus de fruits
- Pommes de terre
- Noix, légumineuses

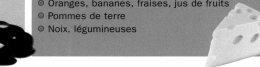

consommées immédiatement après l'effort, on suggère un total de 5 à 7 g de glucides/kg de poids par jour.

La question n'est toujours pas réglée à savoir s'il faut ajouter ou non des protéines à la boisson post-exercice. Cependant, elles permettent la régénération des protéines musculaires, phénomène qui serait associé à la réduction des douleurs musculaires engendrées par l'effort chez certains athlètes. En somme, il faut consommer des glucides (environ 1 à 1,5 g par kg de poids corporel) et des protéines (au moins 7 g au total). Les laits fouettés comme le JUM (voir page 58) constituent une bonne manière de refaire ses réserves après l'entraînement. Il faut aussi consommer du sodium et du potassium dans la demi-heure qui suit la fin de l'effort. Le tableau 2.7 présente des choix d'aliments riches en ces différents nutriments.

Ma barre est meilleure que la tienne !

Le choix d'une barre énergétique dépend beaucoup du moment où on la consomme. Les critères à appliquer pour une collation avant l'effort diffèrent de ceux qui se rapportent à une barre consommée pendant l'effort. Voici quelques pistes pour se retrouver dans les dizaines de variétés disponibles sur le marché.

Les critères de sélection des barres énergétiques

POUR LES GLUCIDES Ils sont le carburant préféré des muscles, c'est donc ce qu'on recherche en premier lieu. Plus les barres contiennent de glucides, plus elles représentent des choix intéressants pour les athlètes qui ont besoin d'une grosse dose d'énergie et qui disposent de peu de temps pour avaler ces calories.

Dans le vestiaire des Canadiens de Montréal

Que mangent les joueurs des Canadiens de Montréal après leurs parties ? De la pizza au fromage ! C'est d'ailleurs *la* collation post-match préférée dans le vestiaire des joueurs quand ils sont sur la route. Et ce n'est pas bête du tout : la pizza au fromage fournit des glucides (la pâte), des protéines et du sodium (le fromage) et un peu de potassium. En fait, certains joueurs n'ont pas seulement adopté la pizza dans les 30 minutes après le match : ils ont même ouvert une pizzeria ! Une fois sur l'avion, les joueurs prennent un repas riche en glucides pour compléter leur récupération.

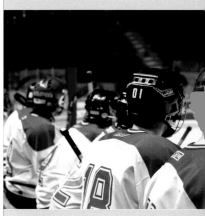

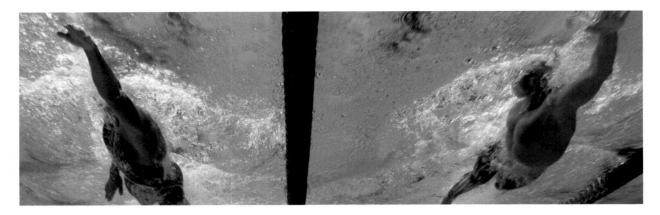

Menu de récupération
Délai de récupération de 24 heures
Quantités minimales (athlète de 75 kg)

Voici un exemple de menu pour une récupération optimale au cours d'une période de 24 heures. L'entraînement, dans cet exemple, se déroule en début de soirée et dure 2 heures. Les quantités recommandées correspondent au minimum, tel que décrit ci-dessous. Il importe toutefois de suivre sa tolérance individuelle.

6 g de glucides / kg de poids pour la période de 24 heures suivant l'entraînement (450 g de glucides) **INCLUANT** 1 g de glucides / kg de poids au cours des 30 minutes qui suivent l'entraînement (75 g de glucides) .

Quantité	Aliments	Glucides (g)
Entraînement de 18 h à 20 h		
À consommer pendant l'entraînement ➥		
350 ml	Boisson pour sportifs	20
Collation moins de 30 min post-entraînement (20 h 15) ➥		
2	Tranches de pain de blé entier	30
2	Tranches de cheddar fondu de 21 g	4
350 ml	Jus de pomme	42
Total de la collation : 76 g glucides + 9 g protéines		
Souper (21 h) ➥		
250 ml	Soupe aux légumes	5
	Omelette aux légumes :	
3	Œufs	3
30 g	Gruyère	
250 ml	Légumes hachés (oignon, poivron, tomate)	10
1	Tranche de pain baguette (5 cm)	15
250 ml	Lait 2 % M.G. ou Boisson de soja	12
2	Biscuits à la mélasse	22
1	Poire	15
Collation (22 h 30) ➥		
1	Gaufre	15
15 ml	Sirop d'érable	15
Dodo		

Quantité	Aliments	Glucides (g)
Déjeuner (7 h) ➥		
250 ml	Jus d'orange	30
125 ml	Céréales à déjeuner Raisin Bran	25
250 ml	Lait 2 % M.G. ou Boisson de soja	12
1	Tranche de pain de blé entier	15
15 ml	Beurre d'arachide	4
Collation (10 h 30) ➥		
1	Pêche	15
2	Biscuits Goglu	15
Dîner (12 h 30) ➥		
	Sandwich au jambon :	
2	Tranches de pain blé entier	30
90 g	Jambon	1
2-3	Feuilles de laitue Boston	trace
10 ml	Mayonnaise	
1	Tomate	5
7	Carottes miniatures	5
250 ml	Jus de pomme	30
2	Biscuits aux figues	23
Collation (16 h) ➥		
125 ml	Jus de légumes	5
12	Craquelins Fins au blé	15
60 ml	Houmous	13
	Total:	**451 g**

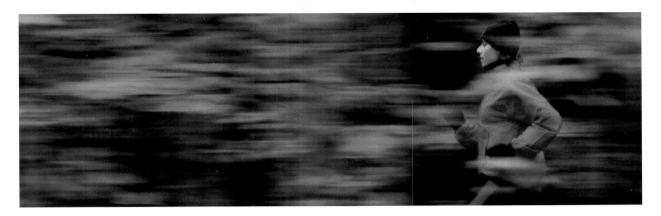

Menu de récupération
Délai de récupération de 24 heures
Quantités maximales (athlète de 75 kg)

Voici un exemple de menu pour une récupération optimale au cours d'une période de 24 heures. L'entraînement, dans cet exemple, se déroule en début de soirée et dure 2 heures. Les quantités recommandées correspondent au maximum, tel que décrit ci-dessous. Il importe toutefois de suivre sa tolérance individuelle.

10 g de glucides / kg de poids pour la période de 24 heures suivant l'entraînement (750 g de glucides) **INCLUANT** 1,5 g de glucides / kg de poids au cours des 30 minutes qui suivent l'entraînement (112 g de glucides).

Quantité	Aliments	Glucides (g)
Entraînement de 18h à 20h		
À consommer pendant l'entraînement ☛		
500 ml	Boisson pour sportifs	30
Collation moins de 30 min post-entraînement (20h15) ☛		
3	Tranches de pain de blé entier	45
3	Tranches de cheddar fondu de 21 g	6
500 ml	Jus de pomme	60
Total de la collation : 111 g glucides + 14 g protéines		
Souper (21 h) ☛		
500 ml	Soupe aux légumes	10
	Omelette aux légumes :	
3	Œufs	3
30 g	Gruyère	
250 ml	Légumes hachés (oignon, poivron, tomate)	10
1	Tranche de pain baguette (10 cm)	30
250 ml	Lait 2% M.G. ou Boisson de soja	12
2	Biscuits à la mélasse	22
2	Poires	30
Collation (22 h 30) ☛		
2	Gaufres	30
60 ml	Sirop d'érable	60
Dodo		

Quantité	Aliments	Glucides (g)
Déjeuner (7 h) ☛		
250 ml	Jus d'orange	30
125 ml	Céréales à déjeuner Raisin Bran	25
250 ml	Lait 2% M.G. ou Boisson de soja	12
2	Tranches de pain de blé entier	30
30 ml	Beurre d'arachide	7
15 ml	Confiture de fraises	15
1	Banane	30
250 ml	Fraises fraîches	15
Collation (10 h 30) ☛		
1	Pêche	15
1	Muffin maison	30
200 ml	Yogourt à boire	24
Diner (12 h 30) ☛		
	Sandwich au jambon :	
2	Tranches de pain blé entier	30
90 g	Jambon	1
2-3	Feuilles de laitue Boston	trace
30 ml	Mayonnaise	
1	Tomate	5
14	Carottes miniatures	10
250 ml	Jus de pomme	30
4	Biscuits aux figues	46
2	Kiwis	15
Collation (16 h) ☛		
125 ml	Jus de légumes	5
12	Craquelins Fins au blé	15
60 ml	Houmous	13
	Total:	**751 g**

41

Menu de récupération

Délai de récupération de moins de 2 heures, compétition à épreuves multiples
Quantités minimales (athlète de 75 kg)

Voici un exemple de menu pour une récupération optimale au cours d'une période de 24 heures. Les efforts sont répétés. Il s'agit d'une journée de compétition où il y a plusieurs combats à disputer. Les quantités recommandées correspondent au minimum, tel que décrit ci-dessous. Il importe toutefois de suivre sa tolérance individuelle.

6 g de glucides / kg de poids pour une période de 24 heures (450 g de glucides) **INCLUANT** 1 g de glucides / kg de poids au cours des 30 minutes qui suivent l'effort (75 g de glucides) selon la durée de la pause.

Quantité	Aliments	Glucides (g)
Collation (pré-pesée) ☛		
175 g	Yogourt aux fruits (2 % M.G.)	30
Pesée (7 h 30)		
Déjeuner (8 h) ☛		
250 ml	Jus d'orange	30
2	Œufs brouillés	2
2	Tranches de pain de blé entier	30
45 ml	Confiture de fraises sans sucre ajouté	15
½	Banane	15
300 ml	Boisson de type Pédialyte	
	ou	7
125 ml	Boisson pour sportifs	
Combat n° 1 (10 h)		
Entre combats n° 1 et n° 2 ☛		
300 ml	Boisson de type Pédialyte	
	ou	7
150 ml	Boisson pour sportifs	
Combat n° 2 (10 h 30)		
Entre combats n° 2 et n° 3 ☛		
600 ml	Boisson de type Pédialyte	
	ou	15
250 ml	Boisson pour sportifs	
Combat n° 3 (10 h 45)		
Immédiatement après combat n° 3 ☛		
300 ml	Jus de raisin	50
25 g	Bretzels	19
45 ml	Fèves de soja rôties	7
Total de la collation : 76 g glucides + 10 g protéines		

SELON TOLÉRANCE

Quantité	Aliments	Glucides (g)
Combat n° 4 (12 h)		
Entre combats n° 4 et n° 5 ☛		
600 ml	Boisson de type Pédialyte	
	ou	15
250 ml	Boisson pour sportifs	
Combat n° 5 (12 h 20)		
Immédiatement après combat n° 5 ☛		
250 ml	Lait au chocolat	24
1	Barre Gruau sur le pouce	44
1	Figue séchée	7
Total de la collation : 75 g glucides + 10 g protéines		
Diner (13 h) ☛		
	Sandwich filet de porc :	
1	Tranche de pain baguette (10 cm)	30
90 g	Filet de porc tranché fin	
30 ml	Moutarde de Dijon	
2-3	Feuilles de laitue Boston	trace
7	Carottes miniatures	5
½	Poivron rouge	5
60 ml	Trempette à base de yogourt nature	4
4	Biscuits à l'avoine (petits)	34
Collation (16 h)		
250 ml	Jus de tomate	10
7	Biscuits soda	15
15 ml	Beurre	
Souper (19 h)		
120 g	Magret de canard	
125 ml	Purée de pomme de terre	15
125 ml	Légumes grillés (courgettes, aubergines)	5
⅓	Avocat	
250 ml	Lait 2 % M.G. ou Boisson de soja	12
	Total :	**452 g**

2 CONSEILS POUR CES 2 MENUS :

Pour faciliter la réhydratation, ne pas hésiter à saler les aliments au cours de la journée.

Pour assurer une réhydratation optimale, on boit des solutions de type « Pedialyte » ou des boissons pour sportifs de type « Gatorade », en plus de l'eau.

Menu de récupération

Délai de récupération de moins de 2 heures, compétition à épreuves multiples

Quantités maximales (athlète de 75 kg)

Voici un exemple de menu pour une récupération optimale au cours d'une période de 24 heures. Les efforts sont répétés. Il s'agit d'une journée de compétition où il y a plusieurs combats à disputer. Les quantités recommandées correspondent au maximum, tel que décrit ci-dessous. Il importe toutefois de suivre sa tolérance individuelle.

10 g de glucides / kg de poids au cours des 30 minutes qui suivent l'effort (750 g de glucides) selon la durée de la pause **INCLUANT** 1,5 g de glucides / kg de poids pour une période de 24 heures (112 g de glucides).

SELON TOLÉRANCE

Quantité	Aliments	Glucides (g)
Collation pré-pesée		
175 g	Yogourt aux fruits 2 % M.G.	30
Pesée (7 h 30)		
Déjeuner (8 h) ☛		
250 ml	Jus d'orange	30
2	Œufs brouillés	2
2	Tranches de pain de blé entier	30
30 ml	Confiture de fraises	30
1	Banane	30
300 ml	Boisson de type Pédialyte	
	ou	7
125 ml	Boisson pour sportifs	
Combat n° 1 (10 h)		
Entre combats n° 1 et n° 2 ☛		
300 ml	Boisson de type Pédialyte	
	ou	7
125 ml	Boisson pour sportifs	
Combat n° 2 (10 h 30)		
Entre combats n° 2 et n° 3 ☛		
600 ml	Boisson de type Pédialyte	
	ou	15
250 ml	Boisson pour sportifs	
Combat n° 3 (10 h 45)		
Immédiatement après combat n° 3 ☛		
425 ml	Jus de raisin	70
50 g	Bretzels	38
45 ml	Fèves de soja rôties	7
Total de la collation : 115 g glucides + 13 g protéines		
Combat n° 4 (12 h)		
Entre combats n° 4 et n° 5 ☛		
600 ml	Boisson de type Pédialyte	
	ou	15
250 ml	Boisson pour sportifs	

Quantité	Aliments	Glucides (g)
Combat n° 5 (12 h 20)		
Immédiatement après combat n° 5 ☛		
500 ml	Lait au chocolat	48
1	Barre Gruau sur le pouce	44
3	Figues séchées	22
Total de la collation : 114 g glucides + 18 g protéines		
Diner (13 h) ☛		
	Sandwich filet de porc :	
1	Tranche de pain baguette (15 cm)	45
90 g	Filet de porc tranché fin	
30 ml	Moutarde de Dijon	
2-3	Feuilles de laitue Boston	trace
7	Carottes miniatures	5
½	Poivron rouge	5
60 ml	Trempette à base de yogourt nature	4
500 ml	Jus de pomme	60
2	Biscuits aux figues	23
Collation (16 h) ☛		
250 ml	Jus de tomate	10
7	Biscuits soda	15
40 ml	Cheddar fondu, à tartiner	6
Souper (18 h) ☛		
90 g	Magret de canard	
125 ml	Purée de pomme de terre	15
250 ml	Légumes grillés (courgettes, aubergines)	10
250 ml	Salade de tomate et concombre	10
⅓	Avocat	
30 ml	Vinaigrette régulière	
175 ml	Lait 2 % M.G. ou Boisson de soja	8
4	Biscuits aux brisures de chocolat	36
Collation (en soirée) ☛		
2	Tranches de pain de blé entier	30
15 ml	Beurre	
45 ml	Confiture	45
	Total :	**752 g**

43

BARRES ÉNERGÉTIQUES DE MARIE-CLAIRE

(16 barres)

Ingrédients secs

500 ml	graines de lin moulues ou flocons d'avoine ou mélange des deux
375 ml	farine de blé entier
125 ml	germe de blé
20 ml	poudre à pâte
3 ml	sel
125 ml	figues séchées coupées en petits morceaux* (5 à 6 figues)
125 ml	canneberges séchées
250 ml	noix mélangées coupés en morceaux grossiers
125 ml	pacanes entières
125 ml	brisures de chocolat

*Réhydrater les figues en les plaçant dans un bol d'eau, au micro-ondes, pendant 20 à 30 secondes, de façon qu'elles soient plus faciles à couper.

Ingrédients liquides

3	œufs
60 ml	cassonade
125 ml	miel ou mélasse ou mélange des deux
125 ml	huile de canola
8 ml	essence de vanille

Suite dans la marge droite

POUR LES PROTÉINES Pendant l'exercice et dans les deux heures qui le précèdent, les protéines ne sont pas vraiment nécessaires. La barre peut en contenir, mais pas trop.

Si le délai avant l'effort est de plus de deux heures, il peut y avoir des protéines mais, dans les faits, le repas consommé à ce moment-là va probablement les fournir.

Après l'activité, la collation devrait contenir au moins 7 g de protéines provenant de la barre ou des autres aliments consommés à ce moment-là.

POUR LE GRAS On élimine toutes les barres qui contiennent des gras trans. Exit, donc, celles dont la liste des ingrédients présente l'un ou l'autre des termes suivants : huile (partiellement) hydrogénée, shortening, graisse alimentaire (qui peut être à base d'huile hydrogénée), margarine (qui risque d'être hydrogénée si aucune mention n'en est faite).

On évite aussi celles qui contiennent des huiles tropicales hautement saturées (huiles de palme, de palmiste, de coprah ou de coco).

En général, on privilégie les barres qui contiennent moins de gras. Les matières grasses sont à éviter aussi bien avant que pendant l'effort. Toutefois, après l'activité, les barres plus grasses représentent des choix acceptables en autant que les gras qu'elles contiennent soient de bonne qualité. Ainsi, les barres énergétiques qui renferment des noix, des amandes ou des graines peuvent être consommées après l'effort.

POUR LES FIBRES Une barre riche en fibres pourrait occasionner des inconforts à certaines personnes si elle est consommée avant ou pendant l'effort. Il faut y aller selon sa tolérance individuelle.

Tableau 2.8
BARRES VARIÉES POUR BESOINS VARIABLES

Voici quelques exemples de barres énergétiques. Elles présentent des contenus nutritionnels très variés. Ce tableau ne présente pas des recommandations particulières, mais seulement une représentation de la très grande diversité des barres disponibles sur le marché.

	Poids d'une barre (g)	Énergie (calories)	Glucides (g)	Protéines (g)	Lipides (g)	Fibres (g)	Sodium (mg)	Potassium (mg)
Equibar Amandes et caroube	35	170	16	5	11	3	15	200
Special K Fraises	23	90	18	1	1,5	0	95	30
Nutri-Grain (Kellogg's) Pommes et cannelle	37	130	24	2	3	2	75	75
Val Nature Fibre Source Miel et amandes	32	130	23	2	3	5	70	n.d.
Gruau sur le pouce (Quaker) Avoine et miel	47	200	33	4	6	3	210	n.d.
Clif Bar Érable et noix	68	240	43	10	5	4	220	250
GeniSoy Fondant au beurre d'arachide	61,5	240	31	15	7	2	220	n.d.
Vector Avalanche de baies	55	220	35	8,8	4,8	2,4	45	230

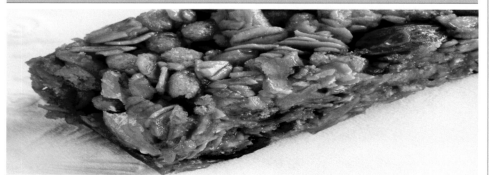

Suite de la marge gauche

PRÉPARATION

Préchauffer le four à 350 °F.

Dans un grand bol, mélanger tous les ingrédients secs. Réserver.

Dans un bol plus petit, battre ensemble les ingrédients liquides. Incorporer les ingrédients liquides aux ingrédients secs. Bien mélanger.

Tapisser une plaque à pâtisserie de papier sulfurisé (parchemin) et y étaler la pâte.

Cuire environ 15 minutes ou jusqu'à jusqu'à ce que le dessus soit légèrement doré.

Laisser refroidir et couper en 16 carrés ou rectangles. Emballer individuellement. Les barres se conservent au congélateur pendant un à deux mois.

Source : Recette originale de Marie-Claire Lefrançois, professeure en Techniques de diététique au Collège de Maisonneuve.

Les fruits séchés suggérés dans cette recette regorgent d'éléments nutritifs, mais on peut facilement en utiliser d'autres, au goût.

Une autre recette de barres énergétiques se retrouve à la page 124.

EXEMPLES DE COLLATION APRÈS

55 kg

Minimum de glucides à consommer après l'effort
55 kg x 1,0 g = 55 g de glucides

Maximum de glucides à consommer après l'effort
55 kg x 1,5 g = 83 g de glucides

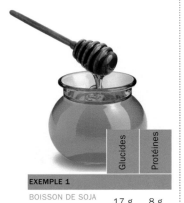

EXEMPLE 1	Glucides	Protéines
BOISSON DE SOJA VANILLE (250 ml)	17 g	8 g
PAIN DE BLÉ ENTIER (2 TRANCHES)	30 g	4 g
MIEL (30 ml)	30 g	
TOTAL	**77 g**	**12 g**
EXEMPLE 2		
FRUITS FRAIS (250 ml)	30 g	
FROMAGE COTTAGE 2 % M.G. (120 ml)	4 g	16 g
CANNEBERGES SÉCHÉES (60 ml)	30 g	
TOTAL	**64 g**	**16 g**

60 kg

Minimum de glucides à consommer après l'effort
60 kg x 1,0 g = 60 g de glucides

Maximum de glucides à consommer après l'effort
60 kg x 1,5 g = 90 g de glucides

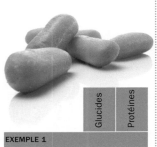

EXEMPLE 1	Glucides	Protéines
CHOCOLAT CHAUD (AVEC LAIT) (375 ml)	36 g	12 g
BISCUITS À L'AVOINE (4)	34 g	4 g
TOTAL	**70 g**	**16 g**
EXEMPLE 2		
HOUMOUS (60 ml)	12 g	4 g
CAROTTES MINIATURES (10)	8 g	3 g
TOASTS MELBA RONDES (14)	32 g	4 g
JUS DE TOMATE (250 ml)	10 g	4 g
TOTAL	**62 g**	**15 g**

65 kg

Minimum de glucides à consommer après l'effort
65 kg x 1,0 g = 65 g de glucides

Maximum de glucides à consommer après l'effort
65 kg x 1,5 g = 98 g de glucides

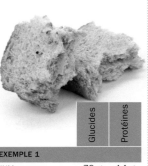

EXEMPLE 1	Glucides	Protéines
JUM (400 ml)	79 g	14 g
TOTAL	**79 g**	**14 g**
EXEMPLE 2		
SANDWICH AU BEURRE D'ARACHIDE (30 ml)	37 g	12 g
JUS DE FRUITS (375 ml)	45 g	
TOTAL	**82 g**	**12 g**

70 kg

Minimum de glucides à consommer après l'effort
70 kg x 1,0 g = 70 g de glucides

Maximum de glucides à consommer après l'effort
70 kg x 1,5 g = 105 g de glucides

EXEMPLE 1	Glucides	Protéines
THÉ GLACÉ (350 ml)	42 g	
GROS BAGEL (1)	45 g	6 g
FROMAGE À LA CRÈME (60 ml)	2 g	4 g
COMPOTE DE POMMES (125 ml)	15 g	
TOTAL	**104 g**	**10 g**
EXEMPLE 2		
CHEERIOS MIEL ET NOIX (375 ml)	42 g	3 g
LAIT 2 % M.G. (250 ml)	12 g	8 g
BANANE (1)	30 g	
TOTAL	**84 g**	**11 g**

L'EFFORT POUR DIFFÉRENTS POIDS

75 kg

Minimum de glucides à consommer après l'effort
75 kg x 1,0 g = 75 g de glucides

Maximum de glucides à consommer après l'effort
75 kg x 1,5 g = 113 g de glucides

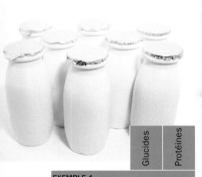

	Glucides	Protéines
EXEMPLE 1		
SANDWICH AUX ŒUFS (2 œufs)	32 g	20 g
LIMONADE (473 ml)	58 g	
TOTAL	**90 g**	**20 g**
EXEMPLE 2		
PAIN AUX BANANES (2 tranches)	64 g	8 g
BOISSON AU YOGOURT (200 ml ou 1 bouteille)	24 g	5 g
TOTAL	**88 g**	**13 g**

80 kg

Minimum de glucides à consommer après l'effort
80 kg x 1,0 g = 80 g de glucides

Maximum de glucides à consommer après l'effort
80 kg x 1,5 g = 120 g de glucides

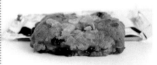

	Glucides	Protéines
EXEMPLE 1		
GEL (1 paquet de 41 g)	25 g	
BARRE ÉNERGÉTIQUE (CLIF BAR)	43 g	10 g
BOISSON POUR SPORTIFS (500 ml)	30 g	
TOTAL	**97 g**	**9 g**
EXEMPLE 2		
JUS DE LÉGUMES (375 ml)	15 g	6 g
NOIX DE CAJOU (80 g)	13 g	8 g
BISCUITS RITZ (14)	30 g	4 g
BRETZEL (30 g)	22 g	3 g
TOTAL	**80 g**	**21 g**

85 kg

Minimum de glucides à consommer après l'effort
85 kg x 1,0 g = 85 g de glucides

Maximum de glucides à consommer après l'effort
85 kg x 1,5 g = 128 g de glucides

	Glucides	Protéines
EXEMPLE 1		
LAIT AU CHOCOLAT (500 ml)	48 g	16 g
SANDWICH À LA CONFITURE	45 g	4 g
FRUITS EN CONSERVE DANS LE SIROP (125 ml)	31 g	
TOTAL	**124 g**	**20 g**
EXEMPLE 2		
JUS DE POMME (375 ml)	45 g	
BARRE DE CÉRÉALES	30 g	4 g
YOGOURT (175 g)	15 g	8 g
TOTAL	**90 g**	**12 g**

90 kg

Minimum de glucides à consommer après l'effort
90 kg x 1,0 g = 90 g de glucides

Maximum de glucides à consommer après l'effort
90 kg x 1,5 g = 135 g de glucides

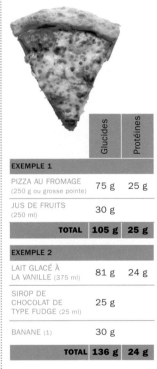

	Glucides	Protéines
EXEMPLE 1		
PIZZA AU FROMAGE (250 g ou grosse pointe)	75 g	25 g
JUS DE FRUITS (250 ml)	30 g	
TOTAL	**105 g**	**25 g**
EXEMPLE 2		
LAIT GLACÉ À LA VANILLE (375 ml)	81 g	24 g
SIROP DE CHOCOLAT DE TYPE FUDGE (25 ml)	25 g	
BANANE (1)	30 g	
TOTAL	**136 g**	**24 g**

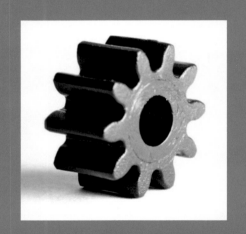

PREMIÈRE PARTIE

LA MACHINE HUMAINE

CHAPITRE TROIS

LES PIÈCES
l'importance d'assurer des apports adéquats en protéines

UNE MACHINE qui fonctionne bien repose sur des pièces de qualité, bien entretenues et adéquatement arrimées les unes aux autres. Dans le corps humain, ces éléments fondamentaux sont les protéines.

On sait bien que les protéines servent de base au développement de la masse musculaire. Mais elles font beaucoup plus...

Elles servent de transporteurs. Par exemple, l'hémoglobine qui achemine l'oxygène aux muscles est constituée, entre autres, de protéines.

Toutes les hormones sont faites de protéines. La production d'adrénaline, essentielle à une bonne performance sportive, dépend de l'apport en protéines.

Elles permettent le bon fonctionnement du corps humain puisqu'elles sont à la base de toutes les enzymes. Celles-ci assurent des rôles variés et essentiels à l'organisme : produire la contraction musculaire, digérer les sucres, synthétiser les nouveaux tissus, réparer les cellules endommagées, produire de l'énergie, etc.

Les anticorps – nécessaires pour combattre les infections – sont faits de protéines. Quand on s'entraîne régulièrement, le système immunitaire est fragilisé, ce qui rend d'autant plus important d'assurer la dose adéquate de protéines pour fabriquer ces précieux anticorps.

Les tendons, les ligaments, la peau, les os, les neurotransmetteurs, les globules blancs, les systèmes tampons pour maintenir le pH sanguin, tout cela est à base de protéines.

Les besoins sont grands, mais les protéines ne peuvent pas réellement être entreposées. Il faut donc combler ses besoins au jour le jour si on ne veut pas en manquer.

Combien de protéines faut-il chaque jour?

Les besoins quotidiens en protéines varient en fonction de l'âge, du sexe, du poids et de la composition corporelle (proportions de masse maigre et de masse grasse). Ces facteurs permettent d'établir les besoins minimaux. Vient ensuite l'entraînement: la fréquence, la durée, l'intensité et le type de sport pratiqué affectent les besoins protéiques. Le tableau 3.1 présente les recommandations en matière de protéines pour les personnes qui s'entraînent. Pour les adultes, le calcul des besoins quotidiens en

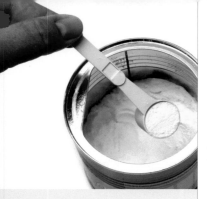

Suite dans la marge droite

Les dessous d'une bonne boisson de récupération

Parmi les *shakes* vendus pour la récupération post-entraînement et le gain de masse musculaire, plusieurs contiennent seulement du lactosérum comme source de protéines (*whey proteins*). Or, les études démontrent qu'il est souhaitable de combiner le lactosérum avec la caséine dans sa boisson de récupération.

En effet, les protéines du lactosérum sont digérées plus rapidement que celles de la caséine. Conséquemment, le corps absorbe rapidement les premières et un peu plus lentement les secondes, ce qui résulte en une arrivée plus durable et plus constante des acides aminés dans la circulation sanguine. Cela a pour effet de maximiser le gain de masse

protéines repose sur une équation toute simple qui dépend du sport pratiqué:

$$poids\ (kg)$$
$$\times$$
$$besoins\ selon\ le\ sport$$
$$=$$
$$besoins\ quotidiens\ en\ protéines$$

Les chapitres 7 et 8 discutent des besoins particuliers des enfants et des adolescents.

Comment évaluer sa consommation de protéines?

Il existe différents moyens de calculer ses apports quotidiens en protéines. On peut choisir de faire un calcul détaillé avec une table de valeurs nutritives (consulter le Fichier canadien des éléments nutritifs au www.santecanada.gc.ca/fcenenligne ou télécharger le document «Valeur nutritive de quelques aliments usuels» en passant par www.google.ca; ce second document est aussi disponible en librairie). On peut aussi consulter un nutritionniste qui pourra évaluer plus précisément l'apport en protéines.

Tableau 3.1
BESOINS QUOTIDIENS EN PROTÉINES SELON LE SPORT PRATIQUÉ
(POUR LES ADULTES)

TYPE DE SPORT	BESOINS
Aucun (sédentaire)	0,8 g/kg de poids corporel
Sports esthétiques (gymnastique, danse, arts du cirque...)	1,2 à 1,7 g/kg de poids corporel
Sports d'endurance (vélo, course, natation, longues randonnées...)	1,2 à 1,6 g/kg de poids corporel
Sports de puissance (haltérophilie, boxe, sprints...)	1,6 à 1,8 g/kg de poids corporel
Période d'entraînement pour la plupart des autres sports (maintien de la masse musculaire)	1,2 à 1,6 g/kg de poids corporel
Période d'entraînement en vue d'un développement de la masse musculaire	1,6 à 1,8 g/kg de poids corporel

Plus simplement, on utilise la méthode de calcul rapide présentée aux pages suivantes. Cette méthode est basée sur la quantité moyenne de protéines contenue dans les différentes catégories d'aliments (voir tableau 3.2). Elle n'est pas exacte au gramme près, mais elle donne une très bonne idée des apports habituels, surtout si on répète le calcul plusieurs jours consécutifs.

Le parcours des protéines dans le corps

Une protéine est un assemblage d'acides aminés (AA). Une fois avalées, que ce soit sous forme d'aliments ou de suppléments, les protéines sont brisées en AA, lesquels sont absorbés puis dirigés vers le sang.

Une fois en circulation, les AA sont utilisés pour construire de nouvelles protéines, selon les besoins du moment: muscles, os, cartilages, peau, cheveux, anticorps, hormones, enzymes, transporteurs, etc. Comme les excès ne peuvent pas être entreposés – le corps ne disposant d'aucun mécanisme pour ce faire –, toutes les protéines excédentaires passent par le même chemin: elles s'en vont au foie pour être brisées en deux parties.

La première partie peut être transformée en glucose si, à ce moment précis, on a un grand besoin en énergie. Mais dans une situation où les apports protéiques excèdent les besoins en protéines et en énergie, les acides aminés sont transformés en graisse et stockés dans le tissu adipeux.

La seconde partie des protéines contient de l'azote. Dans l'organisme, cette substance

Suite de la marge gauche

musculaire qui suit l'effort puisque les blocs de construction du muscle – les acides aminés – sont disponibles plus longtemps pour que s'effectue le travail.

Une boisson de récupération devrait également toujours contenir des sucres. Ces derniers entraînent une élévation de l'insuline, l'hormone qui est nécessaire à la construction du tissu musculaire. S'il n'y a aucun sucre dans le *shake*, les protéines auront moins d'effet.

Il faut rappeler l'importance de consommer cette boisson dans les 30 minutes qui suivent l'effort. Plus le *shake* est pris rapidement, plus les résultats sont concluants. Pour des recettes de boissons à consommer après l'effort, consulter les pages 58 (JUM) et 197 (témoignage de Vincent Marquis, ski acrobatique).

Tableau 3.2
QUANTITÉ DE PROTÉINES FOURNIE PAR CHAQUE CATÉGORIE D'ALIMENTS[1]

CATÉGORIE D'ALIMENTS	QUANTITÉ DE PROTÉINES PAR PORTION[1] D'ALIMENTS
Féculents	2 g de protéines/portion
Fruits	0 g de protéines/portion
Légumes	2 g de protéines/portion
Produits laitiers	8 g de protéines/portion
Viandes, volailles, poissons et cie	16 g de protéines/portion
Équivalents de protéines (fromage, légumineuses, noix, graines)	8 g de protéines/portion
Suppléments (poudres, boissons, barres)	Variable **IMPORTANT:** Ne pas oublier d'inclure la quantité indiquée sur l'étiquette selon la portion consommée.

1. Pour savoir quels aliments font partie de chaque catégorie et pour connaître la grosseur des portions, consulter le guide de portions à la page 218.

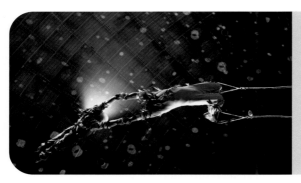

Marilou, 49 kg, trapéziste

Son sport fait partie de la catégorie «Sports esthétiques». Les besoins protéiques de Marilou sont donc de 1,2 à 1,7 g par kg de poids.

Pour calculer les quantités minimale et maximale de protéines dont Marilou a besoin quotidiennement, il suffit de multiplier son poids par 1,2 puis par 1,7.

49 kg x 1,2 g/kg = **minimum: 59 g par jour**
49 kg x 1,7 g/kg = **maximum: 83 g par jour**

Marilou doit consommer entre 59 et 83 g de protéines chaque jour.

EXEMPLE DE MENU QUI COMBLE LE MINIMUM DE SES BESOINS EN PROTÉINES : 59 g (1350 CALORIES)

		Menu type	
	Quantité	Aliments	Protéines (g)
Déjeuner 7 h	1	Muffin anglais	4
	5 ml	Beurre	
	30 g	Cheddar faible en gras 7 % M.G.	8
	125 ml	Jus d'orange	
	250 ml	Fraises fraîches	
Collation 10 h 30	100 g	Yogourt nature 2 % M.G.	4
	½	Banane	
Dîner 12 h 30	45 g	Jambon maigre 5 % M.G.	8
	80 ml	Riz cuit	2
	250 ml	Salade de poivrons	4
	30 ml	Vinaigrette (réduite en M.G.)	
	1	Clémentine	
Collation 16 h	180 ml	Melon miel	
Souper 18 h	175 ml	Jus de légumes	3
	55 g	Truite	12
	5 ml	Huile d'olive	
	80 ml	Nouilles cuites (orzo)	2
	250 ml	Haricots verts et jaunes cuits	4
	250 ml	Lait 2 % M.G. ou Boisson de soja	8
	250 ml	Compote de pommes sans sucre	
		Total:	**59 g**

EXEMPLE DE MENU QUI COMBLE LE MAXIMUM DE SES BESOINS EN PROTÉINES : 83 g (1525 CALORIES)

		Menu type	
	Quantité	Aliments	Protéines (g)
Déjeuner 7 h	1	Muffin anglais	4
	45 g	Cheddar faible en gras 7 % M.G.	12
	125 ml	Jus d'orange	
	125 ml	Fraises fraîches	
Collation 10 h 30	175 g	Yogourt nature 2 % M.G.	8
	½	Banane	
Dîner 12 h 30	90 g	Jambon maigre 5 % M.G.	16
	80 ml	Riz cuit	2
	125 ml	Pois mange-tout	2
	250 ml	Salade de poivrons	4
	30 ml	Vinaigrette (réduite en M.G.)	
	4	Biscuits Thé Social	1
	2	Clémentines	
Collation 16 h	180 ml	Melon miel	
Souper 18 h	125 ml	Jus de légumes	2
	75 g	Truite	16
	80 ml	Nouilles cuites (orzo)	2
	250 ml	Haricots verts et jaunes cuits	4
	250 ml	Lait 2 % M.G. ou Boisson de soja	8
	125 ml	Compote de pommes sans sucre	
	3	Biscuits au gingembre	2
		Total:	**83 g**

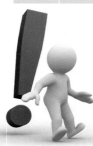

Ce menu d'une journée correspond aux besoins minimums en protéines de Marilou. Nous ne recommandons pas de suivre ce menu à long terme. Pour un athlète dont le poids est aussi faible, nous suggérons plutôt de suivre le modèle de menu qui couvre les recommandations plus élevées. Cela permet d'avoir une alimentation plus équilibrée et de combler ses besoins en énergie.

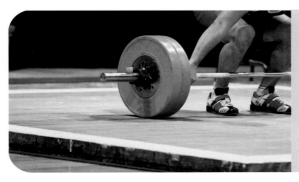

Jonathan, 81 kg, haltérophile

Son sport fait partie de la catégorie «Sports de puissance». Les besoins protéiques de Jonathan sont donc de 1,6 à 1,8 g par kg de poids.

Pour calculer les quantités minimale et maximale de protéines dont Jonathan a besoin quotidiennement, il suffit de multiplier son poids par 1,6 puis par 1,8.

$$81 \text{ kg} \times 1,6 \text{ g/kg} = \text{minimum: } \textbf{130 g par jour}$$
$$81 \text{ kg} \times 1,8 \text{ g/kg} = \text{maximum: } \textbf{146 g par jour}$$

Jonathan doit consommer entre 130 et 146 g de protéines chaque jour.

EXEMPLE DE MENU QUI COMBLE LE MINIMUM DE SES BESOINS EN PROTÉINES : 130 (3350 CALORIES)

	Quantité	Aliments	Protéines (g)
		Menu type	
Déjeuner 7 h	180 ml	Gruau nature cuit	2
	15 ml	Cassonade	
	½	banane	
	1 tranche	Pain de blé entier	2
	60 ml	Beurre d'arachide	16
	125 ml	Lait 2 % M.G. ou Boisson de soja	4
Collation 10 h 30	1	Pêche	
	1	Barre granola	2
Dîner 12 h 30	250 ml	Jus de légumes	4
		Pita à la dinde:	
	1	Pain pita (Ø 16,5 cm)	4
	90 g	Poitrine de dinde fumée	16
	10 ml	Mayonnaise	
	2-3	Feuilles de laitue Boston	trace
	7	Asperges grillées	2
	25	Cerises	
	6	Biscuits Graham	4
Collation 15 h	4	Abricots	
	175 g	Yogourt aux fruits 2 % M.G.	8
Souper 18 h		**Sauté de bœuf:**	
	120 g	Bœuf, maigre	32
	250 ml	Légumes hachés (oignon, poivron, carotte)	4
	250 ml	Nouilles aux œufs cuites	6
	375 ml	Salade (laitue, tomate, concombre)	2
	250 ml	Lait 2 % M.G. ou Boisson de soja	8
	4	Biscuits avoine et raisins secs	4
Collation 21 h 30	250 ml	Salade de fruits frais	
	175 g	Yogourt à la vanille 2 % M.G.	8
	125 ml	Granola, Croque-Nature	2
		Total:	**130 g**

EXEMPLE DE MENU QUI COMBLE LE MAXIMUM DE SES BESOINS EN PROTÉINES : 146 (3550 CALORIES)

	Quantité	Aliments	Protéines (g)
		Menu type	
Déjeuner 7 h	180 ml	Gruau nature cuit	2
	15 ml	Cassonade	
	½	Banane	
	1 tranche	Pain de blé entier	2
	60 ml	Beurre d'arachide	16
	125 ml	Lait 2 % M.G. ou Boisson de soja	4
Collation 10 h 30	1	Pêche	
	1	Barre granola	2
Dîner 12 h 30	250 ml	Jus de légumes	4
		Pita à la dinde:	
	2	Pains pita (Ø 16,5 cm)	8
	135 g	Poitrine de dinde fumée	24
	30 ml	Mayonnaise	
	2-3	Feuilles de laitue Boston	trace
	7	Asperges grillées	2
	25	Cerises	
	6	Biscuits Graham	4
Collation 15 h	4	Abricots	
	175 g	Yogourt aux fruits 2 % M.G.	8
Souper 18 h		**Sauté au bœuf:**	
	150 g	Bœuf, maigre	40
	250 ml	Légumes hachés (oignon, poivron, carotte)	4
	160 ml	Nouilles aux œufs cuites	4
	375 ml	Salade (laitue, tomate, concombre)	2
	250 ml	Lait 2 % M.G. ou Boisson de soja	8
	2	Biscuits avoine et raisins secs	2
Collation 21 h 30	250 ml	Salade de fruits	
	175 g	Yogourt à la vanille 2 % M.G.	8
	125 ml	Granola, Croque-Nature	2
		Total:	**146 g**

MÉTHODE DE CALCUL RAPIDE DE LA CONSOMMATION DE PROTÉINES

Voici la marche à suivre pour estimer ses apports quotidiens en protéines:

◎ Tenir un journal alimentaire pendant trois jours consécutifs. Il s'agit de noter tout ce que l'on mange et boit, en estimant le mieux possible les quantités. La marche à suivre se trouve à la fin du chapitre, page 64.

◎ En consultant le guide de portions présenté à la page 218, estimer le nombre de portions d'aliments de chacune des catégories: Féculents; Fruits; Légumes; Produits laitiers; Viandes, volailles, poissons et cie; Équivalents de protéines.

◎ Multiplier le nombre de portions consommées dans chaque catégorie par la quantité de protéines qu'elle contient. Ces renseignements se retrouvent dans le tableau 3.2, à la page précédente. Faire le total pour obtenir la quantité de protéines consommées dans la journée.

◎ Faire la moyenne des trois jours. Voilà une estimation, assez proche de la réalité, des apports quotidiens en protéines.

Exemple de calcul des apports protéiques pour un repas

Voici l'exemple d'un repas consommé par Sébastien, nageur de haut niveau:

Journal alimentaire du lunch de Sébastien
Deux sandwichs au poulet (laitue, tomate, mayonnaise), des crudités et un morceau de fromage (60 g), un jus d'orange (250 ml), 4 biscuits aux figues et un verre de lait (250 ml)

ESTIMATION DU NOMBRE DE PORTIONS CONSOMMÉES DANS CHACUNE DES CATÉGORIES

Aliment	Féculents	Fruits	Légumes	Produits laitiers	Viandes, volailles, poissons et cie	Équivalents de protéines
Sandwich: 4 tranches de pain, 90 g de poulet	4	–	–	–	1,5	–
Crudités	–	–	2	–	–	–
Fromage	–	–	–	–	–	2
Jus d'orange	–	2	–	–	–	–
Biscuits aux figues	2	–	–	–	–	–
Verre de lait	–	–	–	1	–	–
Total	**6**	**2**	**2**	**1**	**1,5**	**2**

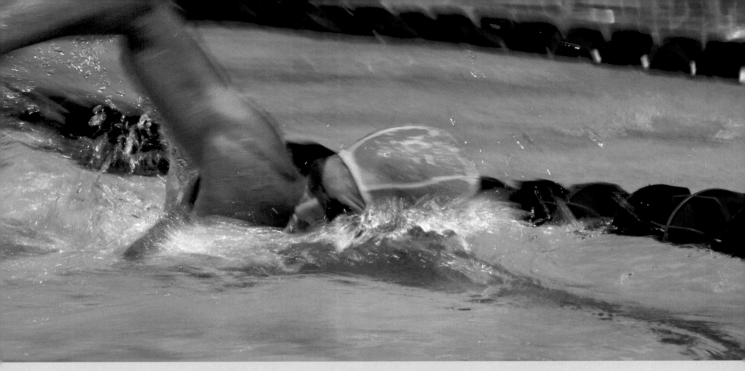

CALCUL DE LA QUANTITÉ DE PROTÉINES CONTENUES DANS LE REPAS DE SÉBASTIEN

Nombre de portions consommées	Groupe alimentaire	Quantité de protéines par portion d'aliment	Total
6	Féculents	2 g de protéines	12 g
2	Fruits	0 g de protéines	0 g
2	Légumes	2 g de protéines	4 g
1	Produits laitiers	8 g de protéines	8 g
1,5	Viandes, volailles, poissons et cie	16 g de protéines	24 g
2	Équivalents de protéines	8 g de protéines	16 g
0	Suppléments	Variable	0 g
			TOTAL: 64 g

Pour ce repas, Sébastien a consommé approximativement 64 g de protéines. En calculant sa consommation de protéines pendant plusieurs jours et en faisant une moyenne, il arrivera à un résultat très proche de ses apports réels.

55

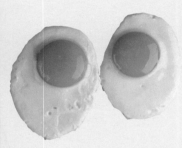

est transformée en ammoniaque, toxique à fortes doses. C'est pourquoi le foie modifie l'ammoniaque en urée, moins délétère, et la rejette dans le sang. De là, l'urée chemine jusqu'aux reins où elle est éliminée accompagnée d'eau: c'est l'urine. C'est d'ailleurs pourquoi une consommation élevée de protéines a tendance à déshydrater et exige de boire plus d'eau.

En somme, quand l'apport protéique d'un individu excède ses besoins en protéines et en énergie, le surplus est scindé en deux: une partie est transformée en graisse corporelle et l'autre s'élimine dans l'urine. Comme les protéines sont impossibles à entreposer, il est inutile d'en consommer plus que ses besoins réels. En fait, même les sportifs qui ont les plus grands besoins ne devraient pas dépasser le maximum quotidien fixé à 2 g de protéines par kg de poids corporel. Au-delà de cette limite, il n'y a aucun bénéfice.

Est-ce vrai qu'il faut se limiter à un maximum de trois jaunes d'œufs par semaine ?

Les personnes en santé n'ont pas à restreindre le nombre de jaunes d'œufs qu'elles consomment. Des études récentes démontrent qu'on peut manger jusqu'à un œuf par jour sans problèmes. L'œuf est un aliment sain, pratique, économique et nutritif, et il peut être consommé sans danger par les personnes en santé. Les individus qui souffrent ou qui ont une histoire familiale de diabète, d'obésité ou de maladies cardiovasculaires devraient toutefois user de prudence et suivre les conseils de leur médecin ou de leur nutritionniste.

Tableau 3.3
SOURCES INTÉRESSANTES DE PROTÉINES

POUR OBTENIR ENVIRON 8 g DE PROTÉINES	POUR OBTENIR ENVIRON 16 g DE PROTÉINES
250 ml de lait écrémé	60 g de dinde
175 g de yogourt écrémé	60 g de bœuf maigre, grillé
45 ml de fromage cottage écrémé	75 g de poisson blanc
45 ml de fèves de soja rôties	250 ml de haricots rouges
un œuf, extragros	250 ml de lentilles
30 g de mozzarella 17% M.G.	250 ml de pois chiches
60 g de fromage frais	90 g de tofu ferme
180 g de tofu soyeux	90 g de jambon 5% M.G.
50 ml de poudre de lait écrémé	90 g de pastrami
250 ml de JUM (recette page 48)	90 g de poitrine de poulet fumé
30 g de gruyère	75 g de hareng
30 ml de beurre d'arachide	75 g de saumon
60 ml d'amandes	une barre (48 g) de marque Powerbar Protein Plus
45 g de brie	50 ml de poudre de protéines de lactosérum
250 ml de crème glacée	
une barre (55 g) de marque Vector	

Les aliments ÉCRITS À L'ENCRE BLEUE représentent des choix moins gras et moins caloriques. Les sportifs qui doivent limiter leur apport énergétique (pour maigrir, pour faire le poids dans leur catégorie ou pour maintenir un silhouette très mince) gagnent à favoriser ces choix. Les athlètes qui n'ont aucune contrainte énergétique peuvent sélectionner les aliments qu'ils préfèrent sans égard au contenu calorique. Ceux qui désirent prendre du poids doivent plutôt favoriser les aliments écrits à l'encre noire.

Manger des protéines en extra ne fait pas gagner du muscle. Pour développer sa masse musculaire, il faut un entraînement adéquat, suffisamment de repos et une alimentation qui fournit non seulement la quantité nécessaire de protéines mais aussi le carburant – les glucides – essentiel au travail musculaire. (Pour plus de détails sur l'augmentation de la masse musculaire, consulter le chapitre 5, *Rouler en 4 x 4 ou en mini.*) Consommer trop de protéines peut aussi vouloir dire consommer trop de calories. Et un excès calorique peut, tôt ou tard, devenir un excès de graisse, peu importe d'où il provient.

Les sportifs atteints de diabète ne devraient pas dépasser les recommandations en protéines spécifiques à leur sport, car cette maladie exige déjà un travail supplémentaire des reins. Les personnes diabétiques et celles souffrant d'une insuffisance rénale ou hépatique doivent suivre les recommandations de leur médecin.

Que penser des suppléments protéiques?

L'industrie du supplément déborde de créativité pour faire sentir à tous les sportifs que leur produit est un impératif. Malheureusement, la législation ne suit pas le rythme de croissance de cette industrie, et on se retrouve trop souvent avec des produits illégaux sous les comptoirs. Sans compter qu'avec Internet, il est de plus en plus facile de commander n'importe quoi, de n'importe qui, provenant de n'importe où dans le monde. Il faut donc rester critique face aux propositions alléchantes des vendeurs de suppléments. Dans le cas particulier des poudres de protéines, sont-elles nécessaires, utiles ou nuisibles au développement de la masse musculaire?

NÉCESSAIRES, LES SUPPLÉMENTS PROTÉIQUES?

Pas vraiment. En général, les aliments peuvent facilement combler les besoins de tous, que l'on soit athlète confirmé ou sportif du dimanche; il suffit d'un minimum de connaissances et d'un peu de planification. Il peut toutefois y avoir des moments où cela devient laborieux, par exemple pendant une poussée de croissance ou quand l'entraînement gruge beaucoup de temps pour les déplacements, en plus des heures passées à pratiquer son sport. Il arrive aussi que le travail intense coupe l'appétit. Dans ces cas, il peut être difficile de consommer de plus grosses portions d'aliments riches en protéines (viandes, poissons, volailles, produits laitiers, noix, graines ou légumineuses) ou d'en manger plus fréquemment. C'est alors qu'un lait fouetté maison, un substitut de repas en barre ou en liquide ou encore un JUM (voir recette page 58) vient à la rescousse. Il n'est toutefois pas nécessaire – c'est même inutile et coûteux – de se procurer les onéreuses poudres de protéines ou d'acides aminés. En jetant un coup d'œil aux menus proposés dans le tableau 3.4, on constate qu'il est relativement facile de consommer 100 g de protéines par jour, voire 150 g et même 200 g. Et ce, sans aucun supplément!

UTILES, LES SUPPLÉMENTS PROTÉIQUES?
La prise de protéines en poudre peut parfois rendre service. Ces suppléments représen-

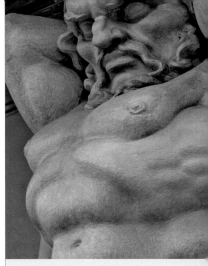

Menu souvent utilisé avant une compétition de culturisme

DÉJEUNER
Blancs d'oeufs cuits sans gras, fromage cottage écrémé et supplément protéique.

1re COLLATION DU MATIN
Fromage cottage écrémé et thon blanc en conserve dans l'eau

2e COLLATION DU MATIN
Supplément protéique et lait écrémé

DÎNER
Poulet et légumes

COLLATION DE L'APRÈS-MIDI
Fromage cottage écrémé et thon blanc en conserve dans l'eau

SOUPER
Poisson et légumes

COLLATION DU SOIR
Supplément protéique et lait écrémé

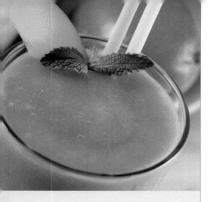

tent une solution de rechange pratique mais pas un choix optimal. Leur préparation est habituellement facile et rapide, et ils sont vite avalés. Un argument souvent utilisé en faveur de ces suppléments protéiques est qu'ils fournissent des acides aminés sans les matières grasses. Or, on peut arriver à des résultats similaires avec des aliments. Le JUM, une boisson protéique adaptée et développée pour un projet de recherche à l'Université de Montréal, le démontre bien, et à une fraction du coût.

NUISIBLES, LES SUPPLÉMENTS PROTÉIQUES? La prise de suppléments protéiques est potentiellement néfaste, surtout quand ceux-ci remplacent régulièrement des aliments nutritifs. Il est parfois impossible de connaître avec certitude la composition du produit. Le risque de contamination par des substances illégales ou toxiques est élevé. De plus, ces préparations représentent des coûts importants alors qu'on pourrait mettre cet argent ailleurs: équipement de pointe, voyage d'entraînement, abonnement pour massages sportifs... Ce n'est pas le choix qui manque. Il arrive aussi que le supplément fournisse une quantité importante de calories superflues, ce qui pourrait entraîner un gain de poids nuisible à la performance.

Finalement, il faut souligner l'aspect rassurant de certains suppléments. Des aliments tout simples jouent parfois ce rôle réconfortant. Cela fait partie des rituels de certains athlètes. Si le produit est sain, légal, qu'il ne risque d'entraîner ni disqualification ni problème de santé et qu'il fait partie du plan nutritionnel, pourquoi s'en priver? Tous les athlètes ont leurs routines qui leur donnent confiance et dont ils ont besoin pour se sentir bien. C'est parfois un aliment, une marque de biscuits, mais ce pourrait aussi être une paire de souliers, un maillot, un chandail, et ça fait toute la différence! Ce fut notamment le cas pour un nageur aux Jeux de Barcelone. Il voulait à tout prix avoir avec lui sa marque de biscuits secs pour performer. Résultat: une médaille!

Avoir tous les acides aminés

Les protéines sont des amalgames d'une vingtaine d'acides aminés (AA), dont neuf sont essentiels. Ces neuf AA ne peuvent pas être fabriqués par le corps et doivent nécessairement provenir de l'alimentation. Pour réussir à fabriquer de nouveaux tissus dans l'organisme, il faut à tout prix disposer de ces neuf acides aminés essentiels. Si on prend un seul de ces AA en surplus, il ne pourra pas servir à fabriquer plus de protéines, puisqu'il ne sera pas accompagné de tous les autres qui sont tout aussi nécessaires que lui.

On juge de la qualité d'une protéine en évaluant la quantité et la proportion de ses neuf acides aminés essentiels. En général, les protéines provenant des aliments d'origine animale (viandes, volailles, poissons, fruits de mer, produits laitiers et oeufs) sont de meilleure qualité que les protéines végétales (céréales, légumineuses, noix et graines). Toutefois, on peut améliorer la qualité protéique d'un repas en combinant diverses protéines végétales entre elles ou en ajoutant

Tableau 3.4
CONTENU PROTÉIQUE DE TROIS MENUS

Ces trois menus démontrent bien qu'il est tout à fait possible de combler
ses besoins en protéines – même les plus élevés – avec l'alimentation seulement.

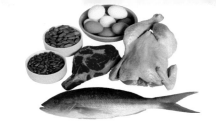

MENU 1 (1600 calories)

Quantité	Aliment	Protéines (g)
125 ml	Jus d'orange	0
½ petit	Bagel multigrains	2
90 ml	Fromage cottage 1 % M.G	16
15 ml	Confitures de fraises	0
250 ml	Lait 2 % M.G. ou café au lait	8
15 gros	Raisins frais	0
125 ml	Jus de légumes	2
1	Tomate en tranches + laitue	2
10 cm	Pain baguette	4
90 g	Jambon 5 % M.G.	16
10 ml	Mayonnaise	0
30 g	Mozzarella 17 % M.G.	8
½	Poivron	2
7	Carottes miniatures crues	2
80 ml	Riz brun cuit	2
90 g	Poulet	24
½	Poivron rouge	2
1 petite	Courgette	2
10 ml	Huile d'olive	0
250 ml	Lait 2 % M.G. ou boisson de soja enrichie, nature	8
125 ml	Salade de fruits	0
10 ml	Sirop d'érable	0
	TOTAL	**100 g**

MENU 2 (3000 calories)

Quantité	Aliment	Protéines (g)
250 ml	Jus d'orange	0
1 gros	Bagel multigrains	6
90 ml	Fromage cottage 1 % M.G.	16
15 ml	Confitures de fraises	0
250 ml	Lait 2 % M.G. ou café au lait	8
15 gros	Raisins frais	0
250 ml	Lait au chocolat	8
3	Biscuits Graham	2
125 ml	Jus de légumes	2
1	Tomate en tranches + laitue	2
15 cm	Pain baguette	6
90 g	Jambon 5 % M.G.	16
30 g	Fromage suisse	8
15 ml	Mayonnaise	0
4	Biscuits Petit Beurre	2
175 g	Yogourt aux fruits 2 % M.G.	8
1 moyenne	Pomme	0
30 g	Mozzarella 17 % M.G.	8
½	Poivron	2
7	Carottes miniatures crues	2
7	Biscuits soda	2
160 ml	Riz brun cuit	4
120 g	Poulet	32
½	Poivron rouge	2
1 petite	Courgette	2
10 ml	Huile d'olive	0
250 ml	Lait 2 % M.G. ou boisson de soja enrichie, nature	8
250 ml	Salade de fruits	0
10 ml	Sirop d'érable	0
3	Biscuits au gingembre	2
250 ml	Lait 2 % M.G. ou boisson de soja enrichie, nature	8
	TOTAL	**156 g**

MENU 3 (4400 calories)

Quantité	Aliment	Protéines (g)
250 ml	Jus d'orange	0
1 gros	Bagel multigrains	6
90 ml	Fromage cottage 1 % M.G.	16
15 ml	Confitures de fraises	0
1 gros	Œuf brouillé	8
250 ml	Lait 2 % M.G. ou café au lait	8
15 gros	Raisins frais	0
250 ml	Lait au chocolat	8
1	Barre aux fruits Nutri-Grain	2
125 ml	Jus de légumes	2
1	Tomate en tranches + laitue	2
15 cm	Pain baguette	6
90 g	Jambon 5 % M.G.	16
30 g	Fromage suisse	8
15 ml	Mayonnaise	0
4	Biscuits aux figues	4
175 g	Yogourt aux fruits 2 % M.G.	8
1	Pomme	0
250 ml	Jus de fruits	0
30 g	Mozzarella 17 % M.G.	8
½	Poivron	2
7	Carottes miniatures crues	2
500 ml	Salade	2
10 ml	Vinaigrette	0
240 ml	Riz brun cuit	6
180 g	Poulet	48
½	Poivron rouge	2
1 petite	Courgette	2
10 ml	Huile d'olive	0
1	Pain à salade	2
5 ml	Beurre	0
250 ml	Jus de fruits	0
125 ml	Yogourt glacé aux fruits	8
250 ml	Salade de fruits	0
15 ml	Sirop d'érable	0
4	Biscuits aux brisures de chocolat	4
500 ml	Lait 2 % M.G. ou boisson de soja enrichie, nature	16
	TOTAL	**198 g**

une petite portion d'aliment renfermant des protéines complètes. Voici comment:
LÉGUMINEUSES (lentilles, fèves, haricots, soja...) + **CÉRÉALES** (blé, orge, avoine, millet...). EXEMPLE: un riz aux lentilles

LÉGUMINEUSES (lentilles, fèves, haricots, soja...) + **NOIX OU GRAINES** (noix de Grenoble, du Brésil, graines de sésame, de tournesol...). EXEMPLE: une salade de pois chiches et de noix

LÉGUMINEUSES lentilles, fèves, haricots, soja) + **PROTÉINES ANIMALES** (produits laitiers, oeufs, viandes, poissons, volailles...). EXEMPLE: un chili con carne (haricots rouges et bœuf haché)

CÉRÉALES (blé, orge, avoine, millet...) + **PROTÉINES ANIMALES** (produits laitiers, œufs, viandes, poissons, volailles...). EXEMPLE: des céréales à déjeuner avec du lait

PROTÉINES ANIMALES (produits laitiers, oeufs, viandes, poissons, volailles...) + **NOIX OU GRAINES** (noix de Grenoble, du Brésil, graines de sésame, de tournesol...). EXEMPLE: un yogourt garni d'amandes tranchées

Pour un adulte, il n'est pas nécessaire d'assurer la complémentarité au cours d'un même repas. La combinaison des protéines peut se faire au cours de la journée.

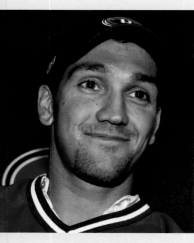

CONFIDENCES DE
Mathieu Dandenault
«Avant un match de hockey, en plus de boire beaucoup d'eau, je mange toujours deux pommes vertes. C'est avec ces deux pommes vertes que je me sens bien, et je ne changerai jamais ça.»

CP PHOTO/IAN BARRETT

Les diètes riches en protéines

Les diètes hyperprotéinées constituent la dernière mode en alimentation. Elles sont souvent suggérées aux personnes qui veulent perdre du poids rapidement. De plus, certains boxeurs, judokas, haltérophiles, culturistes et autres les utilisent dans les jours précédant leurs compétitions. Pourquoi?

Tout d'abord, on observe une perte de poids très rapide au tout début. Ce changement sur la balance est attribuable à une réduction de l'eau corporelle. En effet, quand on limite son apport en glucides, le corps ira automatiquement puiser dans ses faibles réserves de glycogène pour libérer du glucose, nécessaire à son fonctionnement. Le cerveau, notamment, carbure presque exclusivement au glucose. Le maintien de la glycémie (taux de sucre dans le sang) est donc essentiel à la concentration. C'est pourquoi quand les apports en glucides sont faibles, l'organisme utilise son glycogène. Comme le glycogène entrepose environ 3 g d'eau pour chaque gramme de glucose, l'aiguille du pèse-personne descend vite! Mais cela ne s'arrête pas là. Les réserves de glycogène ne pouvant pas suffire à la tâche, le corps fera appel à d'autres ressources, entre autres ses protéines, pour les transformer en glucose, permettant ainsi de produire le carburant nécessaire au cerveau. Or, les protéines sont, elles aussi, attachées à de l'eau à raison de 3 g d'eau pour 1 g de protéines. Le résultat: un corps déshydraté qui pèse moins lourd sur la balance. C'est encourageant quand on regarde seulement cette partie de l'équation, mais... peu de gras a fondu dans le proces-

Tableau 3.5
CONTENU EN ACIDES AMINÉS DE QUELQUES ALIMENTS ET SUPPLÉMENTS

ACIDES AMINÉS ESSENTIELS	1 ŒUF	250 ml LAIT	250 ml BOISSON DE SOJA	90 g POULET RÔTI (POITRINE)	SUPPLÉMENT* A CONTIENT TOUS LES ACIDES AMINÉS 1 DOSE	SUPPLÉMENT* B CONTIENT UN SEUL ACIDE AMINÉ 1 DOSE
Lysine (mg)	0,24	0,65	0,73	2,51	1,28	0
Histidine (mg)	0,42	0,23	0,30	0,92	0,25	0
Leucine (mg)	0,65	0,83	0,85	2,22	1,53	0
Isoleucine (mg)	0,41	0,50	0,48	1,56	0,89	0
Phénylalanine (mg)	0,31	0,40	0,55	1,17	0,48	0
Méthionine (mg)	0,18	0,20	0,13	0,82	0,31	0
Tryptophane (mg)	0,09	0,13	0,13	0,34	223	50
Thréonine (mg)	0,36	0,38	0,45	1,25	1,05	0
Valine (mg)	0,45	0,55	0,45	1,46	0,85	0

*Estimation selon ce qui est disponible sur le marché. Les quantités peuvent varier. Il faut bien lire les étiquettes.

sus. Il est important de noter que le gras ne peut pas être transformé en glucose. C'est physiologiquement impossible. Le corps est génétiquement programmé de telle façon que la graisse corporelle ne peut pas produire du nouveau glucose. En somme, avec une diète riche en protéines mais pauvre en glucides, on déshydrate le corps, ce qui fait réduire le poids mais très peu le gras.

De plus, les diètes riches en protéines entraînent un effet de satiété élevé. Les protéines restent plus longtemps dans le tube digestif, car elles mettent plus de temps que les glucides à être digérées et absorbées. Étant donné qu'un estomac vide constitue l'un des signaux envoyés au cerveau pour l'informer qu'il est temps de manger, les protéines produisent donc la sensation d'avoir la panse bien remplie plus longtemps. Cela signifie qu'à calories égales, on ressent la faim moins rapidement quand on consomme un repas riche en protéines plutôt qu'un autre composé presque exclusivement de glucides. Par exemple, une bonne portion de viande ou de volaille accompagnée de riz et de légumes atténue la sensation de faim plus longtemps qu'un simple spaghetti à la sauce tomate.

Par contre, une alimentation hyperprotéinée amène également:
○ des déséquilibres nutritionnels : un manque de vitamines, dont certaines du complexe B qui sont essentielles à la production d'énergie; une insuffisance en substances antioxydantes, retrouvées principalement dans les végétaux; une absence quasi totale de fibres; et, fréquemment, un excès de lipides, en particulier de gras saturés et de cholestérol;
○ la possibilité de se déshydrater si on ne boit pas suffisamment;
○ un surcroît de travail pour le foie et les reins.

Il faut aussi mentionner que les personnes qui ont, elles-mêmes ou dans leur famille, des problèmes hépatiques ou rénaux,

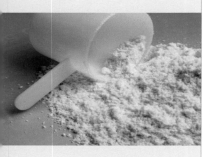

**Whey Protein
Qu'est-ce que c'est?**

Certains suppléments sont à base de protéines de lactosérum (en anglais, *whey protein*), extraites du lait. Ces protéines présentent un intérêt particulier à cause de leurs chaînes d'acides aminés qui sont plus courtes, ce qui les rend plus facilement et plus rapidement assimilables. Elles sont donc idéales après l'effort, car leur absorption rapide les rend vite disponibles pour réparer les dommages et favoriser la reconstruction des tissus. L'idéal est de les consommer avec des glucides. D'ailleurs, certains fabricants de suppléments combinent lactosérum et maltodextrines, une source de glucides. Pour obtenir des bénéfices semblables à une fraction du coût, on peut aussi opter pour un lait au chocolat ou toute autre boisson un peu sucrée et contenant des protéines comme les boissons de soja aromatisées, les laits fouettés avec des fruits, le JUM (recette page 58), etc.

des taux de cholestérol élevés ou des risques de maladies cardiaques devraient s'abstenir de suivre de telles diètes.

Bref, nul doute que l'intégration des protéines au menu présente des avantages nutritionnels, mais de là à en faire une religion et à vouloir éliminer les glucides de son assiette, il n'y a qu'un pas... vite franchi par les adeptes du culturisme et de bien d'autres sports où la masse musculaire est prépondérante. Malheureusement, en coupant les glucides à la faveur des protéines, ces athlètes exigent de leur corps un travail supplémentaire et une dépense énergétique inutile. Plutôt que de dépenser leur énergie à transformer les protéines en glucose, ils auraient tout intérêt à utiliser cette précieuse énergie pour soulever des poids et des haltères. Une bonne performance à l'entraînement exige de combler ses besoins énergétiques d'abord et avant tout avec les glucides, tout en s'assurant de couvrir ses besoins en protéines.

Comment tenir son journal alimentaire?

Voici les consignes à suivre pour compléter son journal personnel présenté à la page 65.

- Choisir trois journées consécutives dont une journée de repos.
- Pour les journées de compétition ou d'entraînement, indiquer l'heure de la compétition ou des séances d'entraînement.
- Inscrire tous les aliments consommés et toutes les boissons bues, aux repas et entre les repas.
- Indiquer le plus précisément possible les quantités d'aliments et de boissons

consommées (en unités, en ml ou en g) et tout détail pertinent comme le pourcentage en matières grasses, le mode de préparation ou de cuisson, etc. Pour se faciliter la tâche, consulter les étiquettes.
- Pour les mets composés, spécifier les ingrédients principaux de la recette.

Ex. : Pâté au poulet :
Croûtes (2)
Poulet, environ 60 g
Légumes variés, environ 125 ml
Sauce blanche (béchamel), environ 60 ml

Ne pas oublier...

- Les vinaigrettes, sauces et tartinades d'accompagnement comme le beurre ou la margarine.
- Les condiments et les sauces comme le ketchup, la salsa, la crème sure, etc.
- Les confitures, gelées, tartinades sucrées, etc.
- Les bonbons, croustilles et autres grignotines, etc.
- Les boissons telles que l'eau, le café, les boissons énergétiques, les boissons gazeuses, l'alcool, etc.
- Les suppléments de vitamines et minéraux et les produits naturels.

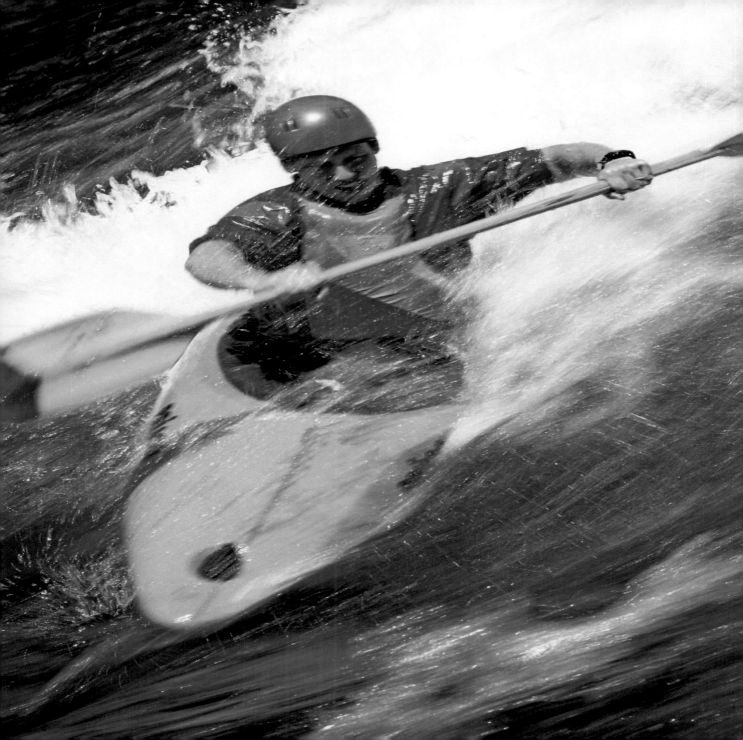

MON JOURNAL ALIMENTAIRE (exemple)

CLAIRE MARTIN

NOM

18 JUIN 2009

DATE

X ENTRAÎNEMENT   ☐ COMPÉTITION   ☐ REPOS

HEURES DES REPAS OU ENTRAÎNEMENTS	QUANTITÉ	ALIMENTS ET ENTRAÎNEMENT
16h00 à 17h30	500 ml	eau seulement, entraînement en natation
17h45	710 ml	Gatorade
18h30	250 ml	salade verte
	15 ml	vinaigrette régulière
	120 g	poitrine de poulet cuit dans l'huile
	5 ml	huile (cuisson)
	125 ml	petits pois
	2	tranches de pain
	10 ml	beurre
	250 ml	jus de légumes
	250 ml	framboises
	125 ml	yogourt glacé 4% M.G.

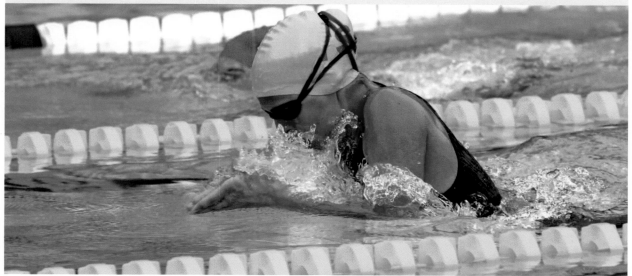

MON JOURNAL ALIMENTAIRE

NOM _____ DATE _____

☐ ENTRAÎNEMENT   ☐ COMPÉTITION   ☐ REPOS

HEURES DE REPAS ET D'ENTRAÎNEMENT	QUANTITÉ	ALIMENTS ET ENTRAÎNEMENT

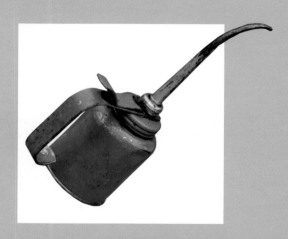

PREMIÈRE PARTIE

LA MACHINE HUMAINE

CHAPITRE QUATRE

L'EAU
transporteur, radiateur et lubrifiant

L'EAU NE SERT pas qu'à étancher la soif. On peut survivre plusieurs semaines sans nourriture mais, privé d'eau, on ne tient que quelques jours. Globalement, le corps est constitué aux deux tiers d'eau; pour le muscle, cette proportion grimpe à environ 75 %. Chaque gramme de protéines retient avec lui 3 g d'eau. Le glycogène, véritable entrepôt de glucose, fait de même : 1 g de glucose pour 3 g d'eau. Il y a de l'eau partout : dans les cellules, à l'extérieur des cellules, entre les cellules, partout. Mais s'il y a tant d'eau dans le corps, à quoi sert-elle ?

D'abord, l'eau permet la libre circulation de plusieurs éléments : le sang est une substance aqueuse dans laquelle sont dissous les nutriments (glucose, protéines, lipides, vitamines, minéraux...) pour les acheminer jusqu'aux sites d'utilisation. Dans les vaisseaux sanguins circulent aussi les déchets de l'organisme qui doivent être éliminés du corps. Par exemple, au cours d'un effort musculaire, du CO_2 est produit par le muscle, puis libéré dans le sang. Celui-ci amène le CO_2 jusqu'aux poumons qui, à leur tour, le renvoient dans l'atmosphère.

L'eau agit aussi comme une thermopompe pour le corps. Au cours de la pratique d'un sport, il y a une importante production de chaleur à l'intérieur des cellules : le corps devient une véritable fournaise. Puisque la température corporelle ne peut pas varier considérablement (sous peine de mort !), il faut des mécanismes efficaces et bien rodés pour dissiper cette chaleur. L'eau, présente dans la cellule musculaire, capte cette chaleur et l'achemine jusqu'à la surface de la peau où elle peut être dissipée par évaporation de la sueur. Plus l'effort est intense, plus la quantité de chaleur produite est élevée, plus il faudra transpirer pour rétablir la température corporelle.

Finalement, l'hydratation des tissus et des cellules assure un glissement en douceur entre les différentes pièces de la machine. Le liquide synovial dans l'articulation du genou, la salive dans la cavité buccale ou le liquide céphalo-rachidien dans la boîte crânienne en sont des exemples. L'eau sert aussi à de nombreuses réactions chimiques, notamment à faciliter la production d'énergie par les cellules.

L'eau à la bouche

Chaque jour, on perd des liquides. En moyenne, une personne sédentaire élimine quotidiennement de 2 à 2,5 litres d'eau (voir schéma 4.1). Par une journée chaude, c'est

Les sédentaires

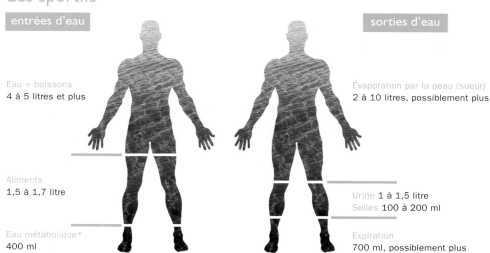

| entrées d'eau | | | sorties d'eau |

Eau + boissons
1 à 1,5 litre

Évaporation par la peau (sueur)
600 ml à 1 litre

Aliments
0,9 à 1 litre

Urine 1 à 1,5 litre
Selles 100 à 200 ml

Eau métabolique*
200 à 300 ml

Expiration
350 à 400 ml

Les sportifs

| entrées d'eau | | | sorties d'eau |

Eau + boissons
4 à 5 litres et plus

Évaporation par la peau (sueur)
2 à 10 litres, possiblement plus

Aliments
1,5 à 1,7 litre

Urine 1 à 1,5 litre
Selles 100 à 200 ml

Eau métabolique*
400 ml

Expiration
700 ml, possiblement plus

*Eau métabolique : quantité d'eau libérée au cours des réactions métaboliques qui se produisent dans le corps.

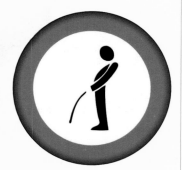

Truc de pro
« À l'époque où j'étais joueur, j'avais l'habitude de boire jusqu'à ce que mon urine soit claire. Un truc qui m'a toujours assuré d'être bien hydraté. »

NICK DE SANTIS
Directeur technique
Impact de Montréal

encore plus et quand on s'entraîne, les pertes grimpent en flèche. On boit donc pour remplacer le liquide perdu puisque l'organisme ne dispose d'aucun autre moyen pour compenser ces pertes. On aurait beau nager pendant des heures, vivre sous un climat humide ou relaxer dans un bain flottant, l'eau ne pénètre pas par les pores de la peau. Seul le tube digestif permet l'entrée d'eau dans l'organisme. Il faut donc nécessairement l'obtenir par les boissons et les aliments consommés.

La déshydratation

Quand une personne s'entraîne, les pertes hydriques augmentent, et ce, pour deux raisons : la fréquence respiratoire s'accélère et la transpiration devient plus abondante.

L'effort physique augmente généralement la fréquence respiratoire, c'est-à-dire le nombre d'inspirations/expirations par minute. Or, à chaque fois qu'on expire, on perd un peu de vapeur d'eau. Pour se convaincre, il suffit d'expirer devant un miroir : le nuage de buée formée est de l'eau. Mais cette augmentation des pertes attribuable à la respiration est relativement faible quand on la compare à celle générée par la transpiration. Selon les conditions météorologiques, l'intensité de l'effort et la capacité à transpirer, la perte d'eau par la sueur peut facilement atteindre de 1 à 2 litres par heure, parfois encore plus (voir tableau 4.1). La production d'urine, à l'opposé, est diminuée au cours de l'entraînement. Pour savoir précisément combien d'eau au total le corps a perdu pendant une performance sportive, il suffit de se peser juste avant et juste après l'effort, idéalement sans vête-

ments (à tout le moins sans le t-shirt mouillé) et sur la même balance. La différence de poids est attribuable à la déshydratation, et non à une perte de graisse corporelle. Chaque kilo de poids en moins sur le pèse-personne correspond à un litre d'eau volatilisé. Étant donné que le corps n'est pas efficace à 100 % pour réabsorber tous les liquides avalés, il faut boire 1,5 litre de liquide pour chaque kilo perdu.

Conditions atmosphériques

Les conditions atmosphériques sont déterminantes dans la capacité d'évacuer la chaleur. Par temps sec, l'évaporation de la sueur se fait sans problème même s'il fait relativement chaud. Par contre, lorsque l'air ambiant est humide, le taux d'évaporation diminue considérablement. Cela peut conduire à l'accumulation de chaleur dans l'organisme, même si la température extérieure n'est pas excessivement élevée. Dans ces conditions, l'organisme transpire mais ne vaporise que de petites quantités d'eau. La sueur qui ne s'évapore pas, c'est-à-dire celle qui mouille les vêtements et ruisselle sur la peau, ne refroidit pas aussi bien l'organisme. Dans des conditions humides, les risques associés à la surchauffe sont donc plus élevés et peuvent même se produire alors que la température ambiante n'est pas très élevée.

Le tableau 4.1 montre la quantité d'eau perdue au cours d'un marathon pour un homme de 70 kg, selon différentes températures et conditions de refroidissement. Plus le taux d'humidité est élevé, plus les conditions de refroidissement sont difficiles.

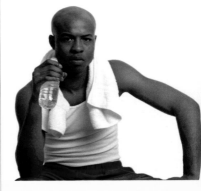

J'ai soif... c'est le temps de boire ?

Le réflexe de soif est déclenché une fois que le corps est déshydraté à un niveau oscillant entre 1 % et 2 %. Pour des performances optimales, on doit suivre son plan d'hydratation (voir page 75), puisque la soif n'est pas un bon indicateur du besoin en eau.

Tableau 4.1
EXEMPLE DE QUANTITÉ D'EAU PERDUE PAR UN MÊME MARATHONIEN DE 70 kg SOUS DIFFÉRENTES CONDITIONS

	CONDITIONS DE REFROIDISSEMENT		
	Faciles	Difficiles	Impossibles
Température sèche	15 °C	22 °C	26 °C
Température humide	8 °C	18 °C	22 °C
Pertes d'eau	2 à 3 litres	6 à 8 litres	10 litres et plus
% déshydratation	2,8 % à 4,3 %	8,6 % à 11,4 %	14 % et plus

Source : *Le marathon*, 2e édition, Décarie Éditeur, Montréal, 1991, 438 p.

Quand arrive la panne sèche

Un athlète qui ne prend pas soin de boire et de bien choisir ses liquides pendant l'entraînement subira des conséquences fâcheuses. Au mieux, il expérimentera une diminution de ses performances (voir graphique 4.1), au pire, une déshydratation sévère entraînera un choc circulatoire pouvant mener à la mort (tableau 4.2). Des pertes de liquides dues à une abondante sudation réduisent le volume plasmatique (sanguin), haussent la fréquence cardiaque et les concentrations en sels minéraux, diminuent l'apport en oxygène et en nutriments vers les muscles actifs, et nuisent aux mécanismes d'évacuation de la chaleur. L'effet combiné de ces facteurs est une augmentation de la température corporelle et une baisse de la capacité de travail.

Du côté de la performance, la déshydratation diminue de façon significative la capacité de fournir un effort et entraîne une fatigue prématurée. C'est le cas particulièrement pour les efforts prolongés de type aérobie comme la course à pied et le cyclisme sur route, mais cela peut également s'observer dans les sports à catégories de poids (judo, boxe...) ou dans le cas d'exercices intenses et répétés de plus courte durée, comme au hockey ou pendant les camps d'entraînement en plein air du printemps et de l'été (soccer, football, basketball...).

Bien s'hydrater

Combler ses besoins en liquides n'est pas si difficile : il faut un minimum de connaissances et une bonne planification. La recommandation générale est de consommer 1 ml d'eau pour chaque calorie dépensée, c'est pourquoi, les jours d'entraînement et de compétition, les besoins hydriques grimpent en flèche. Pendant les jours de repos, on maintient donc un bon niveau d'hydratation. On ne peut pas faire de réserves d'eau, mais il est important de s'assurer de toujours boire suffisamment. Concrètement, voici ce que ça veut dire.

Bien s'hydrater...
dans la vie de tous les jours

À l'entraînement, il faut boire beaucoup mais dans la vie de tous les jours, a-t-on vraiment besoin de 6 à 8 verres d'eau ? L'eau

Graphique 4.1
EFFET DE LA DÉSHYDRATATION SUR LA PERFORMANCE

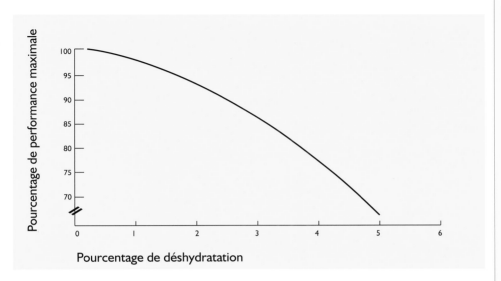

représente sans conteste le meilleur hydratant, mais il n'y a pas qu'elle. De nombreux aliments renferment une quantité importante d'eau (voir tableau 4.3). En moyenne, les fruits en sont constitués à 85 % et les légumes, à 90 %. Dans les faits, une alimentation équilibrée incluant des boissons variées et une abondance de fruits et de légumes peut combler les besoins hydriques d'un sédentaire. Sauf qu'en matière d'hydratation, on pèche rarement par excès et, comme le trop-plein est facilement éliminé par les reins (à moins d'avoir un problème rénal ou une autre pathologie particulière), c'est une bonne idée de boire sans scrupule... de l'eau !

Bien s'hydrater... pendant l'effort

Lors d'un effort physique, il faut redoubler de prudence pour éviter la déshydratation et ses conséquences néfastes (voir tableau 4.2). Les recommandations qui suivent exigent tout de même de rester vigilant : elles restent générales et doivent être adaptées à chaque individu et aux différentes conditions qui prévalent pendant la pratique d'un sport. L'idéal est de préparer son propre plan d'hydratation selon la perte d'eau encourue pendant quelques périodes d'entraînement, sous différentes conditions atmosphériques. Le *Plan d'hydratation à l'entraînement* (page 75) permet d'établir ses besoins personnels en liquides. Voici les deux grands principes.

RÈGLE N° 1 – ARRIVER BIEN HYDRATÉ On s'assure de boire de généreuses quantités de liquides dans les 24 heures qui précèdent l'entraînement et on leur ajoute entre 400 et 600 ml dans les 2 à 3 heures avant l'exercice.

HOMME (80 kg)	POIDS (kg)
Bien hydraté	80,0
Déshydraté à 1 %	79,2
Déshydraté à 2 %	78,4
Déshydraté à 3 %	77,6
Déshydraté à 4 %	76,8
Déshydraté à 5 %	76,0
Déshydraté à 6 %	75,2
Déshydraté à 7 %	74,4
Déshydraté à 8 %	73,6
Déshydraté à 9 %	72,8
Déshydraté à 10 %	72,0

FEMME (60 kg)	POIDS (kg)
Bien hydratée	60,0
Déshydratée à 1 %	59,4
Déshydratée à 2 %	58,8
Déshydratée à 3 %	58,2
Déshydratée à 4 %	57,6
Déshydratée à 5 %	57,0
Déshydratée à 6 %	56,4
Déshydratée à 7 %	55,8
Déshydratée à 8 %	55,2
Déshydratée à 9 %	54,6
Déshydratée à 10 %	54,0

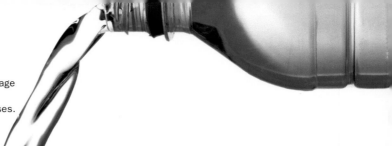

Tableau 4.2
CONSÉQUENCES DE LA DÉSHYDRATATION
Les conséquences de la déshydratation dépendent du pourcentage de poids corporel perdu. Plus le degré de déshydratation augmente, plus les symptômes observés sont persistants et intenses.

PERTE DE POIDS (EN %)	NIVEAU DE DÉSHYDRATATION	APPARITION DES SYMPTÔMES	CONSÉQUENCES
Moins de 2 %	Déshydratation légère	◎ Seuil de la soif (1 % de déshydratation) ◎ Perte d'appétit	◎ **Diminution de 10 % de la capacité physique**
De 2 à 5 %	Déshydratation modérée	◎ Peau moite ◎ Palpitations ◎ Nausées ◎ Bouche sèche ◎ Réduction du volume urinaire ◎ Difficultés de concentration ◎ Mal de tête ◎ Irritabilité	◎ **Diminution de 20 à 30 % de la capacité physique** ◎ Diminution de l'apport sanguin, donc moins de nutriments et d'oxygène qui se rendent aux muscles
De 5 à 10 %	Déshydratation importante	◎ Somnolence (torpeur) ◎ Peau mouillée ◎ Accélération du pouls ◎ Étourdissements ◎ Difficultés respiratoires ◎ Fatigue extrême ◎ Augmentation de la fréquence respiratoire ◎ Picotements et engourdissement des extrémités	◎ Diminution sévère de la capacité à réguler la température corporelle ◎ Chute importante de pression artérielle possible ◎ Diminution de la production de sueur qui entraîne une augmentation de la température corporelle ◎ Risque de surchauffe majeure : coup de chaleur
10 % et plus	Déshydratation sévère	◎ Peau sèche et chaude ◎ Vomissements, diarrhée ◎ Troubles de coordination ◎ Hallucinations ◎ Vie du sujet en danger : inconscience, vertiges, spasmes, problèmes respiratoires, frissons malgré une température interne pouvant atteindre 41°C	◎ Fibrillation cardiaque pouvant mener à un arrêt cardiaque ◎ Choc circulatoire

Tableau 4.3
QUANTITÉ D'EAU DANS QUELQUES ALIMENTS

ALIMENT	TENEUR APPROXIMATIVE EN EAU (%)
Eau	100 %
Bouillon	98 %
Boisson pour sportifs (4 % de glucides)	96 %
Jus de tomate, de légumes	94 %
Boisson de soja	93 %
Légumes, crus ou cuits	90 – 92 %
Lait	89 – 91 %
Jus de fruits	85 – 88 %
Fruits frais	80 – 88 %
Yogourt brassé	75 – 85 %
Riz, cuit	69 – 76 %
Pâtes alimentaires, cuites	65 – 69 %
Amandes, noix, graines de tournesol	1 – 7 %
Huile	0 %

De cette manière, on assure une hydratation optimale tout en permettant aux excès d'être éliminés par voie urinaire avant l'entraînement. Il faut souligner que les athlètes qui boivent dans l'heure précédant l'effort ont une température corporelle et des battements cardiaques moins élevés que ceux qui évitent de boire, ce qui constitue un avantage physiologique. De plus, les sportifs qui se présentent bien hydratés à une activité commencent à suer plus tôt et plus abondamment, et les liquides consommés à l'exercice sont mieux absorbés.

RÈGLE N° 2 – PENDANT L'ENTRAÎNEMENT, FAIRE DE L'HYDRATATION SA PRIORITÉ L'idée principale à retenir est qu'il faut boire à petites gorgées entre 150 et 350 ml de liquides, toutes les 15 à 20 minutes. Il est préférable de boire souvent et peu à la fois parce que le corps retient mieux l'eau quand elle lui arrive petit à petit plutôt qu'à grosses doses. De plus, cette manière de faire évite les inconforts et les ballonnements souvent ressentis quand on boit de grandes quantités à la fois. Il faut donc prendre l'habitude de boire quelques gorgées, régulièrement, dès le début de l'activité.

Comment s'acclimater à la chaleur

S'adapter à la chaleur est possible et peut jouer un rôle déterminant lorsqu'on prévoit une compétition dans un environnement chaud. L'acclimatation consiste à s'entraîner à des températures élevées de façon progressive, ce qui permet à l'organisme de développer graduellement sa tolérance. Après seulement une semaine, le plus gros de l'adaptation est complété et, après environ 10 jours, l'acclimatation est achevée. Le protocole est simple : 10 jours d'entraînement par temps chaud, à raison de 2 à 4 heures par jour. On commence par des séances de 15 à 20 minutes et on augmente graduellement l'intensité et la durée de l'entraînement. Plusieurs effets de cette pratique ont été rapportés, mais les plus intéressants sont présentés dans le tableau 4.4.

Tableau 4.4

EFFETS ET CONSÉQUENCES DE L'ACCLIMATATION À LA CHALEUR

EFFETS SUR L'ORGANISME	CONSÉQUENCES
Amélioration de la circulation sanguine au niveau de la peau	Plus grande quantité de chaleur amenée de l'intérieur du corps, là où elle est produite, vers l'extérieur
Abaissement de la température de début de sudation	Sudation plus tôt pendant l'effort et maintien de la température corporelle par évaporation plus rapide
Amélioration de la distribution de la sueur sur la peau	Surface d'évaporation optimisée, ce qui maximise le refroidissement
Augmentation de la sudation	Maximisation du potentiel d'évaporation
Diminution des températures centrale et cutanée, et baisse de la fréquence cardiaque	Meilleure irrigation des muscles sollicités par l'exercice

Truc pour savoir si on perd beaucoup de sels minéraux

Il existe des moyens simples et efficaces pour savoir si la sueur contient beaucoup de sels minéraux :

◎ on goûte ! si la saveur est très salée, on a perdu beaucoup de sodium ;

◎ de petits granules de sel apparaissent sur la peau ;

◎ les gouttes de sueur brûlent les yeux ;

◎ la sueur chauffe les petites égratignures à la surface de la peau ;

◎ on est étourdi en position debout ou en se levant ;

◎ il y a des cernes blancs sur les vêtements (très souvent de grands ronds sous les aisselles) ou sur la bordure de la casquette ;

◎ les crampes musculaires sont plus fréquentes.

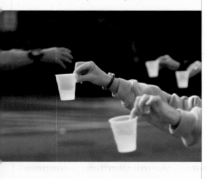

Bien souvent, pour un effort d'une heure ou moins déployé dans un environnement frais et sec, l'eau suffit. Par contre, si l'effort s'étale sur plus d'une heure (marathon, course de vélo sur route, entraînement de ski de fond, match de hockey ou de basketball, tournoi de tennis ou de racquetball...), on prend des précautions. En plus d'une hydratation optimale, il faut alors assurer des apports adéquats en glucides et en sels minéraux. La boisson idéale contient entre 40 g et 80 g de glucides par litre (soit une concentration de 4 à 8 %) et entre 500 et 700 mg de sodium par litre (voir *Comment choisir une boisson d'hydratation ?* page 66). L'objectif, idéalement, est de terminer la période d'entraînement au même poids qu'on l'a commencée. Le poids perdu au cours d'une séance d'exercice n'est rien d'autre que de l'eau. Il faut cependant apporter une nuance importante. L'organisme peut, dans des conditions extrêmes, perdre plusieurs litres d'eau en une seule heure d'activité. Toutefois, le corps a une capacité limitée à retenir l'eau absorbée : environ un litre à l'heure. Ce qui en découle : si le taux de sudation dépasse ce taux d'absorption, il est physiologiquement difficile, voire impossible, de combler toutes les pertes hydriques. Le mieux que l'on puisse faire, alors, est de limiter les dégâts : commencer à boire dès le début de l'effort, bien avant l'apparition de la soif. En utilisant ces premières précieuses minutes pour s'hydrater, on permet au corps de garder un peu plus d'eau que si on avait commencé à boire seulement une fois la soif bien installée.

PLAN D'HYDRATATION À L'ENTRAÎNEMENT

A. NOTER SON POIDS AVANT ET APRÈS L'ENTRAÎNEMENT DANS DIFFÉRENTES CONDITIONS :
entraînement à l'intérieur ou à l'extérieur ; différentes conditions météorologiques ; différentes durées ; différentes intensités ; etc.

B. ÉVALUER LE VOLUME DE LIQUIDES QUI A ÉTÉ BU PENDANT L'ENTRAÎNEMENT. NOTER CETTE QUANTITÉ.

C. CALCULER LE POIDS PERDU :
poids avant (kg) – poids après (kg) = poids perdu (kg)

D. ESTIMER LE VOLUME D'EAU PERDUE :
poids perdu (kg) = eau perdue (litres)

E. ÉVALUER LA QUANTITÉ DE LIQUIDES QUI DOIT ÊTRE CONSOMMÉE LORS DU PROCHAIN ENTRAÎNEMENT :
B (liquides bus pendant l'entraînement) + D (volume d'eau perdue) = volume de liquides à consommer

F. RÉPARTIR CETTE QUANTITÉ SUR TOUTE LA DURÉE DE L'ENTRAÎNEMENT, EN COMMENÇANT DÈS LES PREMIÈRES MINUTES DE L'ACTIVITÉ :
Volume de liquides ÷ tranches de 15 minutes

EXEMPLE
Simon, cycliste
Entraînement : 2 heures
Poids avant : 75 kg / Poids après : 73,8 kg
Poids perdu : 1,2 kg / Liquides bus : 800 ml

LIQUIDES À BOIRE AU COURS DU PROCHAIN ENTRAÎNEMENT :
800 ml (bus) + 1,2 litre (perdus) = 2 litres (ou 2000 ml)

PLAN D'HYDRATATION
2000 ml sur 2 heures = 1000 ml par heure (1 heure = 4 x 15 min)
1000 ml ÷ 4 = 250 ml par 15 minutes
Simon doit donc boire 250 ml aux 15 minutes pendant son prochain entraînement.
Pour préparer son propre plan d'hydratation, compléter la fiche *Ma préparation* à la page 160.

ATTENTION ! Si le poids après l'entraînement est supérieur à celui du début, cela signifie qu'on a trop bu ou qu'on a mal évalué la qualité des liquides à consommer. Il faut diminuer les quantités et s'assurer que la boisson répond aux critères décrits à la page 66. Le corps a une capacité limitée à absorber les liquides (environ 1 litre par heure). Les personnes qui transpirent beaucoup peuvent avoir des besoins qui dépassent cette capacité maximale. Il faut alors :
◎ forcer l'hydratation avant l'effort ;
◎ boire plus de un litre à l'heure, selon son confort, pendant l'entraînement ;
◎ après l'exercice, combler le reste des liquides perdus et non remplacés : pour chaque kilo de poids perdu, il faut boire 1,5 litre de liquides.

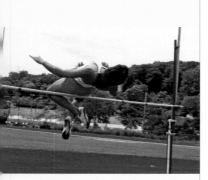

Du sel dans son bidon ?

Une goutte de sueur glisse dans l'œil et ça chauffe. Le coupable ? Le sel. La sueur contient en effet beaucoup de sodium, un composé du sel de table (chlorure de sodium).

Au Canada, la consommation moyenne de sodium oscille entre 2200 et 4100 mg par jour. C'est plus que le double des 1500 mg recommandés quotidiennement (maximum : 2300 mg). On est loin d'en manquer ! Le sodium se trouve naturellement dans la majorité des aliments et, évidemment, la salière en contient. Mais la plus grande consommation de sel provient des aliments transformés. Environ les trois quarts du sodium s'y trouvent : soupes, bouillons, viandes ou poissons séchés salés, marinades, sauce soja, conserves salées, craquelins et grignotines, fromages, charcuteries, moutarde, ketchup, certaines eaux minérales...

On entend souvent dire que le sel devrait être limité pour prévenir les problèmes d'hypertension, eux-mêmes associés à une augmentation des risques de maladies cardiovasculaires. Ce n'est cependant pas le cas des athlètes, particulièrement de ceux qui pratiquent un sport d'endurance. Ce type d'entraînement est un bon régulateur de la pression artérielle, et les pertes régulières dans la sueur assurent un juste équilibre du sodium dans l'organisme. De plus, le sodium joue des rôles importants pour ceux qui pratiquent régulièrement une activité physique : il contribue à l'absorption et au transport de certains nutriments, il participe à la transmission nerveuse, il aide au maintien de l'équilibre des liquides dans l'organisme et il prévient les crampes musculaires.

Mais attention, un excès peut avoir l'effet inverse. Les athlètes qui décident de prendre des comprimés de sel (163 mg de sodium) doivent s'assurer de boire au moins 200 à 300 ml d'eau en même temps.

Le remplacement des électrolytes (sodium et potassium) après un effort intense ou au cours d'une sudation abondante est très important, car sans cela, la réhydratation ne peut se faire complètement. Les électrolytes perdus peuvent être remplacés en salant les aliments légèrement plus qu'à l'habitude pendant le repas qui suit l'exercice, et en consommant des aliments plus salés, par exemple du jus de tomate ou de légumes, des bretzels, de la salsa, du fromage, des craquelins, des noix et des graines salées. La teneur en sodium du régime est suffisante chez la majorité des gens pour remplacer le sodium perdu pendant l'exercice. Les athlètes doivent cependant s'assurer de consommer suffisamment de sodium pour égaler les pertes subies lors de l'effort.

En général, les boissons énergétiques ne contiennent pas suffisamment de sodium pour assurer une récupération complète, mais juste assez pour contribuer à prévenir l'hyponatémie (voir page 77). Cet ajout de sodium donne en plus meilleur goût aux boissons pour sportifs, ce qui favorise une plus grande consommation, donc une meilleure hydratation.

Comment choisir une boisson d'hydratation ?

Le critère prioritaire dans le choix d'une boisson à consommer pendant l'effort est assurément le goût. Si on n'aime pas la saveur du breuvage, inutile de se leurrer : il sera difficile d'en boire suffisamment. Mais au-delà du critère de goût, il faut aussi s'assurer d'un contenu adéquat en nutriments. Pendant l'effort, on cherche donc une boisson qui contient :

- de 4 à 8 g de glucides (glucose, maltodextrines ou polymères de glucose) pour 100 ml de liquide ; cela correspond à une concentration de 4 à 8 % en glucides ;
- entre 50 et 70 mg de sodium par 100 ml.

Ces concentrations assurent une absorption optimale et permettent en général de couvrir les besoins de base. Pour plus de détails sur les besoins nutritionnels pendant l'effort, consulter le chapitre 2, *Du super sans plomb dans les muscles*.

Un cas particulier : l'hyponatrémie

Au cours des événements sportifs qui durent plusieurs heures (triathlon *Ironman*, ultra-marathon, raid hors sentier, etc.), un problème de santé important peut apparaître : l'hyponatrémie. Il s'agit d'une diminution (hypo) de la quantité de sodium (symbole chimique Na) dans le sang (émie). Cette baisse est provoquée par la consommation d'une trop grande quantité d'eau seulement, et ce, pendant plusieurs heures. Les cas rapportés touchent plus souvent des athlètes de petite taille, peu expérimentés ou moins entraînés, et qui pratiquent des sports de longue durée comme le marathon ou le triathlon. Ces athlètes sont aussi soucieux de leur alimentation. Ainsi, ils consomment peu de sel de table et d'aliments salés.

Malheureusement, ils n'ont pas planifié leur hydratation. Comme ils craignent la déshydratation, ils boivent plus d'eau que nécessaire, ce qui a pour effet de diluer la quantité de sodium dans le sang. Les conséquences peuvent être graves et causer la mort. Les femmes sont plus à risque que les hommes, car leurs besoins en eau peuvent être jusqu'à 30 % inférieurs. En outre, elles commencent à transpirer à une température corporelle plus élevée, leur plus haut pourcentage de gras constituant un isolant naturel et leur sueur étant plus concentrée en électrolytes.

Pour éviter l'hyponatrémie, il faut ajouter de 500 à 700 mg de sodium (environ 1 ml de sel) par litre d'eau.

Bien s'hydrater… après l'effort

Rétablir l'équilibre hydrique est la priorité après tout effort physique. Plus les conditions environnementales auront hypothéqué l'organisme pendant l'effort, plus la perte hydrique sera importante et plus la quantité et la qualité des liquides à boire seront déterminantes dans la récupération.

QUANTITÉ Il faut d'abord établir la quantité de liquides perdus (voir *Plan d'hydratation*, page 75). Le calcul est simple et chacun doit le faire dans diverses conditions d'entraînement puisque, comme la perte de sueur est variable, on ne peut établir de règle universelle pour tous. La première étape consiste à noter les conditions d'entraînement (température, degré d'humidité, type et durée d'entraînement); on prend ensuite son poids avant l'effort, sans souliers et en vêtements

Glycérol et hyperhydratation

Certains athlètes consomment du glycérol pour améliorer leurs performances. Quand la posologie est respectée, c'est-à-dire quand on prend la bonne quantité de glycérol ET le bon volume d'eau tel que recommandé pour son poids, le glycérol peut en effet permettre une sorte de « mise en réserve » d'une petite quantité d'eau. Cela permet de commencer l'exercice dans un état d'hyperhydratation. Parmi les avantages, on remarque que la température à l'effort ne monte pas autant, ce qui retarde l'apparition des symptômes reliés à une augmentation de la température corporelle. Cependant, cette pratique comporte un risque important : la perte de la sensation de soif, donc un risque de déshydratation accru si on ne respecte pas son plan d'hydratation. De plus, comme on retient un surplus d'eau, on est plus lourd au départ de l'épreuve, ce qui n'est pas toujours souhaitable (par exemple pour un marathon ou dans des sports à catégories de poids).
Finalement, la prise de glycérol entraîne des maux de tête, des nausées et même des vomissements chez certains. En somme, la preuve concluante est loin d'être faite.

Tableau 4.5

QUELQUES SOURCES DE CAFÉINE DANS L'ALIMENTATION

ALIMENT OU BOISSON	CAFÉINE (mg)
Café filtre (150 ml)	115
Boisson énergisante caféinée (200 ml)	64 à 72
Café instantané (150 ml)	65
Thé (150 ml)	60
Boisson gazeuse caféinée (355 ml)	35
Chocolat noir (30 g)	25
Chocolat au lait (30 g)	5
Lait au chocolat (250 ml)	5
Café décaféiné (150 ml)	3

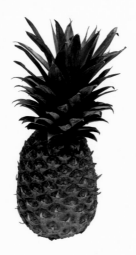

Recette

BOISSON MAISON POUR SPORTIFS

(2 litres)

Voici différentes combinaisons qui donnent des boissons concentrées à 6 % de glucides.

750 ml	jus de raisin
	ou
875 ml	jus d'ananas
	ou
1 litre	jus de pomme
	ou
1,125 litre	jus d'orange
3 ml	sel
	eau pour
	constituer
	2 litres
	jus de citron,
	au goût

PRÉPARATION

Bien mélanger et boire frais.

légers. Après l'entraînement, on prend à nouveau son poids, toujours sans souliers et sans le t-shirt mouillé.

On estime la quantité de liquide à consommer selon le calcul suivant :

[(Poids (kg) avant effort – poids (kg) après effort)]

x 1,5 = _____ litres.

Pour une réhydratation optimale, il faut donc remplacer 150 % des liquides perdus, soit environ 1,5 litre/kg de poids perdu. Par exemple :

poids avant (70 kg) – poids après (68 kg) = 2 kg

quantité de liquides à consommer

= 2 x 1,5 = 3 litres.

QUALITÉ Plus l'écart de poids est grand, plus il sera important d'ajouter des électrolytes, principalement du sodium, aux liquides de récupération et de choisir des aliments salés aux collations et repas suivant l'effort.

Bien s'hydrater... en compétition

En général, toutes les recommandations reliées à l'hydratation pendant l'entraînement s'appliquent aussi à la compétition. Il faut cependant reconnaître que le niveau de stress, les horaires irréguliers et les longs déplacements compliquent le casse-tête alimentaire. La consommation de boissons qui tout à la fois hydratent et fournissent du carburant de qualité est tout indiquée. De plus, les nutriments avalés sous forme liquide sont absorbés plus facilement et risquent moins de causer un inconfort. Il s'agit de consommer de petites quantités à la fois, tel que recommandé à l'entraînement. Il faut surtout éviter d'arriver à la compétition complètement à jeun ou de passer la journée de tournoi sans rien avaler de nutritif.

Des liquides qui déshydratent ?

On entend souvent dire que boire un café déshydrate. Un peu de nuances, s'il vous plaît ! Il est vrai que l'élimination de la caféine contenue dans plusieurs aliments et boissons (voir tableau 4.5) entraîne des pertes de liquides. Toutefois, boire un thé, un café, un cola ou une boisson caféinée ne

Tableau 4.6
COMPARAISON DU CONTENU EN SODIUM ET EN GLUCIDES DE QUELQUES BOISSONS

BOISSON	SODIUM (mg/100 ml)	GLUCIDES (g/100 ml)
Gatorade	45	6,5
Powerade	12,4	8,8
Propel	0	0,8
Boisson maison pour sportifs*, au raisin	31,1	6,0
Boisson maison pour sportifs*, à l'orange	30,6	6,0
Jus de raisin	3,0	16,0
Jus d'orange	1,0	10,9

* Voir recette dans la marge gauche.

déshydrate pas. Les boissons caféinées hydratent moins bien que l'eau, mais elles amènent quand même du liquide au moulin. Ce sont des boissons, après tout. Il faut simplement s'assurer de boire d'autres liquides au cours de la journée, et ne pas en abuser.

Comme il n'est pas obligatoire d'inscrire le contenu en caféine sur l'emballage d'un aliment, il est donc difficile de savoir si la nouvelle boisson en vogue en contient ou pas. On peut tout de même consulter la liste des ingrédients. Si on y retrouve un des termes suivants, on peut déduire que la boisson contient de la caféine même si on n'en connaît pas la quantité précise : guarana, maté, thé des Jésuites, thé du Paraguay, thé du Brésil, cacao du Brésil, noix de cola, noix de kola, cola, kola et, en anglais, *paullinia, yerba maté, bissy nut, guru nut.*

Il n'y a pas que les boissons contenant de la caféine qui sont de piètres hydratants. L'alcool favorise la déshydratation en inhibant la production de l'hormone antidiuré-tique (ADH). Le rôle de l'ADH est d'envoyer un message aux reins pour leur indiquer s'il faut uriner beaucoup ou peu. Or, quand on arrête de produire cette hormone, on urine beaucoup plus qu'on le devrait. Qui ne connaît pas l'expression « boire une bière et en pisser deux »? Voilà enfin l'explication !

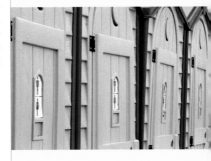

Pas innocent, le fructose...
Quand vient le temps de choisir une boisson pour sportifs, il faut éviter celles qui contiennent plus de 2 g de fructose par 100 ml de boisson. La raison ? Une concentration trop élevée de fructose peut causer de la diarrhée et d'autres inconforts gastro-intestinaux.

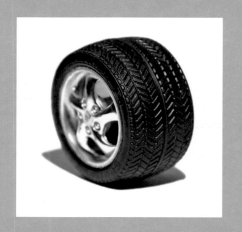

LA MACHINE HUMAINE

CHAPITRE CINQ

ROULER EN 4 x 4 OU EN MINI
bien choisir son gabarit

LE NOMBRE apparaissant sur le pèse-personne peut faire toute la différence dans certaines disciplines sportives. C'est le cas notamment des sports à catégories de poids comme le judo, la boxe ou l'aviron : le poids détermine la classe dans laquelle on va compétitionner toute l'année. Il arrive aussi qu'un sportif désire gagner du poids sous forme de muscles pour être plus lourd et mieux encaisser les coups, ou encore pour avoir une masse qui fait obstacle à l'adversaire, comme au football ou au hockey.

À l'opposé, certains sports requièrent une silhouette fine et demandent un amaigrissement chez des personnes déjà minces. Ces disciplines exigent parfois le maintien d'un poids qui est légèrement au-dessous de celui qu'on garde sans effort. C'est le cas notamment de la gymnastique, du plongeon, de la danse et de la nage synchronisée.

Dans les sports d'endurance comme le marathon, le triathlon, le ski de fond ou le vélo, il est habituellement recommandé d'éviter un surplus de poids. Il est en effet plus facile de se déplacer quand on n'a pas à traîner une masse excédentaire. Toutefois, comme ces sports impliquent une dépense énergétique très élevée, il est plus fa-

cile d'atteindre le bon poids que lorsqu'on pratique des disciplines esthétiques, où la dépense est plus faible.

Pendant la saison, il y a des moments où l'on tente de maintenir sa composition corporelle stable malgré une variation dans le niveau d'entraînement. Une blessure, par exemple, peut forcer un sportif au repos complet ou du moins à une réduction de son volume d'entraînement. Il est alors de mise d'ajuster ses apports alimentaires pour éviter ou limiter un gain de poids indésirable. Les vacances, les congés, la maladie représentent d'autres situations où il peut être souhaitable, pour un athlète, de favoriser un maintien du poids afin de faciliter le retour à l'entraînement.

En somme, les raisons de se soucier de son poids sont nombreuses, et les moyens pour l'atteindre le sont tout autant.

Comment changer de poids ?

Perdre ou gagner du poids ne se résume pas à faire incliner l'aiguille sur le pèse-personne. Un changement de poids fait de la mauvaise façon peut avoir des conséquences majeures sur la performance, sur la santé et sur

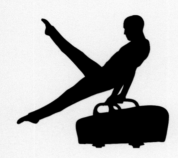

l'équilibre psychologique. Il ne faut jamais négliger les effets d'une modification rapide du poids : changement du niveau d'énergie, altération de la structure musculaire, système immunitaire affecté, modification de l'activité enzymatique, changement d'humeur, etc. C'est pourquoi il est fortement recommandé de tenter toute variation de poids en saison préparatoire ou en avant-saison et non pas en compétition ou dans les périodes de pointe de l'entraînement. En marges, on trouve trois exemples qui illustrent les conséquences possibles d'un changement rapide et important du poids corporel.

Il n'est pas rare que certains athlètes doivent modifier leur poids en cours de carrière. Même les sportifs du dimanche ont tout intérêt à maintenir un poids qui correspond aux exigences de leur discipline. Mais un tel changement entraîne des adaptations métaboliques et psychologiques qu'il ne faudrait pas sous-estimer. Le corps humain s'ajuste plus facilement quand le poids est modifié lentement. Pour un sportif, l'idéal est de faire cette démarche en période d'entraînement, et préférablement au début d'un cycle, comme au commencement de la saison ou au retour d'une blessure ou d'un congé.

La loi des calories

À la base, il n'y a pas de recette miracle. Pour modifier son poids, on applique le principe du bilan énergétique : apports vs dépenses. (Pour plus de détails, voir le chapitre 1, *Le carburant*.) Pour perdre du poids, il faut consommer moins d'énergie et/ou en dépenser plus. Pour en gagner, il faut faire l'inverse : consommer plus d'énergie et/ou en dépenser moins. Or, il faut beaucoup moins de temps et d'effort pour ingurgiter de grosses quantités de calories que pour les dépenser ! Le tableau 5.1 présente quelques aliments, leur contenu énergétique et le temps pendant lequel il faut s'activer – à pied, à vélo ou à la nage – pour brûler toutes ces calories. Pas question d'en faire une maladie ; il faut seulement être conscient qu'il est beaucoup plus ardu de brûler des calories que d'en entreposer, et que le poids dépend de cet équilibre entre l'énergie qui entre et celle qui sort.

Tous les aliments n'ont pas été créés égaux

Il n'existe aucun aliment qui, à lui seul, fait engraisser ou maigrir. Il faut toutefois reconnaître que les aliments n'ont pas tous la même densité énergétique. Certains, à quantité égale, renferment plus de calories que d'autres. C'est le cas, notamment, de ceux qui contiennent des gras cachés. Le tableau 5.2 compare l'apport énergétique de quelques aliments, à volume égal.

Tous les aliments à haute densité énergétique ne sont pas à éliminer du menu. Certains, comme les amandes, sont très nutritifs, même s'ils contiennent beaucoup de calories. D'autres, cependant, sont là seulement pour le bonheur des papilles : ce sont les « aliments plaisir ». Ils offrent peu de nutriments et beaucoup de calories. Si la pratique d'un sport entraîne une dépense énergétique très élevée (course, vélo, ski de fond, natation, etc.), il n'y a pas de quoi en faire

Tableau 5.1
TEMPS D'ACTIVITÉ NÉCESSAIRE À LA DÉPENSE DES CALORIES
CONTENUES DANS QUELQUES ALIMENTS

ALIMENT	ÉQUIVALENT ÉNERGÉTIQUE (calories)	TEMPS D'ACTIVITÉ (minutes)		
		Marche à 4 km/h	Vélo à 16 km/h	Natation à 2 km/h
Verre de vin	108	30	20	15
Bière	150	42	28	23
Pointe de pizza	181	50	34	27
Morceau de gâteau	250	70	46	38
Barre Mars	279	78	52	42
Boisson gazeuse, grand format	320	89	59	48
Cornet de crème glacée	375	105	69	56
Sac de croustilles (75 g)	402	112	74	60
Gros muffin au café du coin	410	114	76	62
Galette à l'avoine	420	117	78	63
Café moka, garni de crème fouettée	420	117	78	63
Frites, format moyen	458	127	85	69
Poutine	730	203	135	110
Trio : burger, frites, boisson gazeuse	1100	306	204	165

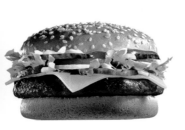
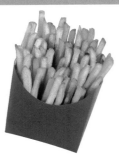
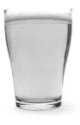
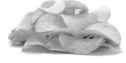

Un hockeyeur qui gagne rapidement du poids

Il est plus lourd et plus massif, donc moins agile pour se déplacer. Son coup de patin est moins rapide et, souvent, il perd de l'agilité. Cela se produit surtout si le poids gagné est attribuable à une rétention d'eau, souvent une conséquence de la prise de créatine en suppléments. Voilà un joueur qui n'est plus aussi utile à son équipe.

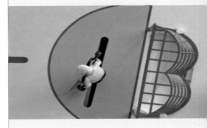

Un haltérophile qui modifie rapidement son poids, à la hausse ou à la baisse

Cette personne peut connaître un déplacement de son centre de gravité. Cela a un impact important sur ses performances et peut même augmenter le risque de blessure, étant donné que la position et l'exécution du mouvement nécessitent des ajustements qui ne suivront peut-être pas le rythme du changement de poids. Voilà un haltérophile qui risque de connaître des contre-performances inutiles.

Tableau 5.2
COMPARAISON DE LA DENSITÉ ÉNERGÉTIQUE DE QUELQUES ALIMENTS

Quantité	Aliment à densité énergétique faible	Calories	Aliment à densité énergétique élevée	Calories
10 ml	Moutarde de Dijon	6	Beurre	90
125 ml	Brocoli	25	Riz frit	118
125 ml	Carottes en bâtonnets	25	Amandes	428
250 ml	Maïs soufflé nature	33	Croustilles	115
125 ml	Pêches en conserve sans sucre ajouté	60	Pouding au chocolat	163
20	Asperges	67	Frites	458
1	Rôtie avec beurre (5 ml)	115	Brioche à la cannelle	390
1/10	Gâteau des anges	142	Gâteau aux carottes, glaçage à la crème	484
125 ml	Yogourt aux fruits (2 % M.G.)	149	Crème glacée à la vanille	188

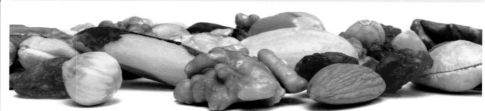

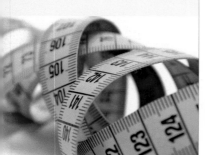

un drame. On peut consommer ces aliments pourvu que l'apport nutritionnel (vitamines, minéraux, fibres, protéines, etc.) soit adéquat la majorité du temps. Mais quand le budget calorique est limité (gymnastique, ballet, plongeon, nage synchronisée, etc.), il faut user de prudence dans la consommation des aliments à haute densité énergé-tique, particulièrement de ceux qui sont peu nutritifs.

Savoir choisir ses menus
Pour performer, il faut bien sélectionner ses aliments. Le tableau 5.3 présente quatre menus. Dans le haut du tableau, on compare deux repas complets : un dans une chaîne de

Tableau 5.3
COMPARAISON DE MENUS

REPAS DE RESTAURATION RAPIDE VS REPAS ÉQUILIBRÉ

	CALORIES
Big Mac	530
Frites	458
Boisson gazeuse moyenne	220
Crème glacée	564
TOTAL	**1772**

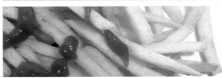

	CALORIES
Filet de porc (120 g)	218
Riz brun (125 ml)	120
Haricots (250 ml)	50
Carotte (1)	25
Pain blé entier (1 tranche)	70
Beurre (15 ml)	135
Mousse au chocolat (125 ml)	163
Lait 2 % (250 ml)	100
TOTAL	**881**

PETIT DÉJEUNER DE RESTAURATION RAPIDE VS PETIT DÉJEUNER ÉQUILIBRÉ

	CALORIES
Danoise érable et pacanes	460
Café moka, avec crème fouettée	420
TOTAL	**880**

	CALORIES
Banane (1)	120
Beurre d'arachide (30 ml)	204
Rôties (2)	140
Jus d'orange (250 ml)	120
TOTAL	**584**

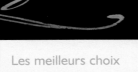

restauration rapide et l'autre, à la maison. On fait la même chose dans le bas du tableau, mais pour deux petits déjeuners. Les différences peuvent être gigantesques. Dans le cas des menus santé, composés avec des aliments à faible densité énergétique, on trouve une grande quantité d'aliments dans son plateau. À l'inverse, pour un apport calorique égal, les choix peu nutritifs mais denses en calories donnent l'impression qu'on a peu à manger. Il s'agit de faire des choix judicieux. Pour d'autres idées sur les aliments à privilégier au restaurant et dans les divers points de vente alimentaires (cantine, cafétéria, machines distributrice, station-service, etc.), consulter le chapitre 14.

Les meilleurs choix au restaurant

Pour bien des gens, manger au restaurant est une expérience agréable pendant laquelle ils découvrent de nouvelles saveurs sans trop se soucier de la valeur nutritive du menu. Mais quand on doit choisir l'endroit où prendre son repas avant une compétition ou qu'on doit limiter les calories pour garder un faible poids, les repas pris au resto peuvent faire une grosse différence. Pour des conseils et des idées, consulter le chapitre 14, *Au resto*.

En mini

Quand on cherche à maigrir, il faut bien définir ses objectifs. Que souhaite-t-on exactement ? Simplement faire descendre l'aiguille sur le pèse-personne ou réellement réduire la quantité de gras sur le corps ? Le schéma 5.1 illustre différentes réalités. Si on souhaite seulement changer le nombre qui apparaît sur la balance, on n'a pas à se soucier de la manière de faire, et une bonne déshydratation fera l'affaire... Ce n'est pas ce qui est proposé ici. C'est même fortement déconseillé.

La démarche de perte de poids suggérée ici a pour objectif une diminution du tissu adipeux superflu, ce qui aura pour résultat d'améliorer la silhouette tout en maintenant les fonctions immunitaires. Si le poids sur la balance a des conséquences fâcheuses sur la santé ou sur la performance, quel est l'intérêt de perdre du poids ? Il est non seulement possible mais souhaitable d'entreprendre une démarche éprouvée et durable pour atteindre le poids « idéal » associé à sa discipline sportive.

Que penser des régimes ?

Toutes les diètes à la mode, si elles entraînent une perte de poids, sont basées sur un bilan calorique négatif, c'est-à-dire qu'en les suivant, on mange moins que ce qu'on dépense. Peu importe ce qu'affirment les auteurs, c'est toujours le cas. Alors, que l'on parle des diètes Montignac, Zone, Atkins, Beverly Hills, clinique Mayo ou de n'importe quelle autre, il y a nécessairement une réduction calorique qui force la perte de poids. Malheureusement, ces diètes sont trop souvent déséquilibrées et n'assurent pas toujours

le minimum essentiel à des sédentaires... Inutile alors d'ajouter que c'est loin de couvrir les besoins nutritionnels des sportifs et des athlètes ! Pour pouvoir juger de la dernière diète en vogue, voici cinq questions à se poser :

- Promet-on des résultats rapides et faciles ?
- Faut-il acheter des produits très spécifiques, vendus par la compagnie ?
- Les aliments sont-ils classés comme dans un vieux western : les bons et les méchants ?
- Les études citées sont-elles faites par l'entreprise qui vend les produits ou le régime ?
- Le menu fournit-il moins de 1200 calories par jour (1500 pour les hommes) ?

Si on a répondu oui à l'une ou l'autre de ces questions, on ne retient pas le régime. Pour plus de détails sur les diètes, visiter le site d'EquiLibre, le Groupe d'action sur le poids au www.equilibre.ca.

Qu'arrive-t-il quand on coupe trop ?

Plusieurs diètes promettent des réductions de poids rapides et excessives, bien au-delà de 1 kg par semaine. Elles privilégient une perte d'eau et de tissu maigre pour obtenir des résultats en peu de temps (voir schéma 5.1). Les résultats peuvent paraître encourageants, mais ces changements ne sont pas attribuables à une fonte importante du gras.

Il faut savoir, pour comprendre comment fonctionnent la plupart des régimes à la mode, que le corps humain a une façon bien particulière d'entreposer le glycogène (sa source d'énergie préférée) et de construire

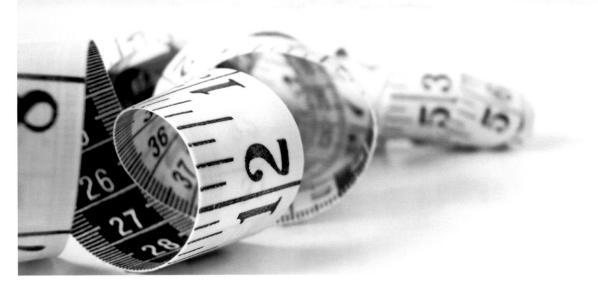

Schéma 5.1
CONSÉQUENCES D'UNE PERTE DE POIDS SELON LA MÉTHODE UTILISÉE

SI LA PERTE DE POIDS ENTRAÎNE...

UNE PERTE DE PROTÉINES,
LES CONSÉQUENCES PEUVENT ÊTRE :

- Réduction rapide du nombre apparaissant sur le pèse-personne
- Fonte de la masse musculaire (tissu maigre)
- Diminution du nombre et de l'efficacité des protéines fonctionnelles : anticorps, enzymes, hormones...
- Perte de cheveux, fatigue, baisse de la résistance aux infections, difficulté à se remettre d'une blessure, perte de vitalité...

**UNE PERTE DE GRAS,
LES CONSÉQUENCES PEUVENT ÊTRE :**

- **Perte de poids lente et durable**
- **Affinement de la silhouette**
- **Facilité accrue dans la réalisation des mouvements habituels : les sauts, les rotations, les déplacements, les enchaînements se font mieux, car on a moins de poids «inerte» à déplacer**
- **Augmentation de la vitalité**

UNE PERTE D'EAU (DÉSHYDRATATION),
LES CONSÉQUENCES PEUVENT ÊTRE :

- Réduction rapide du nombre apparaissant sur le pèse-personne
- Découpage rapide de la silhouette
- Diminution de la force, de l'endurance et de la puissance
- Accélération des battements cardiaques
- Augmentation de la température corporelle
- Diminution de la concentration
- Fatigue prématurée
- Accroissement du risque de blessures

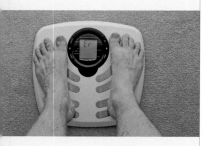

La mesure du pourcentage de gras

Le pourcentage de gras étant relatif à la masse totale, le mesurer n'est pas toujours utile. Il faut user de prudence avec les résultats obtenus selon les différentes méthodes. Une technique très en vogue, la bioimpédance, est influencée par le niveau d'hydratation : plus on est déshydraté, plus le résultat indique un pourcentage de tissu adipeux élevé, même si ce n'est pas la réalité. Les balances sur lesquelles on monte pieds nus pour établir un contact avec les plaques de métal fonctionnent sur le principe de la bioimpédance, tout comme les petits appareils qu'on tient entre les mains. Il faut savoir que ces appareils fonctionnent sur le principe suivant : un courant électrique passe d'une électrode à une autre (les

Suite dans la marge droite

sa masse musculaire. Les protéines du muscle sont reliées à trois fois leur poids en eau. Il en va de même pour le glycogène. Or, la stratégie de plusieurs diètes est de créer un déficit qui oblige l'organisme à puiser dans ses réserves de glycogène et à utiliser ses protéines (celles des muscles, entre autres) pour mettre du glucose en circulation. Résultat ? Chaque gramme de glycogène ou de protéines ainsi libéré entraîne une diminution du poids de 4 g (1 g de glycogène + 3 g d'eau ou 1 g de protéines + 3 g d'eau). Voilà pourquoi il est si spectaculaire, sur la balance, de privilégier une perte provenant des tissus maigres. Par contre, du point de vue des performances, de la vitalité et de la santé, c'est tout le contraire. Les conséquences de cette manière de faire sont énormes : en plus d'entraîner une fonte musculaire (et ce, même dans le cas où les apports en protéines sont élevés), ces diètes restrictives, quand elles sont répétées, influencent peu les réserves adipeuses. Cela a pour effet de ralentir le métabolisme de base et donc de rendre encore plus difficile le maintien du poids. En d'autres termes, chaque fois qu'on fait un régime draconien, on risque d'augmenter graduellement le pourcentage de graisse, et il devient de plus en plus difficile de maintenir son poids (voir *Un cas type : Josiane,* page 90).

Que penser des jeûnes ?

Pendant un jeûne, une cascade de réactions métaboliques se met en branle. Ces réactions ont pour but de maintenir le plus longtemps possible la glycémie (taux de sucre dans le sang) à un niveau stable. Pourquoi ? Parce que pour fonctionner adéquatement, le cerveau a besoin de glucose, son carburant de choix.

Au début d'un jeûne, le foie dégrade le glycogène, entreposé lors du dernier repas, et met en circulation du glucose. C'est d'ailleurs le moyen que l'organisme utilise pour traverser sa nuit sans qu'on ait à se lever pour manger, et c'est aussi de cette façon qu'on passe d'un repas à l'autre sans fluctuations glycémiques majeures. Par la suite, quand les réserves de glycogène hépatique sont abaissées (ce qui ne prend que quelques heures), il faut trouver un autre moyen d'assurer le maintien de la glycémie. Le corps permet alors la mise en circulation de différents sous-produits : le glycérol, issu de la dégradation des graisses ; les acides aminés glucoformateurs, provenant de la décomposition des protéines musculaires ; et les acides pyruvique et lactique, libérés dans les muscles par la glycolyse. Tous ces sous-produits sont acheminés vers le foie qui les modifie et les combine de manière à remettre du glucose en circulation. Le foie est le seul organe capable de fabriquer du glucose à partir des résidus de protéines et de graisses, et ce processus est limité. Quand le jeûne se prolonge, le corps fabrique alors des corps cétoniques, des substances dérivées de la décomposition incomplète du tissu adipeux. Le cerveau arrive à utiliser les corps cétoniques pour couvrir ses besoins énergétiques, bien qu'ils ne soient pas aussi efficaces que le glucose. C'est peut-être ce qui explique l'état euphorique rapporté par les personnes qui jeûnent. De plus, la présence de corps cétoniques dans le sang donne une haleine intense et désagréable. En somme, la cascade de réactions associée au jeûne entraîne certes une diminution du poids, principalement due à une déshydratation, mais ne réduit que faiblement la masse adipeuse.

Le poids de croisière

Avant de décider du moyen à prendre pour maigrir, il faut d'abord en évaluer la pertinence. Au-delà de la santé, la seule raison valable pour qu'un sportif perde du poids, c'est sa performance. Il est utile de réduire son tissu adipeux si, et seulement si, le poids inerte à traîner – le gras – est un obstacle à de bonnes prestations. Dans certaines disciplines, l'aspect esthétique est dominant et fait partie de la réussite ou de l'échec. Dans cette situation comme dans n'importe quelle autre, la méthode d'amaigrissement doit maintenir ou augmenter les performances.

À partir du moment où l'on détermine qu'il est souhaitable de maigrir, on planifie une évolution raisonnable de la perte de poids. On a intérêt à créer le déficit en combinant une réduction de l'apport calorique (manger moins) avec une augmentation de la dépense énergétique (bouger plus). Cette méthode du « 50-50 » favorise un maintien de la masse musculaire tout en évitant les réductions dramatiques dans l'alimentation, lesquelles ont tendance à entraîner des envies alimentaires incontrôlables (*cravings*). Trois scénarios sont possibles.

1. Pour les sportifs qui ont un ou plusieurs kilos à perdre et qui disposent de temps pour le faire
2. Pour les athlètes de petit poids, qui doivent encore en perdre

3. Pour une perte de poids « aiguë » visant à faire le poids dans sa catégorie

1. POUR LES SPORTIFS QUI ONT PLUS DE 5 kg À PERDRE ET QUI DISPOSENT DE TEMPS POUR LE FAIRE

On vise une perte hebdomadaire atteignant au plus 1 % du poids corporel. Cela maximise la fonte de graisse plutôt que la perte de masse maigre pour diminuer le poids.

Exemple de calcul pour Josiane
Poids au départ : 65 kg (143 lbs)
Perte de poids planifiée : 1 % par semaine, soit au maximum 0,65 kg/semaine (1,4 lb)
Pour perdre 0,65 kg, il faut couper 4550 calories, puisque :

1 kg de tissu adipeux = 7000 calories
0,65 kg de tissu adipeux = 4550 calories

On vise donc à couper 4550 calories chaque semaine, soit l'équivalent de 650 calories par jour.

Donc, pour favoriser une perte de gras de 0,65 kg par semaine, on peut :
○ soit couper son apport alimentaire de 650 calories par jour ;
○ soit augmenter ses dépenses énergétiques de 650 calories par jour ;
○ soit favoriser la stratégie du « 50-50 », c'est-à-dire combiner les deux : manger 325 calories de moins et se dépenser pour l'équivalent de 325 calories de plus.

plaques ou poignées), et l'appareil mesure la vitesse de passage du courant. Le muscle, qui contient de l'eau, est un bon conducteur, alors que la graisse, ne contenant pas d'eau, ralentit la vitesse du courant électrique à travers le corps. Tous les facteurs qui affectent le niveau d'hydratation du corps – comme l'exercice, les phases du cycle menstruel, le fait d'avoir mangé ou pas – vont donc affecter cette mesure. Quand il y a beaucoup d'eau dans le corps, le courant passe vite et la mesure du pourcentage de graisse est plus basse que si on est déshydraté. En somme, ces petits appareils sont bien pratiques mais pas toujours très fiables. De plus, comme le courant passe d'une électrode à une autre, la mesure ne prend en compte que la composition corporelle à la hauteur des épaules lorsque l'appareil est « à poignées » et, pour la balance sur laquelle on monte, la mesure se prend d'un pied à l'autre en passant seulement par les hanches.

UN CAS TYPE : JOSIANE

POUR BIEN COMPRENDRE CE QUI SE PASSE QUAND ON COMMENCE UNE DIÈTE SÉVÈRE, VOICI L'ÉVOLUTION (EN ACCÉLÉRÉ) DU POIDS DE JOSIANE.

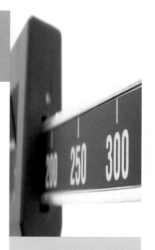

AU DÉPART Poids 65 kg   Tissu adipeux 16,25 kg   % tissu adipeux 25 %
Masse maigre 48,75 kg   % masse maigre 75 %

Josiane a une alimentation équilibrée qui couvre ses besoins quotidiens.

Bilan énergétique équilibré

Apports 2200 calories
Dépenses 2200 calories

AU RÉGIME (diète sévère à 800 calories par jour)
Poids 57 kg   Tissu adipeux 15 kg   % tissu adipeux 26 %
Masse maigre 42 kg   % masse maigre 74 %

Josiane a perdu de la masse maigre (des muscles). Cela entraîne un ralentissement de son métabolisme de base. Comme elle ne fournit plus à son corps l'énergie nécessaire à un plein rendement, la « machine » s'ajuste d'elle-même et réduit le rythme.

Bilan énergétique déséquilibré

Apports 800 calories
Dépenses 1800 calories

LE MEILLEUR SCÉNARIO
Poids 57 kg (maintien)
Tissu adipeux 15 kg % tissu adipeux 26 %
Masse maigre 42 kg % masse maigre   74 %

Comme elle a réduit sa masse maigre et, par conséquent, son métabolisme de base, elle ne peut plus revenir à ce qu'elle mangeait avant sans gagner du poids. Elle doit donc maintenir ses apports à moins de 1800 calories par jour. De plus, comme sa masse musculaire a diminué, ses performances ont également diminué. Finalement, si elle veut retrouver les muscles perdus, elle devra s'armer de patience, car le processus de gain de muscles est beaucoup plus lent que celui de leur perte.

Bilan énergétique équilibré

Apports 1800 calories
Dépenses 1800 calories

LE PIRE SCÉNARIO (le plus fréquent)
Poids 62 kg
Tissu adipeux 18 kg % tissu adipeux 29 %
Masse maigre 44 kg % masse maigre 71 %

Épuisée par sa diète draconienne, Josiane craque et se gâte avec des aliments caloriques et peu nutritifs. Son poids augmente à 62 kg et, même si c'est au-dessous des 65 kg du départ, son pourcentage de graisse a augmenté. Cette situation a ralenti son métabolisme de base, rendant difficile le maintien de son poids. Josiane est entrée dans la valse des régimes. Plus elle y restera longtemps, plus il lui sera ardu d'atteindre les résultats souhaités en matière de performance, de silhouette et de santé.

Bilan énergétique déséquilibré

Apports 2200 calories
Dépenses 1800 calories

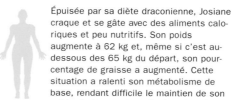

Les nombres ont été amplifiés pour bien démontrer ce qui se passe. Dans la réalité, il faut plus d'un épisode de régime draconien pour obtenir des résultats aussi spectaculaires, mais le principe est toujours le même. En suivant une diète restrictive, on perd du muscle et on réduit son métabolisme de base. Si on reprend du poids, c'est très souvent sous forme de graisse – du moins en partie –, et on augmente donc son pourcentage de tissu adipeux d'une fois à l'autre, ce qui réduit le métabolisme de base et rend difficile le maintien du nouveau poids. C'est le début d'un cercle vicieux.

Le tableau 5.4 suggère quelques changements qui aident à couper les calories tout en améliorant l'apport en nutriments. Pour des moyens de dépenser des calories, consulter le chapitre 1, *Le carburant*, particulièrement le tableau 1.3.

Il arrive souvent que les athlètes se tournent vers un aliment-camelote très sucré (barre de chocolat, biscuits, brownies) quand ils ont « VRAIMENT besoin d'énergie », argumentant que rien d'autre ne pourra mieux les combler. « Cette fois-là, j'avais VRAIMENT besoin d'une barre de chocolat. » Il est vrai que le chocolat fournit de l'énergie (des calories), mais il est loin d'être l'aliment miracle que plusieurs croient. Ce genre de douceur grasse et sucrée met du temps à être absorbée. Elle ne peut donc pas fournir de carburant très rapidement. Et puis cet « urgent besoin d'énergie » cache trop souvent un plaisir qu'on veut s'accorder mais qu'on a du mal à assumer. Il n'y a pas de mal à se faire plaisir, et les aliments font partie des douceurs de la vie. Mais il faut aussi penser que ces envies déguisées en « grand besoin urgent » peuvent bousiller tous les efforts consentis pour manger moins pendant la journée.

En somme, quand on veut se faire plaisir, on assume ses choix et on en profite au maximum. Mais si on est en manque d'énergie et qu'on cherche un bon carburant, ce n'est pas vers le chocolat, les brownies ou les biscuits qu'il faut se tourner. Un yogourt avec des fruits, une boisson de soja et du pain aux raisins, ou encore des légumes avec du fromage cottage rempliront mieux ce mandat.

2. POUR LES ATHLÈTES DE PETIT POIDS, QUI DOIVENT ENCORE EN PERDRE

Il s'agit là d'un véritable travail d'artiste ! Cette situation se produit fréquemment dans les sports esthétiques (nage synchronisée, gymnastique, danse, arts du cirque, patinage artistique...) où les athlètes ont déjà une silhouette fine qu'il est souhaitable d'affiner encore un peu plus. Ces personnes ne peuvent se permettre aucun accroc alimentaire. Dans cette situation, l'idéal est d'éviter les fluctuations de poids fréquentes. Il faut plutôt atteindre un poids adéquat avant la saison et le maintenir stable autant que possible. Pour arriver à ces résultats, on suit le plan à 1500 calories proposé à la page 238. Cela demande énormément de discipline et de rigueur. Il faut sélectionner les aliments les moins gras et les moins sucrés proposés dans le guide de portions (sous la rubrique « aliment économique »). Si cette méthode s'avère trop difficile à suivre ou si on n'obtient pas les résultats souhaités, il serait bien avisé de consulter un nutritionniste spécialisé dans ce type de sports (voir www.coach.ca, onglet Nutrition sportive – Trouvez un ou une nutritionniste).

3. POUR UNE PERTE DE POIDS «AIGUË» VISANT À FAIRE LE POIDS DANS SA CATÉGORIE

Pour mieux planifier une perte de poids « de pointe », il faut apprendre à bien se connaître : a-t-on un métabolisme de base plutôt lent ou plutôt rapide ? Arrive-t-on à faire fluctuer son poids facilement ? Le fait d'ajuster les recommandations à son propre corps aide à mieux réussir l'amaigrissement. Dans le cas où on doit perdre du poids pour

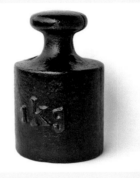

Comment perdre 1 kg de gras ?

Un kilo de graisse corporelle correspond à environ 7000 calories entreposées. Pour perdre 1 kg (2 livres) de graisse en une semaine, il faut donc arriver à couper 7000 calories. Comme une semaine compte sept jours : 7000 calories ÷ 7 jours = 1000 calories/jour.

Il faut donc créer un déficit de 1000 calories par jour pour atteindre progressivement une perte de poids de 1 kg (2 livres) par semaine. Pour perdre 0,5 kg (1 livre), on coupe en deux, soit un déficit de 500 calories par jour.

Tableau 5.4
IDÉES POUR COUPER DES CALORIES DANS L'ASSIETTE

AU LIEU DE PRENDRE...	CHOISIR...	ÉCONOMIE	GAIN
une petite portion de frites avec mayonnaise	des légumes sautés dans un peu d'huile	400 calories	vitamines A et C, acide folique
un morceau de pâté au poulet (2 croûtes)	une demi-poitrine de poulet sans peau avec une salade (vinaigrette réduite en calories)	350 calories	vitamines A, C et B_{12}, acide folique, protéines
un hamburger, 2 boulettes (style Big Mac) et une boisson gazeuse diète	un sandwich au jambon maigre, pain brun, laitue, tomate avec un jus de légumes	300 calories	vitamines A et C, acide folique, fibres
4 craquelins avec du fromage cheddar	des crudités et une trempette au yogourt	290 calories	vitamines A et C, acide folique
un croissant, une danoise ou un gros muffin, du commerce	un bol de céréales de blé entier avec du lait	275 calories	thiamine, riboflavine, niacine, fer, calcium, protéines
une pointe de quiche lorraine	une omelette aux légumes	250 calories	vitamines A et C
une grosse galette à l'avoine	6 biscuits Graham	250 calories	
une barre de chocolat	un fruit	220 calories	vitamines A et C
un dessert riche (gâteau, tarte, pâtisserie...)	un yogourt nature avec des fruits et un filet de miel	220 calories	riboflavine, vitamines A et C, protéines, zinc, calcium, phosphore
3 biscuits aux brisures de chocolat	5 galettes de riz, format bouchées, saveur caramel	190 calories	niacine, thiamine
une poignée d'amandes, d'arachides ou de raisins enrobés de chocolat	une poignée de raisins frais	180 calories	vitamine C, thiamine, riboflavine, fibres
de la mayonnaise dans un sandwich	de la moutarde douce ou de Dijon, de la salsa, du raifort, des poivrons grillés...	180 calories	différentes vitamines (selon le choix)
250 ml de salade avec 45 ml de vinaigrette	500 ml de salade (le double !) avec 15 ml de vinaigrette allongée avec un peu de bouillon ou de jus de citron ou de lime	160 calories	acide folique, vitamine A et C
3 biscuits sandwichs ou à la guimauve	un fruit	140 calories	vitamines A et C, fibres
une poignée de jujubes ou 3 ou 4 bâtonnets de réglisse	un kiwi, une pêche ou une prune	130 calories	vitamines A et C, fibres
une petite poignée de croustilles tortillas	un grand bol de laitue, épinard et cresson	120 calories	acide folique, vitamines A et C, fibres, fer, riboflavine, magnésium
une consommation alcoolisée	une eau minérale citronnée	120 calories	des sels minéraux et toute sa tête !!!
un petit sac de croustilles	des légumineuses rincées et égouttées (les haricots rouges et les pois chiches sont délicieux à grignoter!)	100 calories	thiamine, niacine, phosphore, zinc, fibres
une canette de boisson gazeuse	un verre de lait écrémé	75 calories	calcium, riboflavine, protéines, vitamines A et B_{12}, zinc
250 ml jus de fruits	un mélange de 125 ml jus de fruits + 125 ml eau pétillante	65 calories	

être éligible à une compétition (dans les sports à catégories de poids), la diète sévère est temporaire. La perte de poids «aiguë» n'est pas plus facile qu'une perte de poids étalée sur une plus longue période mais, au moins, il est rassurant de savoir que la restriction sévère ne sera que de courte durée, réduisant ainsi les risques de carences nutritionnelles et leurs conséquences à long terme.

Voici quelques conseils d'ordre général à ajuster selon la réaction du corps aux restrictions alimentaires et le poids à perdre.

- Augmenter la dépense calorique en ajoutant une composante endurance au programme d'entraînement (à discuter avec l'entraîneur).
- Enlever les sucres et les gras ajoutés à son menu : sucre, confiture, miel, sirop, beurre, margarine, huile, vinaigrette, sauces, etc. Pour plus de détails, consulter le guide de portions (page 218) et les plans alimentaires (page 234).
- Choisir une bonne qualité d'aliments maigres et sans sucres ajoutés : viandes, volailles, poissons et cie ; produits laitiers ; féculents. Favoriser les aliments sous la rubrique «aliment économique» dans le guide de portions à la page 218.
- Assurer une distribution des calories sur toute la journée. Le corps utilise mieux l'énergie si elle est disponible régulièrement. Il faut commencer à manger dès le réveil pour que le corps commence tout de suite à brûler efficacement son carburant.
- Éviter de sauter ou de retarder l'heure des repas : les restrictions caloriques pour une longue période (par exemple le déjeuner à 7 h puis le lunch à 14 h 30) tendent à ralentir la machine (le corps brûle moins de calories) et favorisent l'entreposage lors du repas suivant.
- À chaque repas, inclure une bonne source de protéines faibles en gras (voir dans le guide de portions page 218) et de fibres (produits céréaliers à grains entiers, fruits, légumes, légumineuses). Les fibres et les protéines entraînent un effet de satiété plus durable. De plus, les protéines assurent le maintien de la masse maigre malgré des restrictions parfois sévères.
- Limiter le nombre de portions de féculents consommés aux repas (voir le guide de portions page 218). Les quantités varient selon l'alimentation habituelle et selon l'évolution du poids : on en coupe plus si on n'a pas de résultats.
- Lors des repas en famille ou entre amis, porter une attention particulière à la grosseur des portions, souvent supérieure à celle qu'on consomme habituellement.
- Une fois par semaine au moins, consommer une bonne source de fer hémique (par exemple de la viande rouge) pour assurer un bon apport en fer malgré les restrictions énergétiques. Pour des conseils sur le fer, consulter le chapitre 6, *La mécanique fragile*.

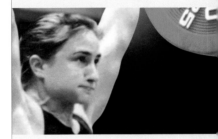

Faire le poids

«J'ai passé presque toute ma carrière dans une catégorie de poids assez facile à maintenir pour moi : les 58 kg. Cependant, en fin de carrière, je suis passée à une catégorie inférieure, les 53 kg. Il me fallait donc perdre du poids pour les compétitions. Comme je trouvais difficile de suivre des diètes sévères pendant les semaines de pré-compétition, j'ai préféré diminuer pour de bon mon poids autour de 54-55 kg. Il ne me restait plus que 1 ou 2 kilos à perdre pour les compétitions, ce que j'arrivais à faire assez aisément au sauna ! »

MARYSE TURCOTTE
Haltérophile
11e (catégorie 58 kg)
Jeux olympiques d'Athènes
(2004)

Au-delà de ces conseils généraux, il faut parfois suivre un protocole plus rigoureux pour atteindre le poids de compétition. Le protocole présenté à la page suivante, étalé sur six semaines, doit être adapté selon le poids à perdre et les apports alimentaires habituels. Il est inspiré d'un cas vécu.

Comment savoir si on a bien fait de se mettre à la diète ?

Un moyen simple de savoir si on a bien fait de s'imposer une perte de poids est d'évaluer ses performances. Le niveau d'énergie est-il aussi élevé qu'avant ? A-t-on gardé ou même amélioré sa force ? son endurance ? La capacité de concentration est-elle maintenue ? Si on a répondu oui à toutes ces questions, la perte de poids était sans doute souhaitable. Il faut aussi observer sa santé. Si on a des fractures de stress fréquentes au même site, la perte de poids était non souhaitable et trop rapide. Si on a des étourdissements, des maux de tête, qu'on est d'humeur maussade, là encore, on a maigri trop vite. Il faut corriger la situation en retrouvant une alimentation équilibrée qui couvre ses besoins.

Les pièges et les sorties de secours pour perdre du poids

Quand on vise à perdre du poids, il faut plus que de bonnes intentions. Il faut être bien renseigné, connaître les aliments et savoir où se trouvent les embuscades. Voici quelques pièges courants et leurs sorties de secours.

Restaurants et traiteurs

PIÈGE Les portions sont grosses, les plats sont savoureux et on mange au-delà de sa faim. De plus, on ne sait pas toujours ce qu'il y a dans la sauce. C'est probablement beaucoup plus riche que ce qu'on se prépare à la maison. SORTIES DE SECOURS ⊗ On choisit les viandes grillées ou rôties. ⊗ Exit les panures, les fritures, les sauces brunes et celles à base de crème. ⊗ On prend des légumes vapeur plutôt que frits. ⊗ On demande sa vinaigrette à part, ce qui permet de savoir quelle quantité est ajoutée à la salade. ⊗ On questionne ! Comment est préparé le plat ? Que contient la sauce ? Comment sont cuits les légumes ? ⊗ Par-dessus tout : on respecte les portions usuelles malgré l'abondance. On laisse des restes dans l'assiette ou on demande un sac « pour emporter ». ⊗ Consulter le chapitre 14, *Au resto* pour d'autres idées.

Calories vides

PIÈGE Il s'agit des produits transformés et raffinés qui contiennent des gras cachés, du sucre et des calories sans pour autant fournir beaucoup d'éléments nutritifs : les muffins, les galettes, les viennoiseries, les chaussons, le maïs soufflé au beurre, etc.
SORTIES DE SECOURS ⊗ On lit le tableau de valeur nutritive... quand il y en a un ! Sinon, on consulte les sites Internet des compagnies. La plupart fournissent de l'information nutritionnelle sur leurs produits, et on a tôt fait de constater que certains muffins aux allures « santé » ont autant de calories que deux beignes ou qu'un petit hamburger ! ⊗ On se rappelle que ces petits extras constituent une douceur pour l'âme et qu'avec eux, la modération est payante. ⊗ Jamais ces aliments ne doivent prendre la

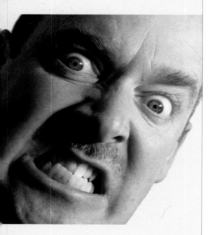

De mauvaise humeur ?
Il est fréquent que les athlètes qui suivent une diète sévère pour « faire le poids » deviennent très irritables. Cela fait partie du tableau et c'est une conséquence quasi inévitable de ces régimes draconiens. Il faut savoir s'y préparer, prévenir les proches et prendre son mal en patience...

PROTOCOLE POUR PERDRE **4 À 5 kg** EN **6 SEMAINES** DANS LE BUT DE FAIRE LE POIDS DE SA CATÉGORIE

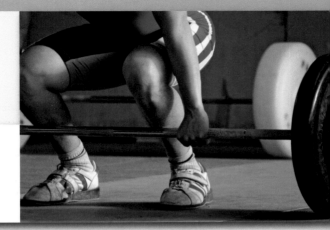

JANE, 21 ANS, HALTÉROPHILE

POIDS : 52,5 kg

CATÉGORIE DE POIDS ACTUELLE : 53 kg

CATÉGORIE DE POIDS VISÉE POUR
LES CHAMPIONNATS CANADIENS 6 SEMAINES PLUS TARD : 48 kg

Jane rencontre un nutritionniste du sport qui la conseille au cours des 6 semaines avant la compétition. L'issue est heureuse : Jane atteint 47,7 kg à la pesée officielle, elle connaît sa meilleur performance en carrière et établit un record canadien !

Mise en garde : ce protocole ne doit pas être suivi quand on vise une perte de gras à long terme (comme dans les sports esthétiques). Dans ce cas, il faut se référer aux sections précédentes où on présente la marche à suivre pour une perte graduelle de poids :

◉ Pour les sportifs qui ont plus de 5 kg à perdre et qui disposent de temps pour le faire (page 89)

◉ Pour les athlètes de petit poids, qui doivent encore en perdre (page 91).

6 semaines avant la compétition

◉ Enlever du menu tous les extras (sucres, gras, desserts, friandises, grignotines, etc.).

◉ Favoriser les aliments de bonne qualité, maigres et sans sucres ajoutés (voir les aliments sous la rubrique « aliment économique » dans le guide de portions à la page 218).

5 semaines avant la compétition

◉ Couper son plan alimentaire d'au moins 500 calories. La restriction peut aller jusqu'à 800 et même 1000 calories au total, dépendant de l'apport calorique usuel et du mouvement du poids dans la semaine précédente. Plus le plan habituel est élevé en calories, plus on pourra couper pour favoriser la perte de poids.

◉ Faire place aux légumes en abondance. Si on a une fringale, on sort les crudités et on grignote !

4 semaines avant la compétition

◉ Observer l'évolution du poids : si la perte est adéquate, on maintient le plan. Autrement, on devra peut-être encore couper des calories.

ATTENTION ! Une restriction trop sévère peut entraîner des effets secondaires importants : étourdissements, faiblesse, difficulté à poursuivre l'entraînement, etc. Il faut alors réajuster à la hausse. Tout est une question de peaufinage : il faut adapter le plan selon l'évolution du poids et de l'état de santé.

3 semaines avant la compétition

◉ Poursuivre selon l'évolution du poids des dernières semaines. Réduire encore si le total calorique le permet et que la perte n'est pas assez rapide. Augmenter si le poids chute trop vite ou que des problèmes de santé ou de performance s'installent.

2 semaines avant la compétition

◉ Diminuer les féculents surtout en fin de journée (souper).

◉ Restreindre les liquides en fin de journée. Si on a très soif, on peut essayer le truc des glaçons : on suce un glaçon et, comme c'est plus long que boire un verre d'eau, on en prend moins.

1 semaine avant la compétition

◉ Selon l'évolution du poids : réduire encore les féculents et concentrer son alimentation sur les légumes et les protéines.

◉ Éviter le sel ajouté et les aliments salés (conserves, charcuteries, fromages même écrémés, sauces, soupes, bouillons, grignotines, etc.).

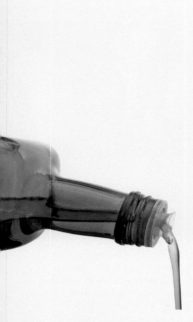

La qualité des matières grasses

Tous les gras ont la même valeur énergétique (9 calories/gramme), mais ils ne sont pas pour autant de qualité égale. Certains sont carrément à proscrire : il s'agit des gras trans. On les retrouve abondamment dans les aliments transformés. Pour les identifier, on peut en retracer la teneur sur le tableau de valeur nutritive ou, encore, chercher les termes « hydrogéné » ou « shortening » dans la liste des ingrédients. Cela signale la présence de gras trans.

Suite dans la marge droite

place de ceux qui fournissent les éléments nutritifs essentiels. Ils doivent être consommés en plus des aliments nutritifs, si le budget calorique le permet.

Calories liquides

PIÈGE La consommation de liquides peut s'avérer très calorique. Les boissons sucrées, alcoolisées, énergisantes, celles pour les sportifs, les cafés aromatisés, au lait, frappés, mokas, les thés *chai* et autres font vite grimper le compteur des calories. Même les jus de fruits 100 % purs, le lait et les boissons de soja sont à surveiller de près. On peut facilement avaler 800 calories sans trop s'en apercevoir.

SORTIES DE SECOURS Il faut apprendre à distinguer ses besoins : a-t-on soif ou faim ? Pour étancher la soif, il n'y a rien comme de l'eau. Quand on a faim : on mange. Pour les personnes qui n'apprécient pas le goût de l'eau, voici quelques trucs : diluer son jus avec de l'eau ; boire du thé, du café ou des tisanes avec peu ou pas de sucre ni de lait ; essayer les eaux aromatisées non sucrées ; boire des eaux pétillantes, minéralisées ou pas ; choisir, à l'occasion, des boissons gazeuses ou aux fruits en version diète.

Barres et boissons énergétiques

PIÈGE Bien que ces aliments constituent des choix intéressants quand on pratique un sport qui entraîne une dépense énergétique très élevée (ski de fond, natation, cyclisme, triathlon, marathon, etc.), pour la pratique d'autres sports, ils sont parfois superflus. À consommer avec discernement.

SORTIES DE SECOURS On compte ses bouchées. Une barre énergétique de 250 calories peut être avalée en 3 à 5 bouchées. Par contre, pour avoir 250 calories de pommes, il faut en manger 3, donc croquer environ 35 bouchées. Si on prend 35 bouchées de barre énergétique, on ingurgite 1750 calories ! Compter ses bouchées est un bon truc pour sélectionner ses aliments.

Aliments diététiques

PIÈGE Certains sont réduits en gras. Cela ne veut pas dire qu'ils sont faibles en calories. Il existe des biscuits et de la crème glacée plus caloriques dans leur version faible en gras que dans leur version traditionnelle. L'industrie met sur le marché des aliments « réduits en » presque tout ! Ces aliments ont moins de gras, moins de sucre, moins de calories, moins de... Pourquoi les manger s'ils ne contiennent plus rien ?

SORTIES DE SECOURS Quand on choisit des aliments diététiques, il faut prendre le temps de bien lire les tableaux de valeur nutritive pour s'assurer qu'on gagne au change. Au-delà des produits « réduits en... », il faut choisir des aliments sains et nutritifs. Ce sont eux qui nous permettent de traverser la journée. Pour faire de meilleurs choix, consulter le tableau 5.4 et le guide de portions (page 218).

Sauter un repas ou repousser l'heure de manger

PIÈGE Quand on retarde le moment de la collation ou du repas, ou quand on saute carrément un repas, on place le corps en état de jeûne. Conséquences : le corps a tendance à emmagasiner plus de calories en vue d'un prochain épisode de jeûne et, poussé par une faim de loup, on risque fort de manger au-delà de ses besoins.

SORTIES DE SECOURS ☺ Pour réduire son apport calorique, au lieu de sauter un repas, on intègre plus de fibres au menu. Elles ne fournissent pas de calories et remplissent la panse, ce qui fait qu'on ressent moins vite la faim. ☺ On répartit ses protéines tout au long de la journée. Cela aide au maintien de la masse musculaire et du métabolisme basal en plus d'éviter les envies incontrôlables (*cravings*). ☺ On prend plusieurs petits repas et collations au cours de la journée. En répartissant ainsi l'apport calorique, on favorise un niveau d'énergie plus stable et on risque moins de manger compulsivement.

En 4 x 4

Quand un athlète cherche à prendre du poids, c'est plutôt rare qu'il souhaite que ce soit sous forme de gras. Peu importe le sport, on veut optimiser la masse musculaire pour augmenter sa force ou sa puissance, pour être plus massif et effectuer plus efficacement les blocages, ou encore pour des raisons esthétiques. Généralement, quand on parle de prendre du poids, on veut donc dire gagner du muscle, pas du gras. Or, l'augmentation de la masse musculaire s'accompagne inévitablement d'une légère prise de graisse : c'est quasi impossible de ne former que du nouveau muscle 100 % pur ! Il est cependant possible de limiter le gain de gras et de concentrer la prise de poids dans les tissus maigres. Pour ce faire, il faut surveiller la qualité de ses apports alimentaires : pas question de se vautrer dans les ailes de poulet, les fritures et les pâtisseries sous prétexte qu'on a besoin de manger davantage ! Mais il y a plus. Au-delà de l'assiette, le gain de muscle est dépendant de plusieurs autres facteurs.

Qu'est-ce qui influence le gain de masse musculaire ?

Le gain de masse musculaire est un processus lent qui a ses limites. Pour comprendre pourquoi le gain de muscles varie dans le temps et diffère entre les individus, il faut connaître les facteurs qui influencent le développement de la masse musculaire.

LA GÉNÉTIQUE Cet élément a une influence majeure. Il est impossible de changer la composition de son héritage génétique, et cet héritage détermine la facilité avec laquelle on développe, ou pas, du muscle.

LES LIMITES PHYSIOLOGIQUES Le développement de la masse musculaire est graduel. L'évolution du gain de poids oscille normalement entre 0,2 et 0,5 kg par semaine (½ à 1 livre), ce qui implique une augmentation de 250 à 500 calories par jour. Un sportif adulte prend rarement plus que 4,5 kg (10 livres) de muscles par an. La nature a ses limites, et il faut être patient. L'athlète qui s'entraîne depuis des années a déjà une masse musculaire très développée, ce qui rend difficile le gain de quelques kilos supplémentaires. Le novice, quant à lui, parce qu'il arrive de beaucoup plus loin, a très peu de muscles comparativement à l'athlète ; il pourrait donc en gagner un peu plus vite.

L'ÂGE Il s'agit d'un facteur limitant. Au moment de la poussée de croissance (particu-

Suite de la marge gauche

D'autres types de lipides doivent être consommés modérément : ce sont les gras saturés. On les trouve principalement dans les graisses d'origine animale (viandes grasses, produits laitiers non écrémés, beurre, saindoux) et dans les huiles tropicales (coco, coprah, palme, palmiste). À l'opposé, il est souhaitable de choisir plus souvent les gras insaturés (mono-insaturés et polyinsaturés). Parmi eux, les acides gras essentiels – particulièrement les omega-3 – ont la cote. Les poissons gras, certaines noix, graines et légumineuses (la graine de lin en particulier, mais aussi les noix de Grenoble et le soja) et certaines huiles (canola et soja) sont riches en omega-3. À inclure au menu quotidiennement, même quand on est sur un budget calorique restreint.

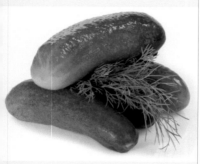

Assaisonner avec peu de calories

Voici quelques idées pour mettre de la saveur et du piquant dans l'assiette sans ajouter beaucoup de calories. Utiliser des quantités raisonnables (5 à 10 ml).

CONDIMENTS moutarde (douce ou forte), ketchup, chutney (ketchup aux fruits), relish, etc.

CONFITURES de fruits sans sucre

CORNICHONS à l'aneth (*dill pickles*), aigres, marinés (*bread'n'butter*), sucrés

ÉPICES cannelle, cardamome, gingembre, muscade, paprika, etc.

Suite dans la marge droite

lièrement chez les garçons), le corps se développe beaucoup en longueur, et il reste peu d'énergie pour aller grossir la masse musculaire. Il y a donc une période transitoire où la silhouette est longiligne et peu musclée. Il faut laisser le temps – et l'apparition des hormones sexuelles – faire son œuvre. Pendant cette période, les suppléments protéiques ne sont pas d'une grande utilité. Tant que les hormones nécessaires au développement musculaire restent absentes, manger un surplus de protéines n'amènera pas grand-chose. Quant aux suppléments de stéroïdes, ils sont carrément à éviter, notamment à cause des risques majeurs pour la santé (voir marge gauche de la page 100) et parce qu'ils peuvent affecter la concentration hormonale naturelle. Il ne faut pas court-circuiter ce processus.

Du côté des filles, les changements à la puberté entraînent souvent une augmentation du tissu adipeux : elles prennent des rondeurs reliées aux changements hormonaux. Cette étape est transitoire. Il faut faire preuve de patience et accepter ces changements temporaires, qui peuvent paraître longs. Il faut continuer à suivre un plan alimentaire équilibré et poursuivre l'entraînement. Avec le temps, la masse musculaire se développera, les tissus maigres augmenteront (les os, les ligaments, les tendons...) et le poids pourrait même augmenter encore un peu, ce qui est souhaitable. Le tissu maigre pèse lourd, mais il est important pour performer et pour avoir une silhouette fine et bien découpée.

LE TYPE ET LE NIVEAU D'ENTRAÎNEMENT Pour développer du muscle, il faut adapter son plan d'entraînement et s'assurer de suivre un programme progressif ciblant la force en résistance.

LA RÉCUPÉRATION ET LE REPOS Fabriquer de nouveaux tissus, c'est du travail ! Pour permettre au corps de synthétiser de nouvelles fibres musculaires, il faut lui accorder des périodes de récupération entre les entraînements. Pendant le sommeil, le corps sécrète plus abondamment l'hormone de croissance. Or, cette hormone est nécessaire à un développement optimal de la masse musculaire. Il faut donc s'assurer d'avoir des nuits suffisamment longues pour bien récupérer.

L'ALIMENTATION Finalement, pour construire du muscle, le corps a besoin de matériaux de base comme les protéines. Mais il lui faut aussi le carburant nécessaire à la production du travail qui permet le développement des nouvelles fibres musculaires – les glucides. De même, il lui faut des vitamines et des minéraux en quantités suffisantes pour permettre la synthèse adéquate des nouveaux tissus. En somme, gagner du muscle exige un plan alimentaire complet, équilibré et répondant à tous les besoins nutritionnels de l'organisme. La cinquième partie propose différents modèles de plans d'alimentation selon son type d'entraînement et en fonction des besoins énergétiques calculés au chapitre 1, page 18.

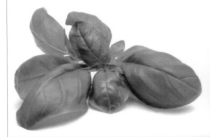

Les pièges et les sorties de secours pour prendre du poids

Quand on vise à gagner du muscle, il faut plus que de bonnes intentions. Il faut être bien renseigné, connaître les aliments et savoir où se trouvent les embuscades. Voici quelques pièges courants et leurs sorties de secours.

Beaucoup de protéines mais peu de calories

PIÈGE Sans doute le piège le plus fréquent : l'emphase est mise sur la quantité de protéines sans souci de l'apport calorique. Il en découle une insuffisance de calories qui empêche un gain de muscles.

SORTIES DE SECOURS ☺ Pour fabriquer de nouveaux tissus musculaires, il faut assurer un apport énergétique légèrement supérieur aux dépenses. Pour connaître ses besoins, consulter le chapitre 1 et, pour planifier son menu, les plans alimentaires à la page 234. ☺ Les protéines sont certes importantes. Pour s'assurer d'avoir tout ce qu'il faut, on estime d'abord ses besoins selon le calcul expliqué à la page 50. Puis on répartit sa consommation de protéines tout au long de la journée, ce qui s'avère plus efficace pour construire de nouveaux tissus. ☺ On porte une attention particulière à la collation après l'effort (voir pages 46 et 47). ☺ Si la tolérance le permet, on ajoute des protéines dans la collation avant l'effort. Consommer un JUM (recette page 58) avant l'effort s'avère aussi une bonne stratégie. ☺ On planifie un horaire de repas régulier, que l'on respecte, et on ajoute de fréquentes collations. Cette manière de faire assure à l'organisme un apport plus constant en énergie et en nutriments, ce qui favorise la synthèse musculaire. ☺ Pour tout connaître sur les protéines et les acides aminés, on consulte le chapitre 3, *Les pièces.*

Beaucoup d'aliments mais peu de calories

PIÈGE On mange beaucoup mais surtout des aliments bourratifs et à faible densité énergétique : soupes, salades, bouillons, jus de légumes, crudités...

SORTIES DE SECOURS ☺ Il faut favoriser des aliments nutritifs et à haute densité énergétique : les noix, les graines, les fruits séchés, les fromages, les barres énergétiques, les barres aux noix, les substituts de repas, les petits déjeuners instantanés, les carrés aux dattes, les pains aux bananes... Chaque bouchée doit apporter son lot de calories et d'éléments nutritifs.

Beaucoup de calories mais peu de nutriments

PIÈGE On augmente ses apports énergétiques sous forme d'aliments-camelote : ailes de poulet, frites, rondelles d'oignon, pâtisseries riches...

SORTIES DE SECOURS ☺ Il faut augmenter l'apport calorique sans négliger les autres nutriments. Pour manger plus, on ajoute chaque jour un (ou plusieurs) repas, ou une collation de bonne qualité, par exemple un riz au poulet et aux légumes, des pâtes au thon, deux barres de céréales et du lait, une poignée de noix et fruits séchés.

ESSENCES vanille, érable, amande, etc.

FINES HERBES FRAÎCHES OU SÉCHÉES thym, basilic, origan, estragon, ciboulette, persil, etc.

JUS ET ZESTE de citron ou de lime

PIMENTS ET DÉRIVÉS sambal œlek, harissa, piment de Cayenne, piment d'Espelette, etc.

POUDRE DE CACAO

SALSA

SAUCES soja, tabasco, Worcestershire

SUBSTITUTS DE SUCRE avec modération

VINAIGRES blanc, balsamique, de cidre, de vin, aux framboises, etc.

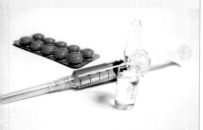

Beaucoup d'entraînement mais peu adapté à l'objectif

PIÈGE On s'entraîne très fort mais seulement en travail cardiovasculaire.

SORTIES DE SECOURS Il faut adapter l'entraînement en résistance pour favoriser l'hypertrophie de la masse musculaire.

En 4 x 4 ou en mini

Que l'on roule en 4 x 4 ou en mini, il arrive des moments où le volume d'entraînement diminue, par choix ou par obligation. Il devient alors difficile de maintenir stables son poids et sa composition corporelle. Voici quelques trucs pour maintenir le cap, même dans les situations où l'on s'arrête complètement.

Repos choisi : les vacances

- On maintient la routine des repas, mais on diminue la grosseur des portions.
- Les collations sont peut-être devenues superflues : on écoute sa faim et on les élimine du plan alimentaire, au besoin.
- On évite les aliments denses en énergie (voir tableau 5.2).
- On choisit plus souvent des aliments qui renferment beaucoup d'éléments nutritifs et peu de calories : légumes, fruits, volailles sans la peau, viandes maigres, poissons moins gras, produits laitiers écrémés... Pour plus d'idées, on consulte le guide de portions et on sélectionne surtout les aliments économiques.
- Étant donné qu'on arrête de solliciter la machine, une perte de masse musculaire est quasi inévitable. Toutefois, cette fonte de muscle sera plus ou moins importante selon le niveau d'inactivité que l'on maintient et le temps que durent les vacances. Pour limiter les dégâts, on essaie de garder un bon niveau d'activité : on prend de longues marches sur la plage, on fait des randonnées à vélo, on nage, on grimpe, on joue, bref, on brise la routine tout en restant actif.

Repos forcé : une blessure

À la suite d'une blessure, les dépenses énergétiques se modifient. La réparation des tissus requiert une énergie supplémentaire. Plus la blessure est grave, plus la demande est importante. Toutefois, le repos forcé entraîne aussi une diminution des activités, et donc une baisse de la dépense énergétique quotidienne. Il faudra par conséquent réduire les apports alimentaires. Voici les points clefs d'une bonne récupération du point de vue nutritionnel :

- répartir sa consommation d'aliments tout au long de la journée ;
- assurer un apport en protéines suffisant et réparti entre les différents repas et collations ;
- choisir des aliments pour assurer un apport optimal en vitamines et minéraux.

Il faut souligner qu'un apport alimentaire insuffisant (manque de calories, de protéines ou d'autres nutriments) est beaucoup plus néfaste qu'un léger gain de poids pour la vitesse et l'efficacité de la guérison. Il vaut donc mieux s'assurer que tous les besoins sont comblés, même si cela provoque le gain de quelques kilos supplémentaires.

Pour plus de détails, consulter le chapitre 11, *Bobos, malaises et blessures*.

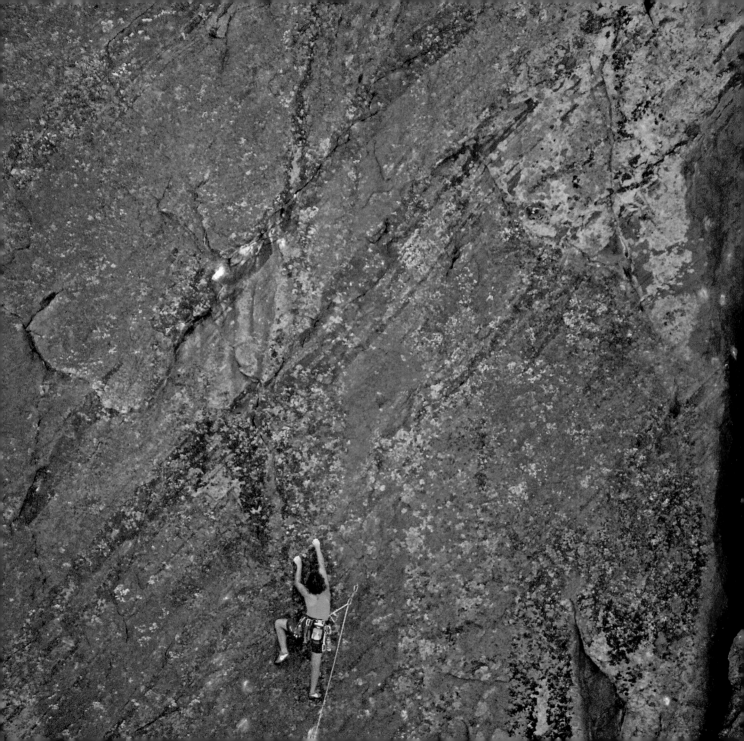

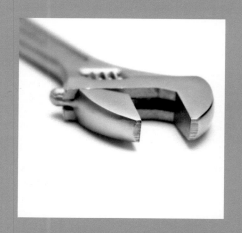

PREMIÈRE PARTIE

LA MACHINE HUMAINE

LA MÉCANIQUE FRAGILE
les nutriments clefs : le fer et le calcium

QUAND on s'entraîne et qu'on veut performer, tous les nutriments sont importants. Chacun a à jouer un rôle crucial et, si on en manque, la machine s'en ressent. Mais parmi tous les éléments nutritifs connus, deux méritent une attention particulière : le fer et le calcium. Pourquoi ? Parce qu'ils agissent à plusieurs niveaux mais, surtout, parce que plusieurs sportifs sont à court de ces deux minéraux.

Le fer

La carence en fer n'est pas un phénomène nouveau chez les adeptes de sport. C'est son ampleur qui surprend : un tiers des athlètes et des sportifs qui s'entraînent intensivement sont touchés. Autre surprise : ce problème est présent tant chez les hommes que chez les femmes, quel que soit le sport pratiqué. Les raisons qui expliquent ce problème sont nombreuses, mais les deux plus fréquentes sont un entraînement intensif (plus de sept fois par semaine sans journée de repos) et une alimentation végétarienne mal équilibrée. Chez les hommes, la fréquence et l'intensité des entraînements sont le plus souvent en cause. Chez les femmes, le facteur le plus important est une alimentation faible en fer, tant en quantité qu'en qualité.

Un lien direct avec l'énergie

Pourquoi les personnes anémiques se sentent-elles faibles et fatiguées ? Pourquoi certains coureurs du Tour de France sont-ils prêts à risquer la disqualification en prenant de l'EPO (érythropoïétine) ? Pourquoi certains athlètes consomment-ils des substances qui augmentent leur taux d'hématocrite ? Qu'arrive-t-il aux sportifs qui, soudainement ou progressivement, ont des pâleurs, de la fatigue, du mal à suivre leurs entraînements habituels et que le sommeil n'arrive pas à requinquer ? En somme, quel est le lien entre le fer et le manque d'énergie ?

Dans tous les tissus du corps (muscles, cœur, foie, reins...), l'énergie est produite grâce à l'oxygène. Sans oxygène dans le muscle, pratiquement aucune énergie n'est développée. Pour atteindre les fibres musculaires, l'oxygène a besoin d'un transporteur, une sorte d'accompagnateur qui l'emmène jusqu'à la cellule où il pourra faire son travail. Ce transporteur, c'est l'hémoglobine. (Note : le taux d'hématocrite est proportionnel à la quantité

Schéma 6.1
L'HÉMOGLOBINE

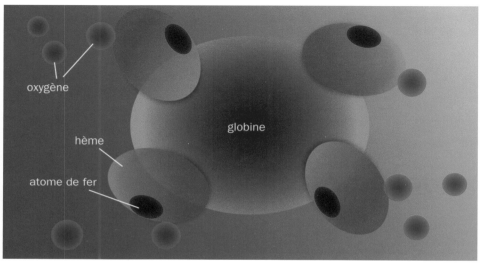

oxygène

hème

atome de fer

globine

Contenu en fer pour 100 g de foie, cuit

Foie de veau	6 mg
Foie de boeuf	7 mg
Foie de poulet	11,6 mg
Foie de porc	18 mg

d'hémoglobine dans le sang, et l'EPO stimule la production d'hémoglobine.)

L'hémoglobine contient quatre zones où l'oxygène peut s'attacher le temps de faire son périple à travers les vaisseaux sanguins. Ces quatre points d'ancrage, ce sont les quatre atomes de fer présents dans la molécule (voir schéma 6.1). Quand il y a manque de fer, l'hémoglobine ne peut plus transporter autant d'oxygène vers les cellules. Résultat : il y a moins d'énergie produite. C'est pour cette raison que le fer est si important pour les sportifs.

Quelle quantité consommer chaque jour?

Les besoins en minéraux varient selon l'âge et le sexe. Les végétariens qui ne consomment aucun aliment d'origine animale devraient doubler les quantités présentées au tableau 6.1, puisque le fer provenant des vé-

gétaux est moins bien absorbé par le tube digestif.

Où puiser le fer alimentaire?

Il existe deux types de fer : hémique et non hémique. Cette distinction est extrêmement importante, car elle affecte la façon dont le corps absorbe le fer provenant des aliments et entraîne des différences marquées dans les quantités disponibles pour l'organisme.

Le fer hémique provient des aliments d'origine animale comme les viandes, les poissons, les volailles, les fruits de mer et les abats. Son taux d'absorption oscille entre 20 et 30 % en moyenne. Les abats sont réputés pour leur teneur en fer bien que les quantités varient grandement d'un animal à l'autre et aussi d'un abat à l'autre. Par exemple, 100 g de foie de porc contiennent 18 mg de fer alors que la même quantité de rognons en renferme 7 mg. Les deux peuvent

104

Tableau 6.1
BESOINS QUOTIDIENS EN FER*

Âge	Hommes	Femmes
9 à 13 ans	8 mg	8 mg
14 à 18 ans	11 mg	15 mg
19 à 30 ans	8 mg	18 mg
31 à 50 ans	8 mg	18 mg
51 à 70 ans	8 mg	8 mg
70 ans et plus	8 mg	8 mg
Femmes enceintes		27 mg
Femmes qui allaitent (moins de 19 ans)		10 mg
Femmes qui allaitent (19 ans et plus)		9 mg

* Ces recommandations en fer s'appliquent aux personnes qui ont une alimentation variée, n'excluant aucun groupe d'aliments. Dans le cas des végétariens, il faut pratiquement doubler ces quantités

toutefois être considérés comme d'excellentes sources de fer. En général, les viandes rouges (bœuf, agneau, cheval, gibier) contiennent plus de fer que les viandes blanches (volaille, porc, veau) et les poissons. De leur côté, les produits laitiers sont très pauvres en fer, mais la boisson de soja peut parfois en être enrichie.

Le fer non hémique – qu'on retrouve principalement dans les végétaux comme les légumes, les légumineuses, les céréales, les noix et les graines – n'obtient pas une très bonne note pour son taux d'absorption. Ce fer d'origine végétale est absorbé à un taux oscillant le plus souvent entre 2 et 5 %, atteignant parfois 10 % dans les meilleurs cas. Les produits céréaliers à grains entiers comme le riz brun, le boulgour et les pâtes alimentaires de blé entier contiennent plus de fer que les produits raffinés et non enrichis comme le riz blanc, le couscous ou les

pâtes non enrichies. Globalement, les légumes, particulièrement les verts feuillus, sont plus riches en fer que les fruits. La pomme de terre, quand elle est consommée avec la pelure, offre plus de fer. Finalement, les œufs contiennent presque autant de fer que la volaille, mais comme ce fer est non hémique, il est moins bien absorbé.

Il existe quelques trucs qui permettent d'améliorer légèrement le taux d'absorption du fer non hémique. Les voici.

- Consommer un aliment riche en vitamine C (voir tableau 6.2) en même temps qu'une source de fer non hémique. Le jus d'orange (vitamine C) qui accompagne les céréales à déjeuner (fer non hémique) joue ce rôle.
- Combiner le fer non hémique avec du fer hémique en ajoutant une petite portion de viande, de poisson ou de volaille au repas. Par exemple, un chili

Végétarien cherche nutriment
Les végétariens ne trouvent pas toujours facilement tous les nutriments essentiels. Les lacto-ovo-végétariens, grâce à leur consommation de produits laitiers et d'œufs, obtiennent plus facilement les nutriments comme le calcium et la vitamine B_{12}, moins abondants ou moins facilement assimilables dans les aliments d'origine végétale. Mais, végétariens ou pas, nous avons tous intérêt à consommer des fruits et légumes colorés et à rechercher les produits céréaliers à grains entiers.

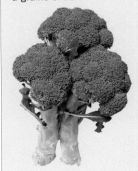

Tableau 6.2
QUELQUES BONNES SOURCES ALIMENTAIRES DE VITAMINE C

Aliments	Vitamine C* (mg)
¼ de poivron rouge ou jaune	80
1 orange	70
5 choux de Bruxelles	65
125 ml de brocoli	60
1 kiwi	57
125 ml de jus d'orange	50
125 ml de fraises	47
½ pamplemousse	43
125 ml de chou	40
¼ de poivron vert	37
¹⁄₁₀ de melon miel	32
Jus, nectars et boissons additionnés de vitamine C	30 à 50
¼ de cantaloup	28
1 tangerine, clémentine, mandarine	26
1 tomate	25

* Quantités moyennes

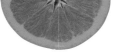

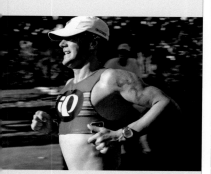

Une médaille qui vaut son pesant de... fer !
Depuis 1992, Pierre Lavoie a décroché trois fois le titre de champion du monde dans deux différentes catégories au célèbre triathlon *Ironman* de Hawaï. Mais sa dernière médaille a bien failli lui échapper...
Après un entraînement hivernal passé à la course en forêt et au ski de fond, il décide de consacrer les dernières semaines avant la compétition à de l'entraînement spécifique. À la suite d'une contre-performance (il termine une simple course de vélo à bout de souffle et épuisé), il passe des tests

Suite dans la marge droite »

con carne : la viande favorise l'absorption du fer non hémique contenu dans les haricots rouges.
⊚ Éviter de consommer du thé ou du café aux repas. Ces boissons renferment des tanins qui nuisent à l'absorption des minéraux. Il est recommandé d'attendre quelques heures avant de boire son thé afin de favoriser une meilleure absorption du fer.

Finalement, pour les athlètes qui privilégient une alimentation sans viande rouge ou strictement végétarienne, il faut choisir le plus souvent possible des produits céréaliers enrichis en fer (bien lire l'étiquette).

Comment se porte votre fer ?
Il est possible de connaître son statut en fer. Habituellement, on demande un test sanguin qui donne le taux d'hémoglobine. Bien qu'intéressant, ce test est loin de tout dire. L'hémoglobine est le dernier paramètre à réagir à un manque de fer, et son taux donne seulement une idée du fer en circulation. Il est plus pertinent de connaître l'état de ses

réserves en fer. Le corps est en effet capable d'en entreposer une certaine quantité. Fort heureusement, car ce minéral est tellement important qu'on ne peut pas dépendre des apports au jour le jour. Si c'était le cas, on serait souvent à court d'énergie ! De plus, le fer est capricieux à l'absorption et peu abondant dans les aliments. Si on ne pouvait pas se faire de réserves, on aurait tôt fait d'en manquer.

Le corps pallie donc le manque de régularité dans les apports en entreposant une certaine quantité de fer sous forme de ferritine. Au prochain test sanguin, il pourrait être utile de demander le taux de ferritine, surtout si une fatigue inexpliquée est apparue récemment ou qu'un déclin de performance progressif se fait sentir. Un taux de ferritine en-dessous de 12 µg/litre indique qu'il n'y a plus de réserves. Quand les réserves sont basses, un supplément est souvent recommandé, en plus du repos. Il est toutefois mal avisé de s'autoprescrire un supplément de fer, car cela pourrait nuire à l'absorption d'autres minéraux tout aussi importants. En cas de doute, consulter un médecin ou un nutritionniste.

Fer abaissé : modérez vos transports !

Quand on constate que son taux de fer est en bas de la limite acceptable, un peu de repos s'impose. Comme l'alimentation ne peut tout faire, il faut s'accorder une journée complète de repos par semaine. Ce répit permet à l'organisme de refaire ses réserves et de récupérer correctement. Pendant cette pause, il faut réduire l'exercice à sa plus simple expression. Ainsi, on peut marcher plutôt que d'aller courir 15 kilomètres, nager pour son plaisir au lieu de s'entraîner au basketball ou encore... faire la patate de salon pour la journée !

Calculateur de fer

À la page suivante, on trouve un calculateur qui permet d'évaluer ses apports quotidiens en fer. On commence par rédiger son journal alimentaire pendant trois jours (voir *Comment tenir son journal alimentaire*, page 62). Puis on utilise la journée la plus représentative de son alimentation habituelle pour faire le calcul de sa consommation de fer. Il suffit de retracer dans le tableau 6.3 les aliments consommés. On indique ensuite le nombre de portions consommées et on fait le total d'une journée. Pour être encore plus près de la réalité, on peut aussi additionner les apports quotidiens plusieurs jours de suite et en faire la moyenne. On compare alors avec ses besoins, présentés au tableau 6.1.

Le calcium

Le calcium est reconnu pour son effet sur la solidité des os mais, pour des résultats optimaux, il faut combiner l'activité physique à une alimentation riche en calcium. L'exercice a un effet très local sur l'ossature. À preuve, un joueur de tennis droitier aura les os du bras droit plus denses que ceux du bras gauche. Les skieurs, de leur côté, ont les os des jambes plus développés que ceux des bras. Un exercice impliquant de la résistance, comme lever un poids ou lancer un objet, accentue cet effet. Et même lorsque la résistance est relativement faible, comme

Suite de la marge gauche

sanguins et découvre un taux de fer bas. Heureusement, ses réserves de ferritine sont intactes. L'anémie n'est pas franche : elle attend juste une occasion pour se manifester.

Comme Pierre Lavoie n'est pas du style à se laisser abattre, il prend un supplément de sulfate ferreux, ajoute de bonnes sources de fer à son alimentation et s'impose une semaine de repos. Il reprend ensuite l'entraînement selon un dosage minutieux. Six semaines plus tard, il est de retour au Québec avec un taux de fer sanguin faible mais dans les limites normales et, surtout, avec le titre de champion du monde *Ironman*, catégorie Maîtres.

Tableau 6.3
CALCULATEUR DES APPORTS EN FER D'UNE JOURNÉE

Colonne A	Colonne B	Colonne C	B x C =
Aliment et grosseur de la portion	Fer (mg, selon portion de la colonne A)	nombre de portions mangées (selon portion de la colonne A)	apports en fer (mg)
Viandes et substituts			
Palourdes (100 g)	28		
Foie de porc (100 g)	18		
Rognons d'agneau (100 g)	12,4		
Foie de poulet (100 g)	8,4		
Foie de boeuf (100 g), rognons (100 g), lentilles (250 ml), huîtres (100 g ou 10 huîtres), moules (100 g ou 25 moules)	7		
Graines de sésame décortiquées (125 ml)	6,3		
Viande chevaline (100 g)	5		
Haricots blancs, rouges, ou de Lima (250 ml), pois chiches (250 ml)	4,2		
Bœuf (100 g)	2,8		
Foie de veau (100 g)	2,6		
Amandes (125 ml), pistaches (125 ml), graines de tournesol (125 ml), graines de citrouille ou de courge rôties entières (250 ml), tofu à base de sulfate de calcium (100 g)	2,4		
Agneau (100 g), dindon viande brune (100 g), noix de cajou, du Brésil ou mélangées (125 ml)	2,1		
Noix de Grenoble (125 ml), tofu à base de chlorure de magnésium (100 g)	1,4		
Volaille, viande blanche (100 g), poisson (100 g), œufs (2)	1,3		
Beurre d'arachide (30 ml)	0,7		
Féculents			
Céréales enrichies (175 ml)	4,2		
Quinoa cru (60 ml)	4,0		
Pâtes alimentaires enrichies, cuites (250 ml)	2,1		
Bagel (1), pain hamburger (1), muffin au son (1), pâtes alimentaires de blé entier, cuites (250 ml)	1,4		
Riz brun à grain long, cuit (250 ml)	0,9		
Pâtes alimentaires non enrichies, cuites (250 ml)	0,8		
Céréales à grains entiers non enrichies (175 ml)	0,7		
Pain (1 tranche)	0,7		
Autres céréales non enrichies (175 ml), riz blanc à grain long, cuit (250 ml), couscous (125 ml)	0,3		

Colonne A	Colonne B	Colonne C	B x C =
Aliment et grosseur de la portion	Fer (mg, selon portion de la colonne A)	nombre de portions mangées (selon portion de la colonne A)	apports en fer (mg)
Légumes et fruits			
Épinards bouillis, égouttés (125 ml)	3,4		
Pomme de terre au four, chair et pelure (1)	2,8		
Figues sèches (5), pruneaux (10)	2,1		
Abricots secs (10 moitiés)	1,7		
Raisins secs (125 ml), légumes verts foncés (125 ml), petits pois (125 ml), jus de tomates (125 ml), jus de pruneau (125 ml)	1,4		
Dattes (10)	0,9		
Asperges bouillies égouttées (125 ml), pomme de terre au four, chair seulement (1)	0,7		
Autres fruits et légumes et leurs jus (125 ml)	0,4		
Produits laitiers			
Boisson de soja enrichie (250 ml)	1,5		
Lait au chocolat (250 ml)	0,6		
Lait (250 ml)	0,1		

Total des apports en fer de la journée

pour la luge et la natation, des effets positifs sont perceptibles.

Il faut toutefois faire preuve de modération dans le sport. Si on s'entraîne quotidiennement pendant plusieurs heures et à une intensité élevée, on crée l'effet contraire. Le phénomène est particulièrement remarqué chez les jeunes femmes, de la puberté jusqu'au début de la vingtaine. Pourquoi ? Parce que certaines hormones sont essentielles à la mise en réserve du calcium dans les os. Or, un entraînement trop intense et trop fréquent peut bloquer cette sécrétion hormonale. Ce qui en découle : le développement osseux est diminué et l'os, moins solide. Cette faiblesse perdure tout au long de la vie, car le squelette n'aura jamais atteint sa densité maximale, et ce, peu importe l'apport en calcium.

Le scénario idéal est de s'entraîner régulièrement, sans exagération, et de consommer des aliments bénéfiques pour les os. Chez les jeunes femmes, l'arrêt des menstruations constitue sans conteste un indice que le niveau d'entraînement (et peut-être de stress) est trop élevé. Il faut alors réduire la cadence pour ramener le développement squelettique à la normale. On voit encore trop souvent de jeunes gymnastes, danseuses, cyclistes, marathoniennes, etc., dans la vingtaine, avec le squelette d'une femme de plus de 50 ans.

En somme, couplé à un bon dosage d'exercice, le calcium joue un rôle essentiel dans la solidité des os. Et il fait bien plus que ça.

Tableau 6.4
BESOINS QUOTIDIENS EN CALCIUM ET EN VITAMINE D

Âge	Calcium (mg/jour)		Vitamine D (µg[1] /jour)[2]	
	Hommes	Femmes	Hommes	Femmes
9 à 18 ans	1300	1300	5	5
19 à 50 ans	1000	1000	5	5
51 à 70 ans	1200	1200	10	10

1. 1 µg = 1 microgramme = 40 UI (unités internationales)
2. De nombreuses recherches tendent à démontrer que les besoins en vitamine D sont bien au-delà de ces récentes recommandations. Certains chercheurs suggèrent des apports allant jusqu'à 1000 UI par jour, soit 25 microgrammes.

Un petit un pour cent très important

Le squelette est constitué de calcium. En fait, 99 % du calcium de l'organisme se retrouve dans les os et les dents. Il ne reste plus qu'un minuscule 1 % en circulation. Insignifiant ? Non. La survie même en dépend. La contraction musculaire, la coagulation sanguine, la communication entre les neurones, toutes ces fonctions dépendent essentiellement du calcium. Pas exclusivement de lui, bien sûr, mais son rôle est tellement important que le corps humain dispose de mécanismes puissants pour maintenir la calcémie (taux de calcium contenu dans le sang) dans des limites relativement stables. Si ce niveau vient à changer de manière importante, le cœur arrête de battre et les poumons arrêtent de respirer. C'est plus qu'un simple détail !

Comme le corps ne fabrique pas de calcium, il doit aller le chercher dans les aliments. Or, certains jours, on consomme beaucoup de calcium, et d'autres jours, très peu. Comme on ne peut pas dépendre de la régularité de l'alimentation pour assurer sa survie, il faut trouver un autre moyen de toujours avoir du calcium sous la main afin d'éviter la catastrophe. C'est ici qu'entre en jeu le « banquier calcique » du corps humain.

Le banquier calcique de l'organisme

Il faut voir le squelette comme un compte bancaire de calcium. Les cellules peuvent aller puiser dans cette réserve chaque fois que nécessaire, c'est-à-dire quand l'alimentation est pauvre en calcium. Le banquier, gestionnaire des fonds calciques, attribue la priorité aux organes vitaux (cœur, poumons, système nerveux...) au détriment de la solidité des os. Si le scénario est occasionnel, il n'y a pas de quoi faire un drame. Par contre, un apport régulièrement faible en calcium entraîne une « faillite » personnelle dans la banque de calcium : l'ostéoporose. Dans un compte bancaire, quand on retire plus souvent qu'on ne dépose, on sait ce qui nous attend. Même chose pour le squelette. Le moyen le plus sûr d'éviter la faillite calcique est d'avoir une alimentation qui couvre ses besoins en calcium. Le tableau 6.4 présente les besoins quotidiens en calcium et en vitamine D au cours de la vie.

Un os dans la moulinette...

Consommer suffisamment de calcium, c'est bien. Mais l'absorber, c'est mieux. Or, tout comme pour le fer, les sources de calcium ont des taux d'absorption variables, allant

Secouez bien !

Avant de verser un verre de boisson de soja enrichie, de jus d'orange riche en calcium ou même de lait, il faut prendre soin de bien agiter le contenant. La vitamine D a tendance à se retrouver au fond ou à se coller aux parois des contenants.

de 5 à 75 %. Comment expliquer de telles différences ?

Certains aliments contiennent des antinutriments. Ce sont des substances qui se lient aux vitamines ou aux minéraux et les empêchent de pénétrer dans l'organisme. Ainsi, les oxalates contenus dans certains légumes forment, avec le calcium, un complexe impossible à absorber. C'est la même chose avec les phytates (dans les céréales à grains entiers et dans les légumineuses) et avec les fibres. Toutes ces substances réduisent le passage du calcium à travers le tube digestif. Une partie du précieux minéral est donc éliminée dans les selles. À titre d'exemple, pour obtenir autant de calcium que ce qui est absorbé quand on boit un verre de lait, il faut manger 1765 ml d'épinards, plus de 2 litres de haricots rouges ou 315 ml d'amandes. La vitamine D et le lactose, contrairement aux phytates, oxalates et fibres, améliorent l'absorption du calcium.

Calculateur de calcium

Le calculateur des pages suivantes permet d'évaluer ses apports quotidiens en calcium. On commence par rédiger son journal alimentaire pendant trois jours (voir *Comment tenir son journal alimentaire*, page 62). Puis on utilise la journée la plus représentative de son alimentation habituelle pour faire le calcul de sa consommation de calcium. Il suffit de retracer dans le tableau 6.5 les aliments consommés. On indique ensuite le nombre de portions consommées et on fait le total d'une journée. Pour être encore plus près de la réalité, on peut aussi additionner les apports plusieurs jours de suite et en faire la

moyenne. On compare alors avec ses besoins, présentés au tableau 6.4.

Une partenaire «D»éterminante

Impossible de parler du calcium sans présenter son indéfectible coéquipière, la vitamine D. Sans elle, pas d'absorption. Le passage du calcium à travers les parois de l'intestin est capricieux. Il nécessite un système de transport complexe qui dépend de la vitamine D. Si celle-ci est insuffisante, le calcium ne sera pratiquement pas absorbé. Heureusement, il s'agit d'une vitamine liposoluble (c'est-à-dire qu'elle se dissout dans les gras plutôt que dans l'eau), donc l'organisme peut s'en faire des réserves. Bien peu d'aliments en contiennent naturellement des quantités élevées : le foie de certains poissons (la morue en particulier), quelques poissons gras (saumon, maquereau, thon, sardines, hareng), le jaune des œufs et les abats. D'autres aliments sont enrichis en vitamine D : le lait, la margarine et les boissons de soja (voir tableau 6.6 pour connaître les bonnes sources).

Il existe un autre moyen de subvenir à ses besoins en vitamine D : laisser le corps en fabriquer. La peau, exposée au soleil, peut produire cette précieuse vitamine. Le hic, c'est que la synthèse de vitamine D ne se produit pas pendant les longs mois d'hiver (d'octobre à avril, environ). Alors, à moins de planifier des entraînements dans le sud pendant les grands froids, l'hiver, sous nos latitudes, la production de vitamine D est limitée.

De plus, l'utilisation d'écrans solaires bloque la synthèse de vitamine D. Or, dans les sports où l'on est longtemps exposé au

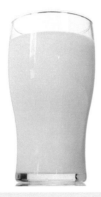

Qu'est-ce qui égale un verre de lait ?

Qu'on parle de fromage, de boisson de soja enrichie, de lait nature ou au chocolat, une portion contient environ 300 mg de calcium. Pour en absorber autant, on peut aussi manger 400 ml de brocoli, 745 ml de graines de sésame décortiquées, 1765 ml d'épinards, plus de 2 litres de haricots rouges ou encore 8,25 litres de boisson de soja non enrichie. De quoi se taper une bonne indigestion !

Tableau 6.5
CALCULATEUR DES APPORTS EN CALCIUM D'UNE JOURNÉE

Colonne A	Colonne B	Colonne C	B x C =
Aliment et grosseur de la portion	Calcium (mg, selon portion de la colonne A)	nombre de portions mangées (selon portion de la colonne A)	apports en calcium (mg)
Produits laitiers			
Parmesan (50 g)	592		
Fromages : gruyère, suisse, emmenthal (50 g)	500		
Lait de brebis (250 ml)	500		
Lait de chèvre (250 ml)	345		
Lait (250 ml), lait au chocolat (250 ml), boisson de soja enrichie (250 ml), fromages : brick, cheddar, gouda (50 g)	315		
Yogourt nature et aux fruits (175 g)	270		
Macaroni au fromage (250 ml), pizza (⅛ de 38 cm de ø), quiche au fromage (⅙ de 20 cm de ø)	250		
Fromages : mozzarella, bleu, camembert (50 g)	225		
Fromage cottage (250 ml), potage dilué avec du lait (250 ml), lait glacé (175 ml)	180		
Desserts au lait : tapioca, flan, blanc-manger (125 ml); crème glacée (175 ml)	135		
Boisson de soja non enrichie (250 ml)	10		
Viandes et substituts			
Tofu ferme à base de sulfate de calcium (100 g)	683		
Sardines en conserve égouttées (100 g ou 7 moyennes)	360		
Tofu ordinaire à base de sulfate de calcium (100 g)	350		
Noix du Brésil (125 ml), amandes (125 ml), soja (250 ml), haricots blancs bouillis (250 ml), saumon en conserve avec les arêtes (100 g)	155		
Graines de sésame (125 ml), graines de tournesol écalées (125 ml), saumon frais, cuit (100 g)	90		
Autres légumineuses cuites (250 ml), noix de Grenoble (125 ml)	50		
Poissons (100 g), crustacés (100 g)	45		
Tofu soyeux, mou (100 g)	32		
Beurre d'arachide (30 ml), œuf (1)	18		
Viandes	négligeable		

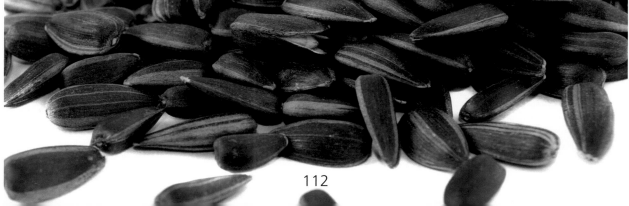

Colonne A	Colonne B	Colonne C	B x C =
Aliment et grosseur de la portion	Calcium (mg, selon portion de la colonne A)	nombre de portions mangées (selon portion de la colonne A)	apports en calcium (mg)
Féculents			
Pain doré (1 tranche), crêpes (2), gaufre (1)	100		
Muffin (1), bagel (1), pain hamburger (1), riz ou pâtes alimentaires, cuits (250 ml)	36		
Pain (1 tranche), céréales à grains entiers, cuites ou prêtes à servir (175 ml)	18		
Légumes et fruits			
Jus d'orange enrichi de calcium (250 ml)	308		
Figues séchées (5)	135		
Épinards, cuits (125 ml)	130		
Brocoli, bouilli, égoutté (125 ml)	45		
Autres fruits secs (125 ml), orange (1)	45		
Autres légumes et leur jus (250 ml)	30		
Autres fruits et leur jus (250 ml)	négligeable		
Sucres			
Mélasse noire (15 ml)	200		
Poudre de chocolat au lait (30 ml)	50		
Mélasse de fantaisie (15 ml)	40		

Total des apports en calcium de la journée

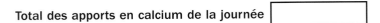

soleil – volleyball de plage, tennis, marathon, cyclisme sur route... –, l'application d'une telle protection est essentielle pour réduire le risque de cancer. Pas question d'aller sous le soleil sans crème protectrice ; il faut donc aller chercher sa vitamine D dans les aliments.

L'intolérance au lactose
Certaines personnes ne tolèrent pas le lactose, sucre naturel du lait. Ce n'est pas une raison pour exclure tous les produits laitiers de l'alimentation. Voici quelques trucs :

- Opter pour des produits fermentés : yogourt, kéfir, babeurre. Le lactose a été transformé par les bactéries.
- Choisir des fromages affinés et vieillis : cheddar, gouda, emmenthal... Ils contiennent moins de lactose.
- Habituellement, les petites quantités de lait sont tolérées si on les consomme aux repas, avec d'autres aliments. On peut donc essayer les sauces ou les potages préparés avec un peu de lait, les desserts au lait, etc.

Tableau 6.6

QUELQUES BONNES SOURCES DE VITAMINE D

Aliment	Portion	Quantité de vitamine D (µg)	(UI)
Saumon	100 g	23 à 25,5	920 à 1020
Hareng frais	100 g	4,2	168
Lait	250 ml	2,6 à 2,7	104 à 108
Lait de chèvre enrichi	250 ml	2,25 à 2,75	90 à 110
Maquereau	100 g	2,6	104
Sardines, en conserve	100 g	2,4	96
Boisson de soja enrichie	250 ml	2,25	90
Margarine molle	15 ml	1,6 à 2,8	64 à 112
Yogourt de marque Source	175 g	1,25	50
Thon, en conserve, dans huile	85 g	1	40
Lait en poudre, écrémé	15 ml	0,8	32
Morue	100 g	0,7	28
Champignons	125 ml	0,7	28
Œuf (jaune)	1	0,6	24
Foie de bœuf	100 g	0,4	16
Lait concentré, écrémé	15 ml	0,4	16
Fromage frais de marque Minigo	60 g	0,4	16
Fromage frais de marque Petit Danone	60 g	0,3	12

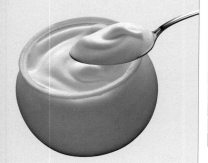

Yogourts riches en vitamine D

Au Canada, il est interdit d'enrichir les yogourts en vitamine D. Pourtant, certaines marques se vantent d'en contenir. Comment est-ce possible? Les fabricants se procurent un lait déjà enrichi en vitamine D pour préparer leur yogourt. Cela explique en partie le prix plus élevé et la teneur en vitamine D de ces produits. On peut faire de même, à une fraction du coût, en préparant son propre yogourt à la maison.

◦ Pour augmenter son apport en calcium, on peut aussi se tourner vers d'autres aliments qui en contiennent comme les boissons de soja enrichies, le saumon et les sardines en conserve avec les os, certains légumes vert foncé, etc. (voir tableau 6.5)

◦ Finalement, si rien n'y fait, on peut se tourner vers des laits sans lactose ou des comprimés d'enzymes qui en facilitent la digestion.

Doses excessives : prudence!

En nutrition, trop c'est comme trop peu. Des excès de minéraux peuvent entraîner des problèmes majeurs. Un excès de calcium ou de vitamine D peut créer des dépôts calciques dans certains tissus et organes et entraver leur fonctionnement. Sans compter que des doses faramineuses de calcium ou de fer compétitionnent entre eux en plus d'empêcher l'absorption des autres minéraux comme le zinc, le magnésium ou le manganèse. Selon les recommandations de base, on devrait limiter les apports quotidiens en calcium à 2500 mg, ceux en fer à 45 mg et ceux en vitamine D à 50 µg (2000 UI). Le danger est quasi inexistant quand on s'en tient aux aliments pour combler ses besoins, mais si on prend des suppléments, la vigilance s'impose.

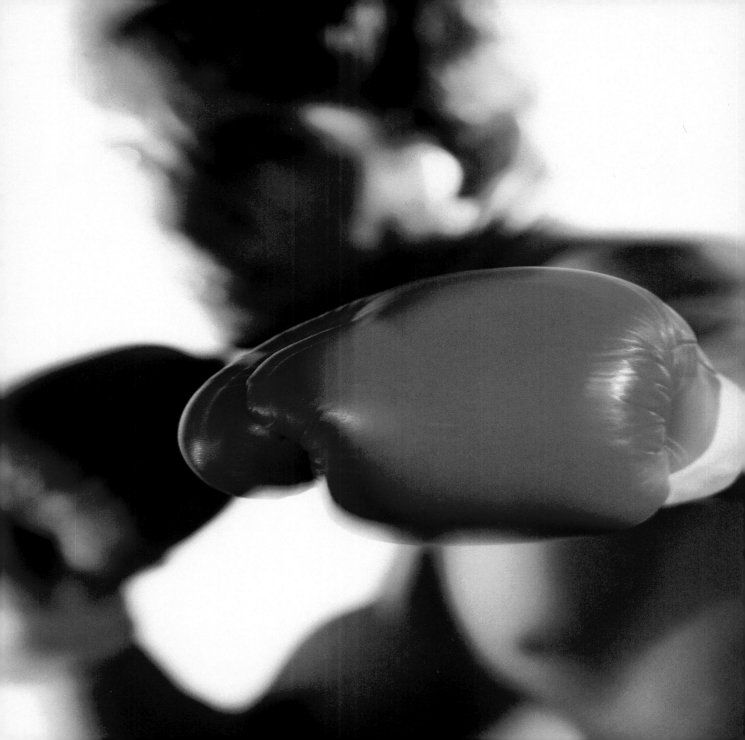

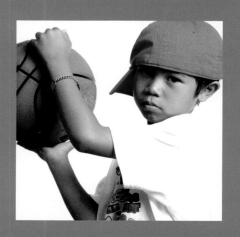

PREMIÈRE PARTIE

LA MACHINE HUMAINE

CHAPITRE SEPT

LES ENFANTS

AVANT LA PUBERTÉ, les recommandations nutritionnelles pour les enfants visent essentiellement à couvrir leurs besoins spécifiques à la croissance. Il faut donc prévoir suffisamment d'énergie pour suivre le rythme de gain de la masse musculaire et de la croissance osseuse, sans excès, pour éviter d'entraîner un surplus de poids. Trois nutriments méritent une attention particulière : les protéines, élément essentiel pour les muscles et les os ; le calcium, dont 99% se retrouve dans la masse osseuse et dans les dents, et qui joue un rôle dans la contraction musculaire ; et enfin le fer, qui assure la base du sang et du transport de l'oxygène.

Quelques statistiques sur la croissance

Généralement, le gain de poids est de 2 à 3 kg par année jusqu'à l'âge de 9 ou 10 ans. Par la suite, le rythme de gain de poids est encore plus rapide : c'est la poussée de croissance qui a aussi ses exigences (voir chapitre 8, *Les ados*). La taille augmente en moyenne de 5 à 6 cm par année à partir de l'âge de 2 ans, et ce, jusqu'à la puberté. Ces changements physiques importants, échelonnés sur un court laps de temps, ont évidemment des conséquences sur les besoins nutritionnels.

Les besoins en énergie

Tout comme pour les adultes, la dépense énergétique de base varie selon la taille et le poids (voir chapitre 1, *Le carburant*). Par contre, avant la puberté, il y a peu de différence entre les garçons et les filles de même taille et de même poids. Chez les enfants, il est difficile d'établir les besoins énergétiques quotidiens par le biais d'une simple équation, à cause de la grande variabilité entre les enfants et dans le temps. De plus, pour calculer le coût énergétique associé aux activités sportives pratiquées par les enfants, il faut éviter l'utilisation des grilles développées pour les adultes. En effet, l'estimation précise des besoins énergétiques pour les enfants qui pratiquent un sport est rendue difficile par leur plus faible poids corporel ainsi que par l'inefficacité relative de leurs mouvements. Il est probable que le coût énergétique diminue au fur et à mesure que la capacité à exécuter une série d'exercices donnée s'améliore. Les grilles pour adultes, lorsqu'elles sont corrigées en fonction de la masse corporelle, risquent donc fort de sous-estimer la dépense réelle en énergie faite par les enfants. Donc, si le jeune grandit normalement, sans variations inhabituelles et importantes de poids vers le haut ou le bas, et qu'il maintient son intensité

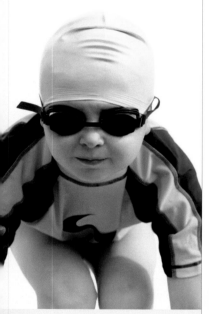

d'entraînement et son sourire, c'est que tout va bien. On le soutient, on continue à faire le taxi (!) et on l'encourage pour sa prochaine compétition.

Les besoins en protéines

De bons apports en protéines sont essentiels pour assurer une croissance normale et adéquate de la masse musculaire et du squelette. Les recommandations de base pour les enfants athlètes sont presque les mêmes que pour les enfants plus sédentaires et elles diminuent avec l'âge. Les besoins de base sont présentés dans le tableau 7.1.

Les besoins en liquides

L'enfance a d'autres particularités. Le système de sudation des enfants n'est pas encore complètement développé. Comme la sueur est le principal véhicule par lequel l'organisme évacue son excès de chaleur, les risques de surchauffe sont donc augmentés. De plus, les enfants sont des éponges face à la chaleur : ils absorbent plus de chaleur provenant d'un environnement chaud à cause de leur ratio surface corporelle/poids corporel très élevé. Donc, plus l'enfant est petit, plus rapidement la chaleur est absorbée. Les enfants produisent aussi plus de

Exemples de besoins quotidiens en protéines pour des enfants

Enfant (garçon ou fille) de 35 kg :
35 kg x 1g/kg/jour = 35 g/jour

Enfant (garçon ou fille) de 43 kg :
43 kg x 1g/kg/jour = 43 g/jour

Tableau 7.1
BESOINS QUOTIDIENS EN PROTÉINES POUR DES ENFANTS

ÂGE	SEXE	GRAMMES DE PROTÉINES PAR kg DE POIDS PAR JOUR
7 à 14 ans	Garçons et filles	1,0

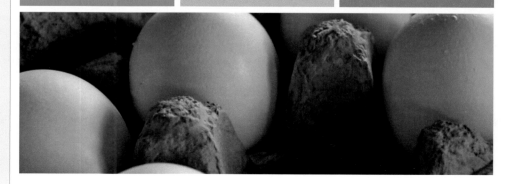

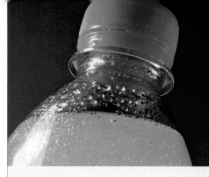

chaleur métabolique pour une activité donnée. Les enfants sont donc à risque plus élevé de surchauffe que les adultes.

Si un enfant ne s'hydrate pas régulièrement, on est au seuil de problèmes. Or, bien des enfants n'aiment pas vraiment boire de l'eau. Il faut alors prioriser la quantité plutôt que la qualité des boissons offertes à l'enfant. En d'autres termes, il est plus important d'offrir une boisson que l'enfant aime plutôt que de favoriser une composition idéale : ce qu'on veut, c'est qu'il boive !

Le tableau 7.2 présente des recommandations pour guider parents et entraîneurs quant aux quantités de liquides qu'un enfant doit consommer avant et pendant l'activité physique afin d'assurer une hydratation optimale. On peut aussi consulter le document « Les enfants et l'hydratation » sur le site www.coach.ca, à l'onglet Nutrition sportive – Ressources sur la nutritin sportive, dans la section Renseignements nutritionnels.

Mon enfant a-t-il besoin de prendre du Gatorade ?

Oui et non.

Non, si l'activité dure moins d'une heure et que ce n'est pas un entraînement qui comporte des exercices aérobies pratiqués de façon intensive dans un environnement particulièrement chaud. Pour la petite gymnaste, la nageuse synchro ou l'enfant qui joue dans le jardin, la boisson pour sportifs n'est pas nécessaire. **Oui**, les boissons énergétiques commerciales peuvent être une solution, car elles sont bien équilibrées lorsqu'elles rencontrent les critères décrits au chapitre 4 (page 76). De plus, comme ces boissons revêtent une auréole « athlète », elles peuvent inciter les enfants à boire, et c'est tant mieux.

D'autres solutions existent : on peut préparer sa propre boisson pour sportifs en diluant des jus de fruits selon la recette à la page 78. Mais par-dessus tout, il faut choisir ce que l'enfant a le goût de boire parce que c'est ce qui est le plus important.

Tableau 7.2
ESTIMATION DES BESOINS EN LIQUIDES CHEZ LES ENFANTS EN FONCTION DU POIDS

QUAND	ENFANTS DE MOINS DE 41 kg	ENFANTS DE PLUS DE 41 kg
Une heure avant l'activité	90 ml à 180 ml	190 ml à 360 ml
Pendant l'activité (aux 20 minutes)	90 ml à 150 ml	180 ml à 270 ml
Après l'activité	Jusqu'à 240 ml par 250 g (½ livre) de poids perdu	Jusqu'à 360 ml par 250 g (½ livre) de poids perdu

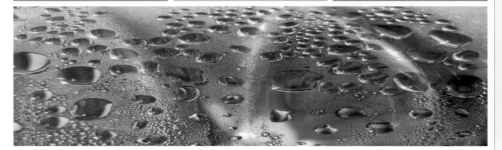

119

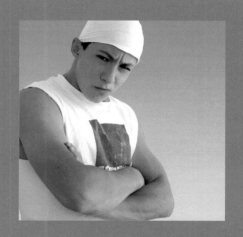

PREMIÈRE PARTIE

LA MACHINE HUMAINE

LES ADOS

À L'ADOLESCENCE, tout bouge à la vitesse grand V, tant socialement que physiquement. Changements associés à la puberté et à la poussée de croissance obligent, il faut mettre les bouchées doubles pour combler la montée en flèche des besoins nutritionnels, principalement en calcium, en fer, en protéines et en énergie, sans oublier que l'ensemble des vitamines et des minéraux doivent aussi répondre à cet accroissement de la demande.

Les besoins en énergie

Les besoins caloriques varient en fonction de l'âge, du sexe et de la phase de puberté que l'adolescent traverse. À ces besoins de base s'ajoutent évidemment les exigences énergétiques des activités physiques pratiquées. Contrairement aux enfants, on peut utiliser pour les adolescents et pour les adultes les mêmes tables de dépenses énergétiques/kg de poids corporel pour une activité donnée. De façon générale, les besoins énergétiques des adolescents athlètes vont de 2200 à 4000 calories pour les filles et de 3000 à 6000 calories pour les garçons. Ces besoins sont souvent difficiles à rencontrer – et ils sont quelquefois plus grands encore – pour les athlètes adolescents dont la poussée de croissance est rapide et importante. Pour y arriver, on fa-

vorise des choix alimentaires à haute densité nutritionnelle : ce sont les aliments qui contiennent beaucoup d'éléments nutritifs ET d'énergie (calories) dans un faible volume. Chez les filles, c'est plus fréquemment le contraire qui se produit : elles limitent leur apport énergétique de crainte de prendre du poids ou encore parce que le changement normal de silhouette les rend inconfortables. Mal ajustée, cette restriction peut freiner le gain normal de masses musculaire et osseuse, et par conséquent la performance.

Les besoins en protéines

Les protéines sont aussi fortement en demande pour suivre la croissance rapide des adolescents. Règle générale chez les sédentaires, les besoins sont d'environ 0,8 à 1,0 g par kg de poids corporel. On peut aussi baser l'estimation des besoins sur la taille des adolescents. Ainsi, les apports suivants sont suggérés :

ADOLESCENTS :
de 0,29 à 0,34 g/cm de taille

ADOLESCENTES :
de 0,27 à 0,29 g/cm de taille

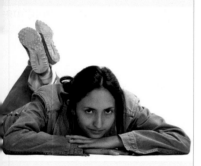

Exemples de besoins quotidiens minimum et maximum en protéines pour des adolescents sédentaires

Adolescent
de 160 cm (5 pi 3 po) :
Minimum :
160 cm x 0,29 g/cm/jour
= 46,4 g/jour

Maximum :
160 cm x 0,34 g/cm/jour
= 54,4 g/jour

Adolescente
de 147 cm (4 pi 10 po) :
Minimum :
147 cm x 0,27 g/cm/jour
= 39,7 g/jour

Maximum :
147 cm x 0,29 g/cm/jour
= 42,6 g/jour

Il existe aussi des recommandations, adaptées au type d'entraînement, qui sont les mêmes pour les deux sexes :

- Pour les adolescents qui débutent un programme d'entraînement : de 1,2 à 1,7 g/kg/jour
- Entraînement en endurance aérobie : de 1,2 à 1,4 g/kg/jour
- Entraînement en résistance ou endurance de force-vitesse : 1,6 à 1,7 g/kg/jour

Les besoins en protéines doivent être ajustés à la hausse chez les adolescents :

- qui adoptent une alimentation végétarienne stricte (végétaliens);
- qui restreignent leur consommation de viandes, de volailles et de produits laitiers;
- qui limitent leurs apports énergétiques, c'est-à-dire qui ne mangent pas suffisamment pour couvrir leurs besoins.

Les besoins en fer

Au cours d'une période de croissance rapide qui se déroule sur une très courte période de temps (par exemple grandir de 12 à 15 cm en 6 mois), des symptômes de carence en fer ou d'anémie peuvent être remarqués : fatigue, pâleur, incapacité à suivre l'entraînement régulier et, suite à une prise de sang, taux de ferritine et d'hémoglobine abaissés. Ces symptômes ne représentent qu'un état de déficience transitoire, car l'organisme n'arrive pas à suivre l'augmentation normale du volume sanguin exigée par le gain de masse musculaire et de vaisseaux sanguins nécessaires à son irrigation. Cette si-

tuation est particulièrement marquée chez les garçons dont le ratio muscles/gras croît proportionnellement plus rapidement que celui des filles. Par contre, chez ces dernières, les besoins en fer sont accrus en raison du début des menstruations. La qualité de l'apport alimentaire en fer devra donc être améliorée (consulter le chapitre 6, *La mécanique fragile*) tout en favorisant les apports protéiques et énergétiques adéquats. Les suppléments ne sont habituellement pas nécessaires. En plus des changements normaux de l'organisme qui modifient les besoins en fer, il ne faut pas oublier l'impact de l'entraînement régulier qui favorise chez certains, tout comme pour les adultes, des pertes accrues de fer.

Les besoins en calcium

Le calcium est à la base du développement normal des os (voir chapitre 6, *La mécanique fragile*). Encore une fois, les adolescents qui présentent une poussée de croissance importante et rapide hypothèquent leur organisme. C'est le temps ou jamais de faire le plein de calcium, en quantité comme en qualité. Souvent, les filles évitent les aliments riches en calcium, comme les produits laitiers, parce qu'elles les croient riches en calories. Un coup d'œil au guide de portions (page 208) pourra les convaincre du contraire. En fait, les produits laitiers sont souvent bien moins caloriques que d'autres aliments qu'elles choisissent pour leurs qualités « sociales », comme le chocolat, les frites, les boissons gazeuses... et ils sont assurément plus riches en éléments nutritifs.

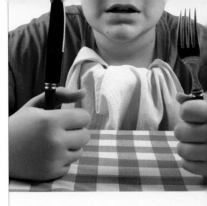

Les besoins en liquides

Enfin, après le début de la puberté, le système de sudation fonctionne normalement : il faudra apprendre aux adolescents à modifier leurs habitudes d'hydratation pour répondre à leurs besoins individuels. Ils doivent suivre les mêmes consignes que les adultes. Consulter le chapitre 4 pour obtenir les informations nécessaires à cet ajustement.

Quelques particularités propres à chaque sexe pendant l'adolescence

Chez les filles, on observe :

- une augmentation des besoins en fer et en protéines associée au début des menstruations ;
- un changement normal de silhouette caractérisé par le développement d'une masse de graisse plus importante que chez le garçon. Cette situation, même si elle ne plaît pas toujours, est la résultante des modifications hormonales. Quelquefois, on observe de nouveau un gain de poids vers 18 à 20 ans, souvent dû à un deuxième ajustement hormonal qui se produit à cet âge. Il s'agit là d'une période difficile pour plusieurs, mais qui se stabilise la plupart du temps après quelques mois ;
- à l'occasion, une restriction énergétique importante dans le but de pallier les changements hormonaux mentionnés précédemment. Ces restrictions peuvent entraîner un arrêt des menstruations et un retard de croissance. De

plus, si le menu de base est inférieur au minimum recommandé de 1500 calories (page 238), il est très difficile de rencontrer ses besoins nutritionnels. Dans ce cas, il faut absolument être très strict dans la sélection de choix alimentaires. Si on a de la difficulté à faire les bons choix, il serait important de consulter un nutritionniste qualifié.

Chez les garçons, il faut :

- assurer une alimentation axée sur la qualité et la quantité pour rencontrer les besoins nutritionnels accrus et permettre le développement optimal de la masse musculaire et de toutes les fonctions de l'organisme. C'est la recommandation la plus importante à suivre ;
- choisir des aliments riches en énergie et denses en nutriments, surtout lorsque la poussée de croissance est importante. On suggère alors les barres énergétiques, les laits fouettés, etc. La recette de BUM présentée à la page 124 pourrait les aider à combler leurs besoins ;
- éviter la supplémentation en créatine. L'adolescent se questionne souvent sur les besoins d'un supplément de protéines ou de créatine pour optimiser sa masse musculaire sans prendre de masse adipeuse. La croissance musculaire rapide qui risque de s'ensuivre pourrait entraîner des problèmes dans les tendons, les ligaments et même au niveau du système rénal. Il faut plutôt assurer un apport nutritionnel adéquat qui rencontre les besoins individuels en

« M'man ! J'ai encore faim ! »

L'appétit des ados peut parfois surprendre. Comme parent, on questionne souvent les fringales de nos jeunes. Pourtant, elles sont bien fondées. Alors il ne faut pas hésiter à offrir des collations nutritives quand leur ventre crie famine, même si l'heure du repas approche. Tartines de beurre d'arachide et lait, yogourt et biscuits à l'avoine, fromage et craquelins... même une pointe de pizza peut se perdre dans l'appétit d'ogre d'un ado ! Si, après ce casse-croûte nutritif, le jeune engloutit son repas, c'est que la collation était bel et bien nécessaire. De la même manière, il faut bien garnir la boîte à lunch, surtout quand un entraînement est prévu en fin de journée.

BUM
(barres énergétiques de l'Université de Montréal)
(12 portions)

Préparer ses propres barres énergétiques, ce n'est pas sorcier. Voici une recette toute simple, élaborée par des étudiantes de nutrition de l'Université de Montréal et qui ne demande même pas de cuisson !

500 ml	céréales de flocons de son (Bran Flakes)
250 ml	gruau à cuisson rapide
250 ml	miel ou sirop de maïs
175 ml	poudre de lait écrémé
125 ml	beurre d'arachide
250 ml	fruits secs hachés
125 ml	graines de tournesol
125 ml	pépites de chocolat (facultatif)

PRÉPARATION
Dans un grand bol, mélanger tous les ingrédients. Étendre dans un moule de 20 cm x 20 cm.
Réfrigérer jusqu'à ce que le mélange ait durci.
Couper en barres ou en carrés.

protéines et en énergie. Pour plus de détails sur les protéines, consulter le chapitre 3, *Les pièces*, et pour les suppléments, voir le chapitre 10, *Les suppléments alimentaires*.

ATTENTION !
La perte de poids
Une perte de poids inappropriée chez un adolescent ou une adolescente peut entraîner une détérioration des performances et avoir un impact important sur la croissance, le statut nutritionnel, le niveau hormonal et le développement des tissus osseux, sans parler du stress psychologique et des désordres alimentaires qui peuvent en découler. Il faut donc aider l'adolescent et l'adolescente à accepter son changement de silhouette sans s'inquiéter et éviter de faire pression pour qu'il ou elle maintienne un poids corporel faible.

Les catégories de poids
Est-ce que je suis dans la bonne catégorie de poids de compétition ? Voilà une question cruciale, surtout à cette phase de la puberté où il y a un « risque » élevé de croissance rapide au cours de l'année. Dans certains sports comme le judo, il faut choisir une catégorie de poids en début d'année et y demeurer toute l'année sous peine de perte importante de pointage. Donc, succès impossible aux compétitions importantes ! Dans ces conditions, il est préférable de choisir une catégorie de poids supérieure en début d'année pour pouvoir s'y maintenir sans avoir à soumettre l'adolescent à des restrictions extrêmes en fin d'année. Ces restrictions peuvent avoir des conséquences négatives importantes : nausées, vomissements, étourdissements, etc., sans parler de chances de succès fort limitées dans de telles conditions.

Les compétitions
En tournoi, le stress peut entraîner une perte d'appétit. Pour des conseils alimentaires sur la façon de gérer le stress en compétition, on peut consulter le chapitre 11, *Bobos, malaises et blessures*. Une des solutions consiste à prendre des collations et des repas fréquents, par petites quantités à la fois. Cela évitera de traverser la même épreuve que Camille...

Une pesée qui a mal tourné
Camille est une jeune judoka de 17 ans. Les jours précédant une compétition sont toujours difficiles. Camille est d'humeur massacrante et tente péniblement d'atteindre les 44 kg de sa catégorie. Elle suit un régime très sévère pendant 14 jours et, le matin même de la compétition, elle doit aller courir pour réussir à faire le poids. Finalement, la balance « collabore », et l'aiguille oscille à 43,8 kg. Enfin, Camille pourra consommer un vrai repas ! Guidée par sa faim de loup, elle opte pour une assiette gargantuesque : 2 œufs, bacon, saucisses, creton, patates rissolées et rôties. La totale, quoi ! Quelques minutes plus tard, Camille est prise de nausées et doit même aller vomir... Elle affronte donc sa première adversaire affaiblie et le ventre vide.

Après cet épisode, Camille consulte un nutritionniste avec qui elle établit un pro-

tocole de perte de poids sur plusieurs semaines, ce qui lui permet d'atteindre son
poids de combat de façon moins sévère. Elle
ajuste également ses collations postpesée,
remplace l'assiette du bûcheron par des
oranges, des raisins frais, quelques amandes
et de l'eau. Résultat ? En 2005, elle est cou-
ronnée championne canadienne dans la catégorie des 44 kg.

Pour des idées de repas et de collations
avant l'entraînement, consulter le chapitre 2, *Le carburant*. La clef du succès : des
aliments qui fournissent surtout des glucides
(pâtes, pain, riz...), un peu de protéines et
pas trop de matières grasses.

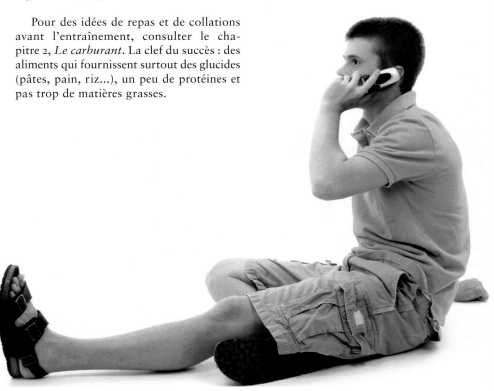

**La course
avant le match**
Les parents reviennent à
18 h, le match est à 19 h.
Panique en la demeure !
Qu'est-ce qu'on mange ?
« Le gros repas en famille
n'est pas toujours le scénario idéal pour tous les
jeunes. Quand ils mangent
beaucoup et peu de temps
avant le match, certains
jeunes se sentent lourds et
n'ont pas la tête (ni les
jambes !) à courir, parce
que l'estomac est occupé à
digérer. Il peut être préférable de prévoir deux ou
trois collations riches en
glucides et de compléter
après la partie. Toutefois, il
n'y a pas de règle qui s'applique à tous. La tolérance
personnelle doit dicter les
choix. »
NICK DE SANTIS
Directeur technique
Impact de Montréal

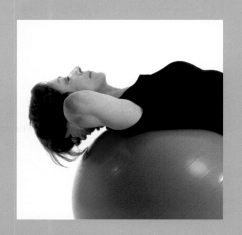

PREMIÈRE PARTIE

LA MACHINE HUMAINE

CHAPITRE NEUF

LES BABY-BOOMERS

Deux éléments caractérisent ce groupe d'âge :

1. Les besoins énergétiques sont moins importants en raison d'une diminution du métabolisme de base (MB), ce qui entraîne un gain de masse grasse.

On observe une diminution du MB de l'ordre de 2 à 3 % par décennie, après 25 ans, à cause de la perte de masse musculaire active. Chez la femme, les changements hormonaux associés à la ménopause entraînent en plus un gain et une redistribution de la masse adipeuse.

Cependant, les hommes et les femmes qui maintiennent un entraînement régulier conservent une masse active normale et un niveau hormonal semblable à celui d'un jeune adulte. Cela leur permet aussi de maintenir leur silhouette de jeune adulte avec tous ses avantages… ou presque !

2. Les besoins hydriques pour une même activité diffèrent.

Peut-être serait-il préférable de parler d'une modification dans la façon de gérer la thermorégulation, c'est-à-dire de produire ou de dissiper la chaleur dans l'organisme. L'âge, quand on tient compte de tous les facteurs comme le gabarit, le niveau de condition physique, l'acclimatation, etc., ne semble pas entraîner de détérioration de la capacité de thermorégulation. Par contre, il semble tout de même qu'avec l'âge, il y ait :

- un délai dans le déclenchement de la sudation ;
- une diminution de la capacité à dissiper la chaleur à cause de la difficulté des glandes sudoripares à fonctionner normalement ;
- une diminution de la vasodilatation des vaisseaux périphériques, ce qui amène moins de sang vers la peau, le débit étant plus faible de 25 à 40 % ;
- une plus grande difficulté de réhydratation associée à la diminution de la sensation de soif.

Il faut donc évidemment prendre en considération ces changements pour prévenir les risques de déshydratation et de coup de chaleur chez les adultes plus âgés qui pratiquent une activité physique dans un climat chaud.

Au-delà de ces préoccupations, les baby-boomers qui s'entraînent doivent suivre les mêmes recommandations nutritionnelles que leurs camarades plus jeunes.

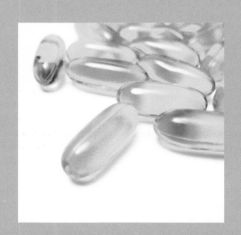

PREMIÈRE PARTIE

LA MACHINE HUMAINE

CHAPITRE DIX

LES SUPPLÉMENTS ALIMENTAIRES

LE TERME « SUPPLÉMENT ALIMENTAIRE » est défini de façon différente d'un pays à l'autre. Au Canada, les suppléments alimentaires pour sportifs font partie des produits naturels de santé. De façon générale, on considère qu'un supplément alimentaire répond à la définition suivante :

> Un supplément alimentaire ou un aliment pour sportif serait une substance ou un produit consommé en plus de la diète habituelle, dans le but d'augmenter l'ingestion de composés alimentaires essentiels, d'ajouter des nutriments à la diète ou d'assurer une alternative commode aux aliments ingérés quotidiennement.

À ce jour, les produits dont l'efficacité a été démontrée sont :

- les glucides, pour favoriser le métabolisme énergétique ;
- les glucides et les protéines, pour favoriser la récupération postexercice ;
- les boissons énergétiques, pour le remplacement des liquides et des électrolytes ainsi que pour le maintien de la glycémie.

Le tableau 10.1 présente une classification basée sur les fonctions proposées par certains clubs sportifs, industries ou entraîneurs. Des exemples pour chacune des catégories ainsi qu'une indication sur les éléments qui ont fait leurs preuves à ce jour sont proposés. Quelques-uns de ces suppléments sont présentés ci-dessous.

Brève mise au point sur certains suppléments

Produits qui prétendent favoriser une réduction de la masse adipeuse

CAFÉINE Aucun effet sur la réduction de la masse adipeuse n'a été observé. Certains effets secondaires ont été rapportés : insomnie, fatigue, irritabilité, tremblements.

ORANGE AMÈRE (OU *GREEN ORANGE, KIJITSU, CITRUS AURANTIUM*) Aucun effet positif n'a été démontré, malgré la suggestion que l'orange amère puisse agir comme coupe-faim tout comme les extraits d'orange de Séville offerts comme alternatives sécuritaires à l'éphédra.

Ces produits ne sont pas sans danger et peuvent poser les mêmes risques sur la santé que l'éphédra. L'orange amère contient de la synéphrine, substance connue pour

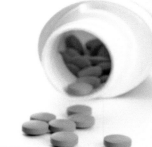

Tableau 10.1
CATÉGORIES DE SUPPLÉMENTS ET EFFETS DÉMONTRÉS

CATÉGORIE DE PRODUITS SELON LES EFFETS PRÉTENDUS	EXEMPLES DE PRODUITS	EFFETS POSITIFS DÉMONTRÉS
Favorise la croissance et la réparation musculaire	Poudres ou hydrolysats de protéines, acides aminés complets, acides aminés essentiels, HMB (b-hydroxy-b-méthylbutyrate)	**NON** Si les besoins de base sont satisfaits par l'alimentation normale
Favorise une réduction de la masse adipeuse	Pyruvate, caféine, carnitine, orange amère, *guarana*, L-carnitine, ma-huang	**NON** Risques potentiels si les doses sont élevées
Favorise le métabolisme énergétique	Glucides, caféine, bicarbonate, créatine	**GLUCIDES :** oui **CAFÉINE :** à nuancer **BICARBONATE :** doses efficaces variables et effets secondaires négatifs importants **CRÉATINE :** à nuancer
Favorise la récupération	Poudres de protéines entières, isolats ou hydrolysats de protéines, barres ou boissons de glucides-protéines, ginseng	**GLUCIDES ET PROTÉINES :** oui **GINSENG :** non
Favorise la santé des articulations	Glucosamine, sulfate de chondroïtine	**OUI** Chez certains individus
Favorise la santé générale	Vitamines, minéraux	**NON** Si les besoins sont satisfaits par l'alimentation
Favorise la fonction immunitaire	Échinacée, glutamine, antioxydants (vitamines C et E, et bêtacarotène), zinc, lycopène, pycnogénol	**NON** **GLUTAMINE :** à nuancer **VITAMINES C ET E, ET BÊTACAROTÈNE :** doses efficaces non établies ; risques potentiels si des doses élevées sont prises sur une période prolongée
Stimule le système nerveux central	Taurine	**NON**
Remplace les liquides et les électrolytes	Boissons énergétiques, suppléments d'électrolytes	**OUI** Évaluer les besoins selon la durée de l'effort et les pertes hydriques

augmenter la pression artérielle et qui a la capacité d'augmenter le nombre d'événements cardiovasculaires. Compte tenu de ses potentiels effets nocifs, les produits contenant de l'orange amère sont déconseillés.

GUARANA (OU *PAULLINIA*, CACAO BRÉSILIEN) Cette substance s'est montrée inefficace pour améliorer la capacité anaérobique, la puissance ou la performance pendant des activités de courtes durées ou à haute intensité. Les effets secondaires sont les mêmes que ceux rencontrés avec la caféine.

Produits qui prétendent favoriser le métabolisme énergétique

CAFÉINE (aussi retrouvée sous les noms : *guarana*, maté, thé des Jésuites, thé du Paraguay, thé du Brésil, cacao du Brésil, noix de cola, noix de kola, cola ou kola, et, en anglais, *paullinia*, *yerba maté*, *bissy nut*, *guru nut*)

En augmentant la lipolyse (la dégradation des graisses de réserve), la caféine aurait la capacité de préserver les réserves de glycogène et, par le fait même, d'augmenter le métabolisme à l'exercice. Les effets de la caféine sur l'augmentation de la lipolyse ont été démontrés avec des doses de 3 à 6 mg/kg de poids corporel. Cependant, les effets sont observés surtout chez les non-utilisateurs de caféine ou encore après un sevrage complet de caféine d'une durée de 72 heures. De plus, les résultats sont très variables selon les individus. Les effets optimaux de la caféine sont observés environ 30 minutes après la consommation, tandis que la demi-vie est d'environ 3 heures. Certains effets secondaires ont été rapportés : insomnie, fatigue, irritabilité, tremblements.

BICARBONATE Le bicarbonate agit comme substance tampon pour l'acide lactique qui s'accumule dans les muscles à la suite d'un exercice intense. Dans les sports anaérobies, l'utilisation de bicarbonate favoriserait la récupération en retardant la fatigue musculaire. La dose recommandée est de 300 mg/kg dans les 2 heures précédant la compétition. Toutefois, des effets secondaires majeurs sont associés à la prise de bicarbonate tels qu'une alcalose qui entraîne une hyperventilation et surtout une diarrhée « spontanée » chez 50 % des utilisateurs.

CRÉATINE La créatine se trouve principalement dans les muscles squelettiques, où elle est en équilibre dynamique avec la phosphocréatine. Des taux élevés de créatine augmentent la capacité de renouvellement de l'ATP (adénosine triphosphate) pour de courtes périodes (10 à 20 secondes), et on croit qu'ils amélioreraient le renouvellement de la phosphocréatine pendant la phase de récupération. Une supplémentation augmente les concentrations de créatine et de phosphocréatine, créant ainsi un plus grand pool de créatine dans le muscle squelettique. Elle permettrait ainsi de s'entraîner plus longtemps en maintenant la même intensité d'effort, puisqu'elle favorise la récupération musculaire lors d'exercices intenses et de courtes durées.

La créatine doit être consommée avec une dose minimale de 370 g de glucides par jour, dont au moins 50 g au même moment que le supplément de créatine. La supplémentation en créatine peut se présenter de deux façons :

- des cycles de 20 grammes/jour (5 g, 4 fois/jour) pendant 5 jours, suivis d'un arrêt pendant 21 jours ;

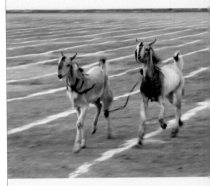

« Une chèvre, même dopée, ne courra jamais plus vite qu'un tigre. »

PIERRE FOGLIA
La Presse

131

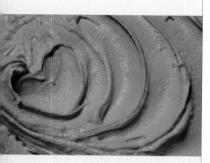

des cycles de 3 g/jour pendant 21 à 28 jours, suivis de 21 jours sans créatine. Cette dernière méthode est préférable puisqu'elle entraîne peu d'effets secondaires.

L'ingestion de créatine entraîne certains effets secondaires – des douleurs aux articulations, de la rétention d'eau, une possibilité de surentraînement – et ce qui en découle, une augmentation du risque de lésions ligamentaires ou articulaires.

Produits qui prétendent favoriser la fonction immunitaire

GLUTAMINE La glutamine est une source énergétique nécessaire à la division cellulaire. Elle est un précurseur essentiel à la synthèse de composés essentiels au maintien de l'action immunitaire. Il semble qu'une dose moyenne de 0,5 g/kg de poids corporel par jour soit adéquate pour améliorer le statut immunitaire, et qu'une période de 5 jours soit minimale pour assurer des effets positifs. Des effets significatifs restent à démontrer ; les résultats varient selon la dose et la durée du traitement.

VITAMINE C En général, la vitamine C prise en supplément ne diminue pas la fréquence des rhumes. Elle pourrait alléger certains symptômes et parfois diminuer leur durée, mais d'à peine 8 %. Toutefois, les personnes soumises à un stress physique intense pourraient bénéficier d'un supplément (pas plus de 200 mg), surtout par temps froid.

Comment évaluer un nouveau supplément ?

L'industrie des suppléments change tellement rapidement qu'il est difficile de suivre l'évolution du marché. Pour avoir une bonne idée de la valeur d'un nouveau supplément, voici cinq questions à se poser. Pour juger qu'un supplément mérite qu'on s'y attarde, il faut répondre oui à toutes ces questions.

- Tous les ingrédients sont-ils connus ?
- Le produit est-il 100% sécuritaire ? Quelles preuves sont disponibles à cet effet ? Naturel ne veut pas nécessairement dire acceptable.
- Est-ce que le produit est exempt de substances interdites ou à usage restreint ?
- Est-ce que les professionnels qualifiés sont d'accord avec l'utilisation de ce produit ?
- Le plan d'entraînement suivi (c'est-à-dire les préparations physique, mentale et nutritionnelle de même que la récupération) est-il optimal ?

Les athlètes doivent être prudents et éviter l'utilisation inconsidérée des suppléments alimentaires. Ils sont plutôt encouragés à rechercher l'avis de personnes qualifiées avant d'en faire usage.

On peut aussi visiter le www.cces.ca et le www.coach.ca, onglet Nutrition sportive, Ressources sur la nutrition sportive, section Renseignements nutritionnels.

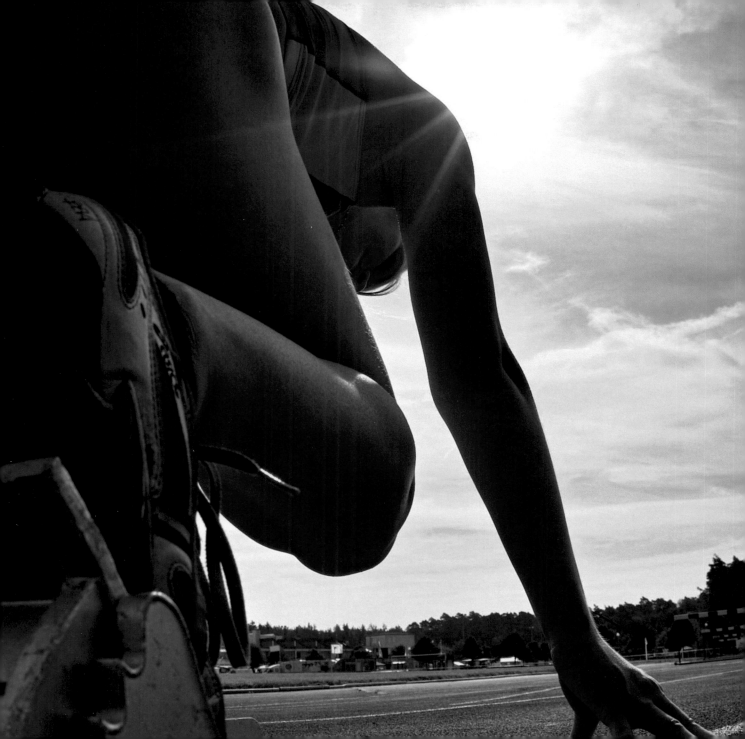

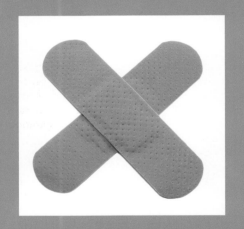

PREMIÈRE PARTIE

LA MACHINE HUMAINE

BOBOS, MALAISES ET BLESSURES

CETTE SECTION présente quelques trucs pour contrer certains problèmes de santé, parmi les plus courants, rencontrés par les athlètes et les sportifs.

J'ai des crampes

Les crampes musculaires sont souvent causées par un manque de sodium. Il est important de s'hydrater suffisamment et surtout de vérifier le contenu en sodium des liquides choisis pour se réhydrater pendant l'exercice. Pour ceux qui transpirent abondamment, l'eau seule ne permet par de remplacer les pertes en sodium. Il faut alors absolument assurer des quantités suffisantes de sodium dans la boisson choisie, et ce, peu importe la durée de l'entraînement et les conditions atmosphériques. Mais attention ! un excès de sodium peut avoir un effet inverse. Les athlètes qui décident de prendre un comprimé de sel (163 mg de sodium) doivent s'assurer de boire au moins 200 à 300 ml d'eau en même temps. Pour plus de détails consulter le chapitre 4, *L'eau*.

Les crampes et les « points » à l'estomac peuvent être causés par une préparation alimentaire inadéquate. Il faut s'assurer de bien répartir les repas et collations par rapport au moment où l'effort commence, sans oublier de respecter la qualité des aliments et des boissons (voir chapitre 2, *Du super sans plomb dans les muscles*). Par contre, si après une heure d'entraînement, cette situation se maintient, il faut ralentir la vitesse de course, prendre de bonnes respirations et, finalement, en dernier ressort, s'arrêter !

J'ai « planté » (ou frapper le mur)

Il faut d'abord savoir pourquoi cela est arrivé. La nature ayant ses limites, il faut peut-être accepter que cette fois-là, notre corps n'était pas prêt à aller plus loin. Mais ce peut aussi être une question d'épuisement du carburant. Les réserves de glycogène ne sont pas infinies et elles doivent constamment être renflouées. Si on oublie de manger ou de boire des aliments et des boissons riches en glucides avant l'exercice, les réserves de glycogène du foie se videront graduellement, et ce sera la panne sèche. Faute de bien se préparer avant, le seul moyen d'éviter cette situation consiste à boire, pendant l'exercice, une boisson riche en glucides. Pour plus de détails, consulter le chapitre 2, *Du super sans plomb dans les muscles*.

Je suis étourdi

Une hypoglycémie (suite à une chute du glucose circulant sous les valeurs normales) peut se produire faute d'avoir assuré une alimentation riche en glucides avant l'entraînement ou une hydratation appropriée pendant l'entraînement. Pour prévenir ce problème, la meilleure solution consiste à prendre régulièrement de petites collations et à éviter les sucres simples pris isolément, surtout quand ils sont sous forme liquide comme les gels et les jus sucrés. Il est préférable de consommer ces glucides avec des aliments qui en ralentissent légèrement la digestion, comme du yogourt, des craquelins, des barres de céréales, etc. Le principe est de maintenir constant le niveau de glycémie pour éviter les hausses et les baisses indésirables. On retrouve plusieurs exemples qui permettront d'éviter ce problème dans le chapitre 2, *Du super sans plomb dans les muscles*.

Je suis diabétique

Pour un diabétique qui commence l'entraînement, il est essentiel d'adapter son plan alimentaire et sa médication. L'organisme Diabète Québec met plusieurs documents à la disposition du grand public sur son site www.diabete.qc.ca. On peut aussi y trouver des liens qui permettent de contacter d'autres groupes, organismes ou professionnels qui viennent en aide aux personnes diabétiques.

J'ai des troubles gastro-intestinaux

Pour ceux qui présentent des nausées, des maux de ventre ou d'autres inconforts gastro-intestinaux, une attention particulière doit être portée au choix et à la quantité des aliments à privilégier avant l'effort.

- Préférer les liquides aux solides. Les boissons et les repas liquides sont digérés et absorbés plus rapidement que les aliments solides. Pourquoi ? Tout simplement parce que les mécanismes impliqués dans la digestion sont allégés : pas besoin de couper, triturer ou broyer les aliments. Les liquides sont facilement accessibles aux enzymes et autres sécrétions digestives pour une action rapide et efficace. Cela constitue donc un bon point pour les liquides qui permettent en même temps de compléter l'hydratation avant l'effort.
- Consommer de plus petites portions constitue un autre moyen d'aider le processus de digestion. Il vaut mieux manger ou boire par petites quantités à la fois, quitte à répéter le geste plus souvent dans les heures qui précèdent l'effort, plutôt que de se charger le tube digestif avec un gros repas.
- Choisir des aliments et des boissons connus et appréciés, faibles en gras et en fibres. Éviter les aliments très épicés et les aliments gazogènes comme le chou, le brocoli, les oignons, etc., juste avant l'effort.

J'ai mal au ventre pendant que je cours

Plusieurs raisons peuvent causer ces maux de ventre. Les soubresauts imposés à l'estomac pendant la course à pied risquent d'entraîner ce type de désagrément. Il faut évi-

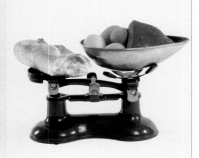

La diète Zone est-elle bonne pour les sportifs ?

NON. Les besoins énergétiques des sportifs doivent être comblés principalement par les glucides. La diète Zone recommande de limiter les glucides à moins de 40 % des calories, alors que les sportifs doivent viser au moins 50 %, et souvent beaucoup plus. Aucune amélioration des performances n'a été démontrée par les athlètes suivant la diète Zone.

ter les aliments solides durant l'effort et préférer les boissons. Pour connaître les critères de choix d'une boisson à prendre pendant l'effort, consulter la page 76. On peut aussi consommer plusieurs petites collations dans les heures qui précèdent l'effort plutôt qu'un seul gros repas. Cela facilite la digestion et réduit les risques de crampes et d'inconforts pendant la course.

Le stress me fait aller à la toilette

Alors que, normalement, on mange sans problème fruits, légumes et produits à grains entiers, c'est une tout autre histoire la veille ou la journée d'une compétition. Parfois, en période de stress, les visites à la salle de bains se multiplient. Dans ces conditions, il faut éviter les aliments sources de fibres (fruits et légumes frais, produits céréaliers à grains entiers, légumineuses) dans les 24 à 48 heures qui précèdent la journée de compétition. Il faut préférer les produits céréaliers raffinés – pain blanc, riz blanc, pâtes –, les légumes bouillis, les jus sans pulpe. Plus le problème est important, plus il faut commencer tôt à adopter une alimentation sans fibres.

J'ai mal au cœur quand je mange le matin

Souvent, les entraînements ont lieu très tôt le matin, et on préfère nettement étirer les minutes sous la couette que de mettre les orteils hors du lit. Mais comme toute bonne chose a une fin, il faut tout de même se mettre un petit quelque chose dans l'estomac avant de partir pour un entraînement prolongé tôt le matin. Différentes suggestions sont données à la page 34. Incapable d'avaler quoi que ce soit le matin ? On prend alors son petit déjeuner la veille !!

J'ai la diarrhée – J'ai une gastroentérite– J'ai vomi

La priorité : se réhydrater. On a besoin de liquides, de sels minéraux et, si possible, d'un peu de glucides comme source d'énergie. On peut donc boire du Pedialyte – ou, à la limite, une boisson pour sportifs diluée ou un jus dilué avec une pincée de sel (voir recettes marge droite). À l'étranger, on ne prend pas de glaçons, on utilise exclusivement des eaux embouteillées pour boire, pour diluer les boissons et même pour se brosser les dents !

Même quand les vomissements et la diarrhée persistent, il faut continuer à boire. Pour mieux tolérer les liquides, on avale par petites gorgées plutôt qu'un verre d'un trait. On reprend ensuite l'alimentation, graduellement et selon sa tolérance, en évitant les fibres et les produits laitiers riches en lactose.

Si les malaises persistent, il faut consulter un médecin.

En compétition, je n'ai jamais faim

Le stress de la compétition entraîne des réactions individuelles différentes : le stress coupe littéralement l'appétit de plusieurs, et la simple perspective d'avoir à manger leur donne des nausées. Dans ce cas, on consomme de petites quantités à la fois, souvent mieux tolérées. On suit sa tolérance individuelle : certains vont préférer des ali-

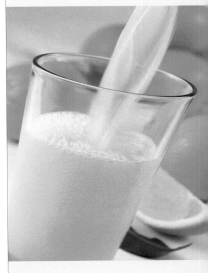

Recettes
Solutions réhydratantes

360 ml	jus d'orange
600 ml	eau bouillie
2,5 ml	sel
Mélanger.	

ou

940 ml	eau bouillie
45 ml	sucre
2,5 ml	sel
Mélanger.	

ments liquides ou semi-solides (compotes, poudings, purées...) alors que d'autres se sentiront mieux avec des aliments solides et plutôt secs (craquelins, biscuits secs, tranche de pain...).

Il fait froid, il fait chaud : qu'est-ce que je fais?

Des besoins spécifiques sont à considérer pour les sports pratiqués par temps froid. Ils sont bien décrits dans la troisième partie, *Mon sport*.

Les besoins spécifiques par temps chaud sont expliqués en détail au chapitre 4, *L'eau*. Là encore, il est préférable de consulter la partie *Mon sport* pour connaître les particularités touchant les sports pratiqués.

J'ai les genoux écorchés

Genoux et coudes écorchés ou brûlés par les glissades et les chutes sur le plancher des gymnases? Le remède n'est pas vraiment nutritionnel, même s'il contient un nutriment essentiel, le zinc. Une crème ou un onguent de type Zincofax (sulfate de zinc utilisé pour les bébés) peut faire un bien énorme aux écorchés de la glissade.

Je récupère mal d'une blessure

Les déficiences en protéines et en énergie empêchent la récupération ou la guérison complète et rapide. Cette situation est plus courante chez les athlètes déjà soumis à une restriction énergétique sévère pour faire le poids ou pour rencontrer les exigences des sports esthétiques. Les vitamines C et A ainsi que le zinc sont parmi les plus impor-

tants nutriments qui peuvent affecter la guérison. Plus précisément, les déficiences en vitamine C retarderont la formation de collagène, celles de vitamine A affecteront la structure de l'épithélium alors que la déficience en zinc limitera la multiplication cellulaire.

J'attrape tous les rhumes – Je suis toujours malade

D'abord, on garde sa bouteille d'eau pour soi et on ne la passe même pas à ses meilleurs amis! Ensuite, on se lave les mains. Enfin, on s'assure d'avoir une alimentation optimale pour bien couvrir les besoins du système immunitaire. On consulte le tableau 11.1 pour connaître les rôles de certains nutriments dans la guérison de malaises ou blessures fréquents chez les sportifs et les athlètes. Le chapitre 10, *Les suppléments alimentaires*, traite plus en détail de la relation entre la vitamine C et le rhume (voir page 132).

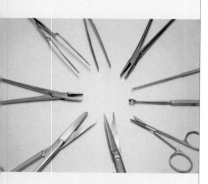

Des calories pour bien se rétablir

À la suite d'une infection ou d'une chirurgie majeure, les besoins énergétiques peuvent s'accroître de 20 à 45 %. Un apport énergétique adéquat aide à prévenir la fonte musculaire, facilite la récupération post-chirurgie, réduit la fréquence des infections et accélère le processus de guérison. Le corps a besoin d'énergie pour lutter adéquatement contre toutes ces attaques extérieures et il ne peut y arriver si on le prive de sa source de carburant : les aliments.

Tableau 11.1
RÔLES DE QUELQUES NUTRIMENTS ESSENTIELS DANS LE PROCESSUS DE GUÉRISON

NUTRIMENT	FONCTION DANS L'ORGANISME	QUELQUES CONSÉQUENCES POSSIBLES D'UNE CARENCE
Protéines	Maintien de masse musculaire Fonction immunitaire	Cicatrisation ralentie Infections fréquentes
Glucides	Source d'énergie	Fatigue Étourdissements
Acides gras essentiels	Composante essentielle des membranes cellulaires	Peau sèche Blessures
Calcium	Maintien de l'ossature Contraction musculaire Influx nerveux	Ostéoporose Guérison de fractures ralentie
Fer	Composante essentielle de l'hémoglobine et de la myoglobine Production d'énergie	Diminution de l'endurance Anémie Fatigue
Zinc	Maintien de la fonction immunitaire	Cicatrisation ralentie
Cuivre	Formation du collagène	Anémie Perte osseuse
Vitamine C	Formation du collagène Absorption du fer non hémique Résistance aux infections	Infections fréquentes Saignements des gencives Cicatrisation ralentie
Vitamine A	Formation de l'épithélium Fonction immunitaire	Infections des voies respiratoires supérieures Désordres gastro-intestinaux
Vitamine K	Coagulation	Hémorragies
Vitamines du complexe B	Production d'énergie	Dermatite
Folacine (acide folique)	Maturation des globules rouges	Diarrhée Problèmes de conduction nerveuse
Pyridoxine (B_6)	Maintien de la fonction immunitaire	Faiblesse Insomnie Convulsions Altérations de la fonction motrice

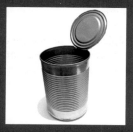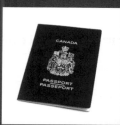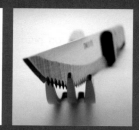

DEUXIÈME PARTIE

BIEN MANGER PARTOUT

CHAPITRE DOUZE

À L'ÉPICERIE

POUR BIEN MANGER, il faut commencer par bien garnir ses tablettes.

Garde-manger de base

Selon la grosseur du garde-manger, on peut accumuler plus ou moins de provisions.

Les essentiels pour se dépanner quelles que soient les circonstances comprennent les aliments suivants :

- Du poisson en conserve (thon, saumon, sardines), des légumineuses sèches et en conserve, des fèves de soja rôties, des noix, des graines, du beurre d'arachide, de la confiture, du pain, des craquelins, du riz et des pâtes alimentaires, des céréales à déjeuner et du gruau à cuisson rapide, des légumes et des fruits en conserve (grand format et portions individuelles), de la pâte de tomate, de la sauce tomate, de la sauce aux tomates et légumes, de la soupe en conserve et en sachet, des bouillons (poulet, bœuf, légumes) en conserve, en concentré ou en poudre, du lait UHT, sans oublier l'ail et les oignons frais.

- Le coin condiments comprend les sauces chili, soja, Worcestershire et tabasco, la cassonade, le miel, le sucre, l'huile, le vinaigre, le ketchup, la moutarde, la relish, la poudre à pâte et le bicarbonate de soude.
- Le coin épices doit permettre de rehausser la saveur des plats préparés. On suit son goût et on assure des réserves. Donc : basilic, cannelle, chili en poudre, clou de girofle moulu, fines herbes, gingembre, muscade, moutarde sèche, origan, paprika, poivre, poudres d'ail et d'oignon, sel, thym et essence de vanille.

Frigo de base

Les essentiels pour le frigo devraient comprendre les aliments suivants :

- Des produits laitiers (fromage, yogourt à boire, yogourt, kéfir, lait), des boissons de soja enrichies, des œufs, des légumes et fruits frais, de la mayonnaise.

Congélateur de base

Les essentiels pour le congélateur devraient comprendre les aliments suivants :

- Des poissons, viandes, volailles et fruits de mer pour un repas improvisé.
- Des légumes et des fruits prêts à l'emploi.
- Une variété de pains (pitas, tortillas, aux raisins, à l'avoine, etc.) qu'on sort au gré de ses envies.

Pour aider à agencer le tout, voici 10 repas express à base des ingrédients listés dans les essentiels :

- Pizza aux tomates et au fromage sur tortilla
- Riz aux légumes et aux pois chiches
- Soupe de poisson
- Omelette au fromage
- Sandwich au saumon
- Macaroni au fromage
- Salade de légumes, garnie d'œufs à la coque ou de noix
- Pâtes à la sauce aux tomates et légumes
- Nouilles au thon
- Sauté de bœuf aux légumes

Le tableau 12.1 résume les informations à rechercher en faisant l'épicerie.

Petit budget

À l'épicerie, on a tôt fait de s'égarer devant la montagne d'informations mises à la disposition des clients pour orienter leurs achats. Les étiquettes sur les produits, les circulaires et les affiches n'indiquent pas toujours les meilleurs choix. Voici quelques trucs pour faire le tri dans toute cette information.

- Remarquer les étiquettes de prix collées sur les tablettes. On y indique le coût aux 100 g ou aux 100 ml. Cela peut s'avérer très utile pour comparer les produits entre eux.
- Rechercher les marques maison. À produit égal, elles sont moins chères.
- Limiter les choix de produits prêts à servir ; plus ils sont transformés et plus ils sont emballés individuellement, plus ils coûtent cher. On paie pour toutes les étapes que l'industrie fait à notre place. Il faut peser le pour et le contre entre économie de temps et économie d'argent.
- Le vrac est généralement moins cher. Autre avantage : il permet d'acheter la quantité dont on a réellement besoin.
- Les gros formats sont aussi économiques, mais uniquement dans la mesure où on n'en jette pas la majeure partie. Inutile d'acheter des quantités astronomiques juste pour profiter d'un rabais, surtout si on ne prévoit pas s'en servir. On choisit le bon format ou on fait des achats de groupe.
- Faire des réserves de produits non périssables (conserves, pâtes alimentaires, riz, etc.) lorsqu'une aubaine fantastique se présente. Même si on n'en a pas besoin tout de suite, ces aliments se conservent longtemps et seront utiles un peu plus tard.
- Dans le même ordre d'idée, il ne faut pas se laisser tenter par des soldes de produits dont on n'a pas besoin, ou bien par le tape-à-l'œil des emballages. On respecte sa liste d'épicerie !
- Vérifier la date des produits sélectionnés pour s'assurer qu'ils ne sont pas périmés. Au marché, les produits placés au fond de la tablette sont souvent les plus frais. Mieux vaut s'étirer un peu. On s'assure également d'utiliser le produit avant la date limite de consommation.

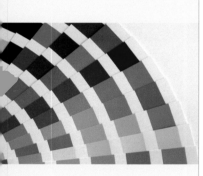

De la couleur au menu

Les gras polyinsaturés qui enveloppent chaque cellule de l'organisme sont sujets à l'oxydation, et encore plus lors d'activités pratiquées en aérobie. Pour les protéger, il faut consommer beaucoup d'aliments riches en antioxydants, comme les fruits et les légumes colorés. Les athlètes, surtout ceux dont l'entraînement comporte une composante aérobie, doivent donc s'assurer de mettre de la couleur au menu.

Tableau 12.1
INFORMATION À RECHERCHER EN FAISANT L'ÉPICERIE

ALIMENT	CARACTÉRISTIQUES À PRIVILÉGIER	RENSEIGNEMENTS À RECHERCHER SUR L'EMBALLAGE OU EXEMPLES D'ALIMENTS À CHOISIR
Craquelins, biscuits	Faibles en matières grasses	≤ 2 g de gras saturés + trans par portion
Barres de céréales		Voir les critères de sélection à la page 39
Céréales prêtes à servir	Riches en fibres et faibles en sucre ajouté	≥ 3g de fibres par portion ≤ 5 g de sucre par portion Voir les critères de sélection à la page 30
Fruits en conserve ou congelés	En conserve dans leur vrai jus, congelés ou en purée sans sucre ajouté	
Jus de fruits	Jus pur à 100 % ou sans sucre ajouté	
Soupes	Faibles en matières grasses	Produits dont les matières grasses et le sel sont le plus loin possible dans la liste des ingrédients
Lait et yogourt	Écrémé ou partiellement écrémé	≤ 2 % de matières grasses
Fromage	Écrémé ou partiellement écrémé	≤ 20 % de matières grasses
Viandes et volailles	Coupes maigres avec peu de gras visible et sans la peau	Longe, filet, poitrine, etc.
Poissons en conserve	Dans l'eau	
Beurre d'arachide		Beurre d'arachide naturel
Charcuterie	Coupes maigres avec peu de matières grasses visibles	≤ 10 % de matières grasses (noix de ronde, pastrami, jambon léger, poitrine de dinde, etc.)
Huile	Monoinsaturée et polyinsaturée	Huiles d'olive et de canola
Margarine	Molle non hydrogénée	

Adapté de Roy A, Drapeau V. Épicerie santé : c'est pas compliqué, laissez-vous guider! *Le Médecin du Québec* 2004 ; 39 (2) : 106. ©FMOQ. Reproduction autorisée.

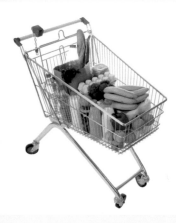

Pour limiter les coûts

On l'a souvent entendu, mais on ne le répétera jamais assez : pour réduire sa facture d'épicerie, il faut se faire une liste et y rester fidèle ! Cela évite de passer plus de 30 minutes à l'épicerie car... chaque minute supplémentaire engendre des dépenses de plus de 50 cents !

◎ Les articles les plus chers se trouvent à la hauteur des yeux et aux bouts des allées. Les produits les plus accessibles à la vue sont rarement des aubaines.

◎ On résiste aux articles placés près des caisses. Il faut éviter de faire échouer ses efforts d'économie à la toute fin de son épicerie !

◎ Une fois à la caisse, on vérifie les prix chargés et le coupon de caisse : les erreurs sont extrêmement fréquentes. Quelques minutes supplémentaires avant de quitter l'épicerie pour vérifier les prix valent souvent leur pesant d'or.

Plus spécifiquement, on peut aussi épargner en faisant des choix judicieux dans chacun des groupes d'aliments. Voici quelques exemples :

◎ Les céréales à déjeuner les moins chères peuvent être aussi nutritives que les plus coûteuses. Par contre, certaines céréales très nourrissantes sont parfois plus coûteuses parce qu'elles contiennent des noix et des fruits séchés. Pourquoi ne pas les ajouter soi-même ? Cela permettra d'économiser tout en faisant ses propres mélanges.

◎ Pour éviter de jeter le pain qu'on n'aura pas eu la chance d'utiliser avant la date de péremption, on le met au congélateur et on sort les tranches au fur et à mesure de ses besoins (le pain prend quelques minutes seulement à dégeler) ou, encore, on en congèle une partie.

◎ Par contre, il n'est pas recommandé de conserver le pain au réfrigérateur, car il séchera plus rapidement. Si le pain est sec, on peut en faire un pouding au pain (voir recette page 265), ou on le passe sous le gril et on en fait des croûtons pour les salades.

◎ Les légumes et les fruits frais de saison sont plus abordables puisqu'ils sont davantage disponibles.

◎ Hors-saison, il est souvent beaucoup plus économique d'acheter des fruits et des légumes surgelés, qui sont tout aussi nutritifs. On vérifie par contre que les sacs ne contiennent pas de glace.

◎ Les légumes en conserve sont aussi de bons choix, mais ils sont plus salés. Les fruits en conserve présentent un bon rapport qualité-prix, surtout dans le cas des fruits exotiques.

◎ Le meilleur indicateur pour l'évaluation des prix des viandes est le prix par portion, et non le prix au poids. Il faut tenir compte des parties non comestibles des produits (os, gras, etc.). Par exemple, un poulet entier de 1 kg ne fournira pas 1 kg de viande à consommer, mais plutôt environ 400 g. Les pertes de pièces de viande désossées sont beaucoup moins importantes, et c'est pourquoi elles sont plus chères à poids égal.

Enfin, tous ces efforts d'économie en valent-ils la peine si on dépense tout l'argent mis de côté en mets de cafétéria, de machines distributrices ou de restaurants à l'heure des repas ? Les lunchs peuvent être à la fois simples et rapides à préparer sans être nécessairement ennuyants.

- Congeler des portions individuelles des plats cuisinés au souper dans des plats allants au micro-ondes. Le matin avant de partir, il n'y a plus qu'à sortir le plat du congélateur et à ajouter quelques aliments pour compléter le repas.
- Varier le contenant : pain de seigle, baguette, bagel, pita, tortilla, petit pain rond, roulé, muffin anglais, pain à salade, pain à panini…
- Varier le contenu :
  - Condiments et tartinades : moutarde de Dijon, ketchup aux fruits, pesto, sauce chili, fromage à la crème, relish…
  - Viandes et substituts : jambon haché, morceaux de poulet ou de dinde, tranches de rôti de bœuf, œufs, thon, saumon, houmous, beurre d'arachide, purée de légumineuses, fromage, tofu…
  - Légumes et fruits : laitue romaine ou frisée, épinard, chou, radicchio, chicorée, oignon, ail, tomate, carotte râpée, feuille de menthe, oignon vert, céleri haché, ananas, poires, pommes…
- Accompagner d'une salade de riz, de pâtes ou de légumes, ou préparer une salade-repas en ajoutant des protéines (poulet, légumineuses, thon, etc.).

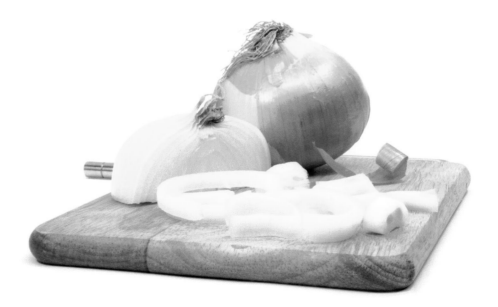

Ma barre personnelle inc.

Les aliments transformés, comme les barres énergétiques, sont parmi les plus coûteux du panier d'épicerie. Pourquoi ne pas économiser en préparant soi-même des barres nutritives, équilibrées et sans agent de conservation ? Il existe de bonnes recettes maison dans lesquelles on peut ajouter ou substituer des ingrédients, selon ses préférences (voir pages 44 et 124 pour des recettes).

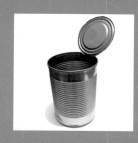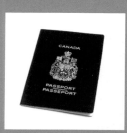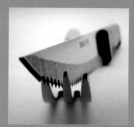

BIEN MANGER PARTOUT

CHAPITRE TREIZE

EN VOYAGE

LES DÉPLACEMENTS pour participer à une compétition impliquent toujours une préparation particulière, tant physique que psychologique et technique (hébergement, transport, etc.). On a cependant trop souvent tendance à oublier la préparation alimentaire qui est pourtant essentielle au maintien de l'énergie, de la concentration et... du succès final de l'athlète. Est-il possible de se préparer nutritionnellement au départ, au voyage et au séjour à l'extérieur ? Ces suggestions tiennent-elles peu importe la durée du séjour, le moyen de transport ou la distance à parcourir ? La réponse à ces deux questions est un grand oui : voici quelques trucs pour y arriver.

Il y a plusieurs facteurs dont il faut se soucier quand on voyage. L'hydratation en est un. L'air sec des autobus et des avions – l'air des avions contient moins de 2 % d'humidité –, de même que celui des lieux d'hébergement, des aéroports et des gares, augmente le risque de déshydratation, avec toutes les conséquences que cet état implique (voir tableau 4.2). Le décalage horaire constitue une autre préoccupation à ne pas négliger. À l'arrivée, les effets du décalage doivent être atténués le plus rapidement possible pour que l'athlète soit au maximum de sa forme dès le début de la compétition. Enfin, il faut maintenir un état de santé optimal pendant tout le séjour : là encore, des consignes d'ordre nutritionnel sont cruciales pour bien performer. Pourquoi risquer de faire tout échouer après des mois de préparation acharnée alors qu'une bonne planification permet de limiter les effets négatifs des voyages à l'extérieur ?

Avant le départ

Avant de voyager pour une compétition, le gérant de l'équipe devrait faire une liste des restaurants fiables qui se situent près des lieux d'entraînement et de compétition. Il est également important de repérer un marché d'alimentation où faire des emplettes. On peut aussi prévoir des menus qui conviendront à tous les membres de l'équipe. Le site de l'Association canadienne des entraîneurs (www.coach.ca, onglet Nutrition sportive, Ressources sur la nutrition sportive, section Renseignements nutritionnels) présente divers feuillets sur l'alimentation à privilégier en voyage et sur les consignes alimentaires à respecter dans plusieurs pays étrangers (Italie, Chine, Japon, Corée...). Ces feuillets sont téléchargeables et permettent de mieux choisir les restaurants et les menus offerts une fois sur place. On peut aussi consulter le site du Australian Institute of Sport à l'adresse www.ais.org.au/nutrition. On y trouve le livre *Survival Around the World* qui donne des conseils sur les aliments disponibles dans différents pays.

Si on part pour un week-end ou un voyage de courte durée, les accessoires de base de la trousse alimentaire d'un athlète ou d'une équipe sont :

- des glacières portatives : il y en a de toutes les grandeurs avec plus ou moins d'équipements additionnels ;
- des bols, des ustensiles pour manger et pour la cuisine (ouvre-boîtes, éplucheur ou couteau affûté);
- une bouilloire électrique, un chaudron électrique ou une cafetière ;
- des adaptateurs électriques et des convertisseurs appropriés au pays en question, au besoin ;
- des sacs à sandwich (type Ziplock), des serviettes de table.

Plus la distance à parcourir est longue, plus il importe d'apporter ce qu'il faut pour s'hydrater et s'alimenter. On veut ainsi prévenir l'hypoglycémie ou la chute de glucose sanguin, causes premières de fatigue, d'étourdissements, de maux de tête et d'irritabilité. Les essentiels de la trousse survie de voyage comprennent :

- de l'eau, des jus ou des boissons énergétiques ;
- des fruits séchés ou frais ;
- des barres énergétiques (voir recette de BUM à la page 124), des barres de céréales, des biscuits (figues, dattes, etc.);
- des bagels, des petits pains, des cé-

réales sèches (voir recette de GUM page 29), des craquelins ;
- des mélanges de noix et fruits secs ;
- des sandwichs s'ils peuvent être gardés au froid ; sinon, on évite la mayonnaise, on les place loin du système de chauffage et on les consomme dans l'heure qui suit le départ.

L'hydratation est primordiale quand on voyage. Commencer la préparation en buvant 500 ml de liquides dans l'heure qui précède le départ. Avant un vol, consommer des aliments à forte teneur en glucides complexes afin d'élever le plus possible les réserves de glycogène. Les liquides emmagasinés avec le glycogène aideront à prévenir la déshydratation.

Pendant le voyage

Le mal des transports, qu'il soit éprouvé en voiture, en avion ou en bateau, est une réaction à une perception de mouvement en conflit sensoriel avec le mouvement du corps. Le symptôme initial est habituellement un inconfort au niveau de l'estomac, suivi de nausées et de malaises, tels une salivation abondante, un changement de la température corporelle, des étourdissements et même de l'apathie. Généralement, le mal des transports s'accompagne de vomissements. Mauvais scénario pour un athlète qui essaie de maintenir un niveau d'énergie stable en vue d'une compétition ! La première chose à faire consiste à identifier les causes possibles du problème. Si l'anxiété est le facteur principal (par exemple, l'athlète se sent mal avant même d'être en situation de

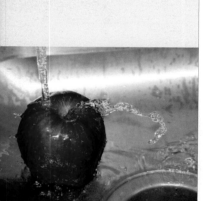

En voyage à l'étranger, la règle de base est la suivante :
Si vous ne pouvez faire bouillir les aliments, les faire cuire ou encore les peler, il vaut mieux ne pas les consommer.

mouvement), il est préférable de consulter un médecin ou un pharmacien qui pourra suggérer des médicaments ou une thérapie appropriés. Pour limiter le problème alimentairement, on doit s'abstenir de voyager l'estomac complètement vide ou trop plein, il faut manger lentement de petites quantités de nourriture (biscottes, craquelins ou céréales sèches) à intervalles réguliers et éviter les aliments qui stimulent la production d'acidité stomacale comme l'alcool, la caféine et les aliments frits ou épicés.

Voici quelques trucs non médicaux qui peuvent aider à réduire le mal des transports :
- S'habiller avec des vêtements amples et confortables.
- Prendre place au milieu de l'auto, de l'avion, du car ou du train, en position semi-couchée.
- Éviter le plus possible les mouvements de la tête et du corps et y aller mollo lorsqu'on bouge.
- Diriger son regard vers l'horizon ou vers tout autre objet stable.
- Éviter de lire, si cela rend inconfortable.
- Si possible, améliorer la ventilation.
- Effectuer des activités de préparation mentale afin de se concentrer sur un autre sujet.
- Se reposer et relaxer autant que possible.

Afin de maintenir une bonne hydratation durant un voyage en avion, il est recommandé de boire au moins 250 ml d'eau par heure de vol, même si cela oblige à aller plus souvent à la toilette. En fait, c'est une bonne chose, car peu importe le mode de transport, on doit régulièrement se lever, bouger et s'étirer pour maintenir une bonne circulation et éviter de s'ankyloser ou d'être courbaturé. Idéalement, on doit boire et manger régulièrement, de petites quantités à la fois, pendant tout le voyage.

Pour les longs voyages en avion, quelques précautions s'appliquent :
- Pendant le vol, choisir les repas à plus forte teneur en glucides, à faible teneur en lipides et en protéines. Les repas végétariens ou les diètes spéciales doivent être commandés à l'avance. Les repas pour diabétiques constituent une bonne option, car ils sont bien équilibrés, souvent moins gras, et donc plus faciles à digérer.
- Limiter la consommation de caféine (café, thé et boissons gazeuses contenant de la caféine comme les colas), car prise en grande quantité, la caféine favorise la déshydratation.
- Éviter l'alcool : il a également un effet déshydratant.

Si on s'arrête pour manger en chemin, le choix du restaurant est aussi très important. Pas facile d'accommoder les appétits de tout ce monde tout en respectant des consignes de budget, de rapidité du service et de qualité nutritionnelle. Les points de restauration rapide offrent souvent des aliments frits, donc plus longs à digérer, et peu de fruits et légumes. Consulter le chapitre 14, *Au resto*, pour des suggestions de menus à privilégier dans ce type de restaurants et des

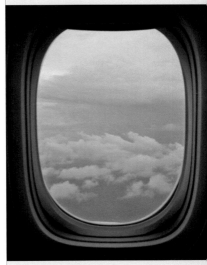

Se préparer au décalage horaire

Dans la semaine qui précède le départ, on essaie d'adapter graduellement son horaire de repas et même d'entraînement à celui qu'on aura une fois rendu à destination. Habituellement, on le modifie une demi-heure à la fois.

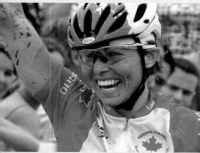

Des moules menaçantes...

« En 2005, j'étais en Écosse pour la finale de la Coupe du monde et j'étais en super forme. J'adore le parcours là-bas et je savais que je pouvais avoir un excellent résultat. Je logeais dans un *bed and breakfast*. Je devais donc souper dans les restos du coin. Il y en avait deux où on servait du bon poisson. Comme j'aime beaucoup ça, j'y suis allée plusieurs fois dans la semaine. Le jeudi soir, j'ai commis une erreur monumentale : j'ai commandé des moules. Je n'avais ja-

Suite dans la marge droite

choix d'aliments riches en glucides, faibles en gras et contenant une source de protéines de haute qualité.

À destination

Rendu à destination, il faut réussir à maintenir son énergie et son état de santé à un niveau optimal. Les repas offerts sur place dans les casse-croûte des arénas et des centres sportifs ou encore près des lieux de compétition ne sont généralement pas très nutritifs. Les athlètes et les entraîneurs peuvent repérer, au préalable, des endroits où l'on peut acheter de la nourriture. Ou, encore, ils peuvent apporter une « trousse alimentaire ».

En Amérique du Nord et en Europe de l'Ouest, il est habituellement possible de se procurer sur place beaucoup d'aliments courants tels des produits céréaliers (barres énergétiques, pain, bagels, céréales pour le petit déjeuner, craquelins, biscuits aux fruits), des fruits et des légumes et leurs jus, des produits laitiers (lait pasteurisé, yogourt, fromages) et des viandes ou leurs substituts (noix et graines, beurre d'arachide, conserves de saumon, de thon et de légumineuses). Enfin, lors de voyages prolongés dans une région où les ressources alimentaires sont douteuses, l'athlète aurait avantage à prendre des suppléments de vitamines et minéraux avant de partir, et de continuer à les prendre en voyage.

Pour éviter les intoxications alimentaires, il faut prendre certaines précautions dont les plus importantes sont les suivantes :
- Ne fréquenter que des restaurants reconnus.
- Choisir des fruits que l'on peut peler ;

la pelure peut contenir des bactéries et des agents infectieux.
- Éviter les légumes crus à moins qu'ils ne soient pelés.
- Éviter les aliments offerts par les vendeurs de rue.
- Éviter tout poisson cru et toute viande ou volaille crue ou insuffisamment cuite.

Hors du continent nord-américain, même s'il est indiqué que l'eau du robinet est « bonne » à boire, la variation du nombre de bactéries risque de provoquer des problèmes gastro-intestinaux. Il vaut donc mieux en toutes circonstances se limiter aux boissons embouteillées. Lorsque des glaçons sont ajoutés aux boissons, c'est comme si de l'eau du robinet était consommée : à éviter. Il est également recommandé de se brosser les dents avec de l'eau embouteillée. Pour plus d'informations sur les problèmes de santé qui peuvent tout de même survenir, consulter le chapitre 11, *Bobos, malaises et blessures*.

Décalage horaire

On ne peut empêcher les effets du décalage horaire, mais on peut essayer de limiter les dégâts. Si possible, on planifie le voyage de façon à ce que l'arrivée soit près de l'heure du coucher. Une fois à bord, il est généralement suggéré de régler sa montre à l'heure de destination et de tenter de se reposer ou de dormir pendant le vol. Une fois à destination, on fait un petit somme – au maximum une heure – si l'arrivée est le matin. Dès que possible, il faut sortir à l'extérieur puisque seule la lumière extérieure permet de rétablir l'horloge interne. On peut aussi faire de l'exercice, marcher dehors et prendre part à des activités sociales de façon à aller au lit à l'heure habituelle du coucher. Enfin, il ne reste plus qu'à se mettre au diapason du pays d'accueil en prenant les repas à l'heure habituelle pour cette région. Il faut également tenir compte du fait que l'horloge biologique prend environ un jour par heure de décalage pour se synchroniser. Attention à l'utilisation de comprimés de mélatonine, souvent proposés aux athlètes : ils ne conviennent pas à tout le monde et, dans ces conditions, il est souvent préférable de choisir des façons plus naturelles de limiter les effets négatifs du décalage.

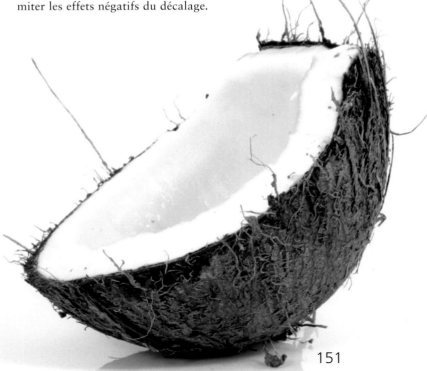

Suite de la marge de gauche

mais eu de problème avec les moules mais cette fois, j'y ai goûté ! Le vendredi, veille de ma compétition, je me suis réveillée avec un mal de cœur tellement intense que j'arrivais à peine à me rendre à la salle de bain. J'ai passé la journée au lit : intoxication alimentaire aux moules. J'ai bien cru mourir en Écosse ! Le samedi, j'ai pris le départ de la Coupe du monde, j'ai fait un tour de parcours, puis je me suis arrêtée. Pas d'énergie : je n'avais rien avalé la veille et j'avais à peine déjeuné.

Morale de cette histoire : ne mangez pas de moules dans les journées qui précèdent une compétition. Pour ma part, c'est fini pour la vie ! »

MARIE-HÉLÈNE PRÉMONT
Vélo de montagne
Médaillée d'argent aux Jeux olympiques d'Athènes (2004)

151

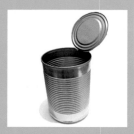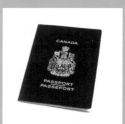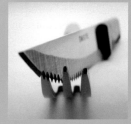

BIEN MANGER PARTOUT

CHAPITRE QUATORZE

AU RESTO

CHOISIR UN ENDROIT où casser la croûte n'est pas toujours chose facile. On doit maintenir les mêmes consignes pour sélectionner aliments et boissons avant, pendant et après la compétition. Si on est dans l'impossibilité de préparer ce qu'il faut pour ses propres besoins, on doit se fier à ce qui est disponible sur place ou encore se risquer aux choix des machines distributrices ou aux cafétérias, casse-croûte ou restaurants près des lieux de la compétition. De façon générale, les critères de base sont les suivants :

- Éviter les aliments frits et panés.
- Faire attention aux menus de table d'hôte puisque des desserts lourds y sont souvent inclus.
- Attention aux bars à salades : les vinaigrettes y sont généreusement mélangées aux différents mets disponibles. Choisir de préférence les légumes et les salades sans vinaigrette ajoutée, les viandes maigres et les produits céréaliers à grains entiers. Il faut y aller doucement avec les sauces et autres tartinades. Éviter les charcuteries et autres viandes grasses.
- Choisir le poisson du jour ou le menu léger ou santé offert par plusieurs restaurants.
- Limiter la quantité de tartinade sur le pain et les biscottes : elle ajoute très rapidement beaucoup de calories.
- Demander les sauces dans un contenant séparé et limiter les quantités rajoutées. Éviter les sauces crémeuses.
- Demander de remplacer les frites par des légumes cuits à la vapeur, une salade (vinaigrette à part), un potage ou un jus de légumes.
- Choisir les sauces aux tomates ou aux légumes pour les pâtes.
- Choisir les pizzas aux légumes et fromage ; éviter les viandes grasses comme le saucisson, le pepperoni, les saucisses et le bacon.
- Quand on doit limiter ses apports énergétiques pour garder un faible poids, commencer avec un potage de légumes, un bouillon ou un jus de tomate ou de légumes, ou encore par une salade (vinaigrette à part) pour remplir l'estomac et éviter de vider le panier à pain.
- Boire beaucoup de liquides.
- Lorsqu'on a encore faim à la fin du repas, commander d'abord une salade ou un dessert aux fruits ou à base de lait.
- Ne pas se sentir obligé de vider son assiette pour en avoir pour son argent !

153

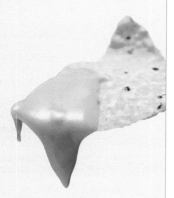

Voici la valeur nutritive de quelques repas pris dans des établissements de restauration rapide, et qui peuvent ruiner un budget calorique serré.

Sous-marin 6 po au bœuf, fromage et mayonnaise, boisson pétillante à l'orange et 2 biscuits double chocolat
769 calories • 27 g de gras

Sandwich croissant aux œufs et fromage, salade avec vinaigrette crémeuse
494 calories • 34 g de gras

Nachos gratinés (15 croustilles) et crème sure
655 calories • 64 g de gras

Pour des informations sur les choix à faire au resto et en voyage :

○ Association canadienne des entraîneurs (www.coach.ca, onglet Nutrition – Ressources sur la nutrition sportive, section Renseignements nutritionnels)
○ Australian Institute of Sport (www.ais.org.au/nutrition)
○ Fondation des maladies du cœur (www.santeducoeur.org pour obtenir le dépliant *Repas-minute et manger au restaurant*)
○ Diabète Québec (1-800-361-3504 pour obtenir le dépliant *Petit guide de poche pour vos repas au restaurant*)

On peut aussi visiter les sites Internet des chaînes de restauration. Plusieurs y publient des tables de valeurs nutritives des aliments offerts.

Voici quelques suggestions de sélection dans les restaurants, cafétérias et casse-croûte, ainsi que dans des restos ethniques.

CHOISIR PLUS SOUVENT....	DE PRÉFÉRENCE À...
Bagel, pain de grains entiers	Danoise, beigne, croissant
Œufs pochés ou bouillis, rôtie au pain de grains entiers	Œufs frits et bacon, patates rissolées
Viandes maigres : jambon, poulet, dinde, bœuf rôti	Salami, pepperoni, saucisses, bacon
Salade de légumes seuls ou avec légumineuses, sans vinaigrette	Salade avec mayonnaise : César, de pommes de terre, de chou crémeuse, de pâtes
Pizza sauce aux tomates et légumes	Pizza toute garnie avec pepperoni
Pâtes avec sauce tomate, légumes et boulettes de viande ou fromage	Pâtes avec sauces à la crème
Fajitas au poulet	Burrito au bœuf
Crevettes sichuan, légumes sautés	Porc aigre-doux, rouleaux impériaux
Tzatziki (à base de yogourt) avec pita	Salade grecque – parce que le tout baigne trop souvent dans la vinaigrette
Nouilles sautées aux légumes et au tofu (*pad thaï*)	Calmars frits
Rouleaux de sushi végétarien	Tofu frit
Poulet sukiyaki (mijoté de poulet, tofu et pousses de bambou)	Crevettes tempura

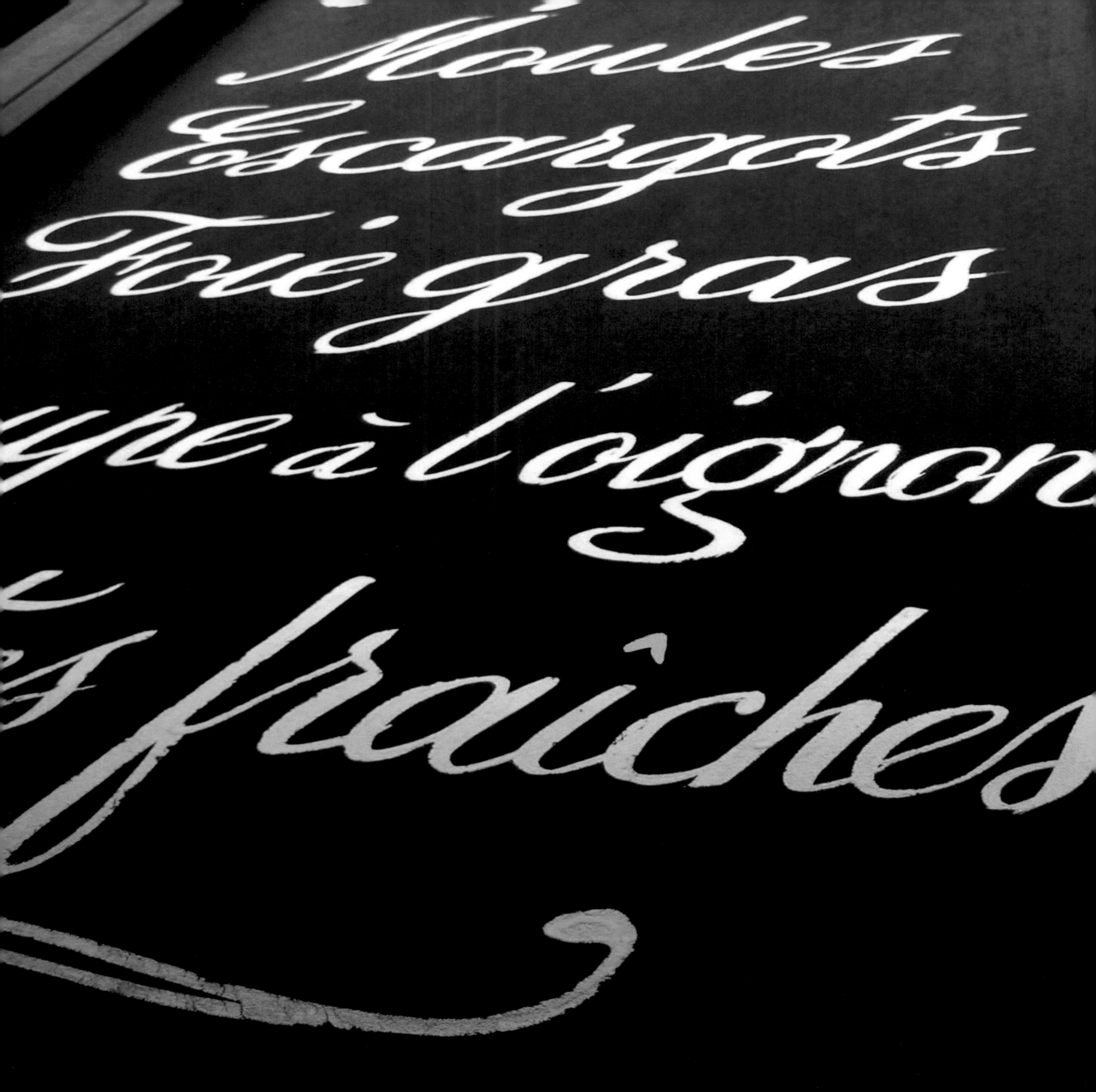

Moules
escargots
Foie gras
...pe à l'oignon
...s fraîches

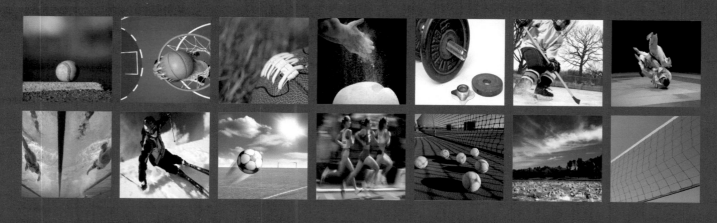

TROISIÈME PARTIE

MON SPORT

CHACUN CHERCHE SON SPORT

LES PROCHAINES PAGES présentent plusieurs sports regroupés en 14 catégories. La classification a été établie à partir des facteurs de performance qui ont une influence sur les besoins nutritionnels et sur la planification alimentaire (les conditions environnementales, les aspects physiologiques de l'effort fourni, le type de compétition et d'entraînement, etc.), et un sport principal a été choisi comme digne représentant de sa catégorie. Voici la liste des 14 catégories de sports : Baseball, Basketball, Football, Gymnastique, Haltérophilie, Hockey, Judo, Natation, Ski alpin, Soccer, Sprints, Tennis, Triathlon, Volleyball. Si on ne retrouve pas son sport dans cette liste, on recherche la catégorie qui présente les caractéristiques les plus proches de celles du sport que l'on pratique. Il se peut que l'on doive consulter plus d'une catégorie. Par exemple, si on pratique le water-polo, il faudrait à la fois consulter la catégorie « Soccer » pour le type d'efforts fournis et la catégorie « Natation » pour les conditions environnementales. Il est à noter que les recommandations qui paraissent aux pages suivantes sont élaborées pour des adultes. Il faut valider ces recommandations en consultant les chapitres 7, *Les enfants*, et 8, *Les ados*.

Dans chacune des 14 catégories, on retrouve les sections suivantes : une brève description des caractéristiques du sport, les enjeux nutritionnels, des conseils alimentaires concrets (note de passage, note parfaite et débarque), un exemple de menu pour une journée d'entraînement, le témoignage d'un athlète ou d'un entraîneur, et les sections à consulter pour mieux comprendre les éléments présentés.

Le menu élaboré pour chaque sport n'est pas nécessairement représentatif des besoins énergétiques de tous les sportifs de cette catégorie, mais il convient à une majorité. Chacun de ces menus a été développé à partir d'un des paliers énergétiques suggérés à la page 235 et tient compte de la répartition calorique optimale selon les recommandations actuelles (% de glucides, % de protéines et % de lipides). Une attention particulière a été portée

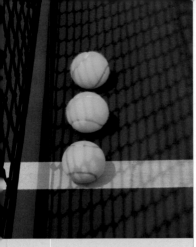

aux repas et collations pré-entraînement et aux collations post-entraînement, lesquels sont déterminants dans l'atteinte de hautes performances. Dans l'éventualité où un aliment n'est pas disponible chez vous (ou dans votre quartier), recherchez sa valeur nutritive dans notre guide de portions (page 218) et remplacez-le par un aliment de valeur nutritive équivalente.

Pour une planification optimale, il faut aussi consulter *Les plans alimentaires* (page 234), où on trouve des outils pour :
- l'élaboration de menus personnalisés en fonction de ses besoins énergétiques, de ses horaires d'entraînement et de ses goûts ;
- la réalisation du protocole de surcharge en glycogène musculaire ;
- l'élaboration de plans adaptés aux différents types de compétition.

La fiche de la page suivante, *Ma préparation*, complète le tout.

D'autres types d'entraînements et de sports, très populaires par ailleurs, ne font pas partie de ces 14 catégories. Voici quelques conseils généraux qui s'adressent à ces sportifs.

SPINNING, PILATES, CLASSES AÉROBIES, AQUA-FORME S'entraîner aux heures de repas exige une planification serrée de l'horaire pour profiter au maximum de l'entraînement prévu. Il faut aussi penser à la quantité et à la qualité des aliments consommés :

assez pour avoir de l'énergie mais pas trop pour rester confortable. Après l'effort, la dépense ne justifie probablement pas une délinquance nutritionnelle à tous les coups ! Pour plus de détails, consulter les chapitres 1, *Le carburant* ; 2, *Du super sans plomb dans les muscles* ; 4, *L'eau* ; 5, *Rouler en 4 x 4 ou en mini* ; et 14, *Au resto*.

CANOË, KAYAK ET AVIRON Canoë et kayak sont souvent pratiqués par pur plaisir de l'eau, mais les exigences de l'entraînement et des compétitions sont tout autres. L'aviron est plus difficilement accessible compte tenu de l'équipement fort coûteux nécessaire à sa pratique. Pour des conseils nutritionnels, il faut à la fois consulter la catégorie « Judo » en tant que sport où le poids est un enjeu important pour la compétition et la catégorie « Sprints » pour le type d'efforts fournis.

GOLF Le golf, dont la popularité va croissante, a des exigences fort différentes selon qu'on utilise la voiturette pour transporter bâtons et sacs tout au long du parcours ou qu'on marche en traînant soi-même son sac. Les conditions atmosphériques vont aussi influencer les besoins nutritionnels. Il faut aussi penser au 19e trou, souvent le problème majeur de cette activité ! Pour éviter les pièges alimentaires du parcours et pour rester bien hydraté, consulter les chapitres 1, *Le carburant* ; 4, *L'eau* ; 5, *Rouler en 4 x 4 ou en mini* et 14, *Au resto*.

Miniglossaire

Voici quelques définitions qui permettront de mieux comprendre les caractéristiques des différentes catégories de sports.

Force-vitesse
Capacité du système neuromusculaire à produire le maximum de travail en un minimum de temps.

Force-endurance
Expression de la force en fonction de la durée ou de la capacité à maintenir un effort le plus long possible à un niveau de puissance donné (relation force-durée).

Endurance anaérobie
Qualité fonctionnelle qui permet à l'athlète de fournir, dans des conditions anaérobies, des efforts de très forte intensité le plus longtemps possible (entre 8 et 120 secondes) qui aboutissent à une fatigue excessive.

Endurance aérobie
Qualité fonctionnelle qui permet à l'athlète de fournir, dans des conditions aérobies, des efforts de longue durée (de deux minutes à plusieurs heures), à des intensités sous-maximales sans fatigue excessive et durant lesquels de grandes masses musculaires sont sollicitées.

Puissance
Quantité maximale d'énergie mobilisée par les groupes musculaires par unité de temps pour produire de l'énergie.

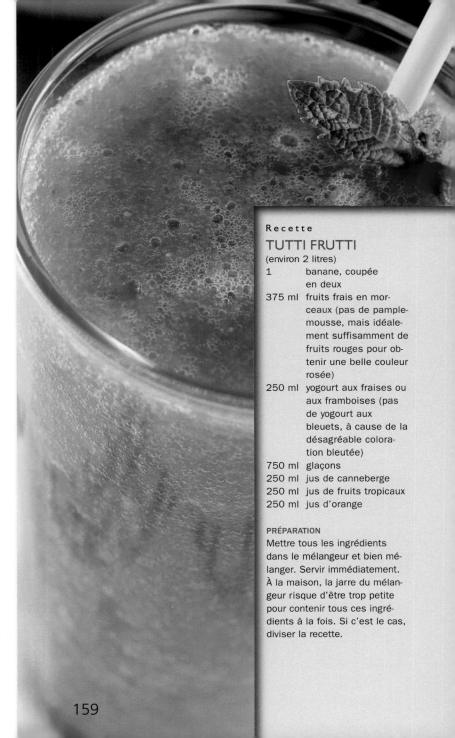

Recette
TUTTI FRUTTI
(environ 2 litres)

1	banane, coupée en deux
375 ml	fruits frais en morceaux (pas de pamplemousse, mais idéalement suffisamment de fruits rouges pour obtenir une belle couleur rosée)
250 ml	yogourt aux fraises ou aux framboises (pas de yogourt aux bleuets, à cause de la désagréable coloration bleutée)
750 ml	glaçons
250 ml	jus de canneberge
250 ml	jus de fruits tropicaux
250 ml	jus d'orange

PRÉPARATION
Mettre tous les ingrédients dans le mélangeur et bien mélanger. Servir immédiatement. À la maison, la jarre du mélangeur risque d'être trop petite pour contenir tous ces ingrédients à la fois. Si c'est le cas, diviser la recette.

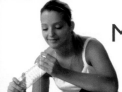

MA PRÉPARATION

Pour les enfants et les adolescents, ajuster selon les recommandations des chapitres 7 et 8.

Nom

Taille (m)   Poids (kg)   Âge

AVANT L'ENTRAÎNEMENT

LES LIQUIDES	QUAND ?	QUANTITÉ VISÉE	QUANTITÉ BUE
	2 à 3 heures avant	400 à 600 ml, au minimum	ml
	15 minutes avant	150 à 350 ml, si nécessaire	ml

COLLATION OU REPAS

Les recommandations pour la sélection des aliments se retrouvent au chapitre 2.

HEURE DU DERNIER REPAS

HEURE DE LA COLLATION

CONTENU DU REPAS

CONTENU DE LA COLLATION

PENDANT L'ENTRAÎNEMENT

DATE

	TYPE	TEMPÉRATURE	HUMIDITÉ	DURÉE	INTENSITÉ
	☐ ENDURANCE	☐ TRÈS FROID	☐ SEC		☐ LÉGÈRE
	☐ MUSCULATION	☐ FROID	☐ HUMIDE		☐ MOYENNE
	☐ ENTRAÎNEMENT SPÉCIFIQUE	☐ CHAUD	☐ TRÈS HUMIDE		☐ ÉLEVÉE
		☐ TRÈS CHAUD			☐ TRÈS ÉLEVÉE

DÉTAILS SUPPLÉMENTAIRES

BOISSONS À CHOISIR

Plus d'une heure : cocher un ou plusieurs choix.
Moins d'une heure : généralement, de l'eau suffit.

☐ EAU
☐ BOISSON ÉNERGÉTIQUE AVEC GLUCIDES ET SELS MINÉRAUX (VOIR PAGE 76)
☐ EAU AVEC SELS MINÉRAUX (VOIR PAGES 77 ET 135)

PENDANT L'ENTRAÎNEMENT (SUITE)

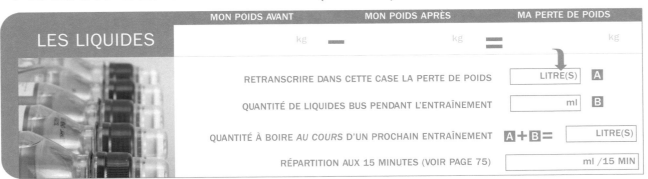

	MON POIDS AVANT	MON POIDS APRÈS	MA PERTE DE POIDS
LES LIQUIDES	kg —	kg =	kg

RETRANSCRIRE DANS CETTE CASE LA PERTE DE POIDS → LITRE(S) **A**

QUANTITÉ DE LIQUIDES BUS PENDANT L'ENTRAÎNEMENT — ml **B**

QUANTITÉ À BOIRE *AU COURS* D'UN PROCHAIN ENTRAÎNEMENT **A** + **B** = LITRE(S)

RÉPARTITION AUX 15 MINUTES (VOIR PAGE 75) — ml /15 MIN

D'AUTRES ALIMENTS

On peut manger ? On choisit des aliments riches en glucides qui s'avalent et se digèrent bien.

MES CHOIX

APRÈS L'ENTRAÎNEMENT

QUANTITÉ VISÉE

Pour accélérer la récupération, il faut consommer des liquides riches en glucides et fournissant 7 g de protéines immédiatement après l'effort.

LIQUIDES	GLUCIDES/HEURE	PROTÉINES
A x 1,5 = ____ LITRES	1 À 1,5 g/kg DE POIDS POIDS____ x 1,0 = ____ **X** POIDS____ x 1,5 = ____ **Y**	AU MOINS 7 GRAMMES

QUANTITÉ CONSOMMÉE

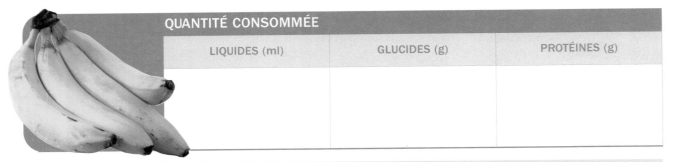

LIQUIDES (ml)	GLUCIDES (g)	PROTÉINES (g)

Si on a un autre effort à fournir au cours d'une même journée, on peut refaire une partie du glycogène. Pour y arriver, il faut continuer à prendre ces mêmes quantités de glucides (**X** ou **Y** gramme/heure) jusqu'à la prochaine épreuve, pendant un maximum de six heures.

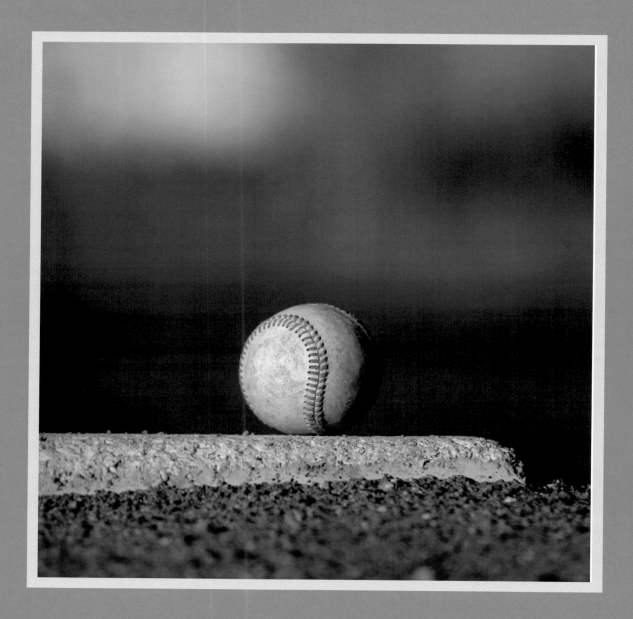

BASEBALL

CURLING

DANS CES SPORTS, la composante force-vitesse est importante. Au baseball, par exemple, il faut courir d'un but à l'autre, voler les buts, frapper la balle, la relayer à un autre joueur ou au marbre, bref, l'effort est court et intense. Au curling, c'est au moment du brossage devant la pierre que l'effort est le plus intense : on a alors besoin d'endurance anaérobie. En somme, il n'y a pas vraiment de composante aérobie au curling et au baseball, sauf peut-être pour certains joueurs, notamment pour le lanceur dont les efforts courts et intenses sont répétés, les actions fréquentes et la récupération incomplète. Pour l'ensemble des joueurs, le volet aérobie de l'entraînement vise plutôt un bon conditionnement physique général.

Au baseball, plusieurs qualités sont requises. Coordination, agilité, vitesse de réaction, rapidité, mobilité, orientation spatio-temporelle, toutes sont importantes pour réagir rapidement et avec justesse. Les joueurs doivent effectuer des gestes précis et rapides (lancers, élans au bâton), bien juger de la trajectoire de la balle, se déplacer rapidement pour attraper la balle et éventuellement la relayer. Du côté du curling, il faut de la coordination et une bonne orientation spatio-temporelle pour bien placer la pierre (pour le capitaine) ou pour lui assurer une bonne trajectoire (pour les brosseurs). Le curling est essentiellement un jeu de stratégie et requiert donc une concentration optimale pour placer correctement ses pierres, pour bloquer celles de l'adversaire ou les déloger du cercle, ou encore pour rapprocher ses pierres du point central (bouton) de la maison.

L'entraînement en musculation est spécifique à l'activité : frapper et lancer la balle avec puissance, sprinter entre les buts, brosser efficacement devant la pierre, etc. Il n'y a pas d'autres avantages à prendre de la masse musculaire tant au baseball qu'au curling. Au baseball, l'hypertrophie musculaire peut être visée à des moments précis de la saison afin de se préparer à un entraînement ultérieur de haute intensité. Pour les deux sports, l'entraînement en musculation vise surtout un bon conditionnement physique général.

La dépense énergétique varie selon le type d'entraînement (en aérobie ou en musculation) et selon la position des joueurs. Au baseball, les lanceurs ont une dépense plus élevée que les joueurs de champ et, au curling, la dépense énergétique augmente lorsque le joueur brosse. Les

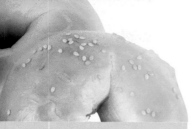

MENU

À CONSULTER

conditions atmosphériques et la durée des matchs (en moyenne deux heures, mais parfois plus) influencent les besoins énergétiques. Plus le match est long et plus les conditions sont extrêmes (très chaud ou très froid), plus la demande d'énergie augmente.

L'horaire de jeu pendant la saison régulière et les tournois varie beaucoup d'une ligue à l'autre. Pendant la saison régulière, les matchs ont lieu le plus souvent en soirée, et quelquefois deux matchs sont disputés la même journée (programme double au baseball). Comme les matchs doivent nécessairement couronner une équipe, ils peuvent donc se prolonger au-delà des neuf manches réglementaires, et parfois même durer plusieurs heures. Le record de durée d'un match de baseball a été de 26 manches, entre Brooklyn et Boston, le 1er mai 1920 !

Les enjeux nutritionnels

◎ Compte tenu de la dépense énergétique relativement limitée, il faut maintenir des apports qui permettent d'éviter un excès calorique et ce qui en découle : un surplus de poids (dû à la masse grasse, principalement). Toutefois, les besoins énergétiques varient selon le type d'entraînement (en aérobie, en musculation ou spécifique au sport, c'est-à-dire lancers ou brossage) et selon la position du joueur. Il est donc important d'adapter les apports énergétiques de chacun pour éviter les variations de poids et le gain de masse grasse. La répartition énergétique recom-

mandée est la suivante : 50 à 60 % de glucides, 15 à 20 % de protéines et 20 à 30 % de lipides.

◎ Pour favoriser un gain de masse musculaire au retour des vacances ou son maintien en saison, il faut assurer des apports adéquats mais non excessifs en protéines (1,2 à 1,4 g de protéines/kg de poids corporel), en plus d'un entraînement adéquat en musculation.

◎ Le plan d'hydratation doit être ajusté aux différentes conditions atmosphériques : chaud et humide pour le baseball pratiqué en été ; froid et humide pour le baseball pratiqué en automne ainsi que pour le curling.

◎ Compte tenu de la durée plus ou moins longue des matchs ainsi que des programmes doubles au baseball, le plan nutritionnel doit permettre d'éviter l'apparition de la faim au cours d'un match en plus d'assurer une glycémie constante pour favoriser la concentration.

POUR DES RÉSULTATS HONNÊTES, LA NOTE DE PASSAGE S'APPLIQUE, ALORS QUE POUR OBTENIR UN SUCCÈS À LA HAUTEUR DE SES ATTENTES, IL FAUT **EN PLUS** SUIVRE LE PLAN PROPOSÉ À LA NOTE PARFAITE. PAS ENVIE D'EN FAIRE AUTANT? IL FAUT À TOUT LE MOINS ÉVITER LA DÉBARQUE...

◎ La note de passage

◎ S'assurer de boire régulièrement pendant la partie et l'entraînement, surtout quand

le temps est chaud et humide.
- Ne pas oublier de manger avant son match. Cela permet de maintenir la glycémie constante, évite l'apparition de la sensation de faim et favorise une concentration optimale.

La note parfaite

- Déterminer ses besoins hydriques à l'entraînement, sous différentes conditions atmosphériques (voir *Ma préparation*, page 160). Définir des horaires d'hydratation, par exemple boire, aux 30 minutes, un liquide frais et ajusté aux besoins, c'est-à-dire contenant des glucides (6 %) et du sodium si nécessaire (500 à 700 mg/litre). Une fois le plan d'hydratation bien établi, le suivre tant en entraînement qu'en compétition, et ce, avant, pendant et après les matchs. S'il est difficile de se réchauffer au curling, prendre une boisson chaude qui contribue au maintien de la température corporelle en plus d'avoir un effet réconfortant.
- En compétition, planifier soigneusement ses repas et ses collations. Ne rien laisser au hasard et respecter l'horaire recommandé d'alimentation et d'hydratation en tournoi. Sélectionner les meilleurs choix parmi les aliments disponibles sur le site.
- Après le match, éviter le repas très copieux et très gras. Favoriser les glucides pour permettre une digestion plus rapide et plus facile, ce qui facilitera le sommeil. Pour les joueurs plus sensibles, limiter les sources concentrées de caféine (café, thé,

boissons gazeuses de type cola, etc.) qui peuvent entraîner de l'insomnie.
- Éviter les stéroïdes anabolisants puisque ce sont des produits de dopage. La consommation de créatine, si elle est combinée à une alimentation appropriée et à un entraînement en musculation adéquat, pourra aider au gain de masse musculaire tout en évitant les effets négatifs des stéroïdes. Il faut toutefois s'assurer de suivre un protocole adéquat afin de prévenir les effets négatifs potentiels associés à une mauvaise utilisation de la créatine : quantité trop importante, mauvais dosage, cycles mal planifiés, joueurs trop jeunes, etc. (voir chapitre 10, *Les suppléments alimentaires*).
- Hors-saison, quand le niveau d'entraînement est à la baisse, limiter le gain de poids en restant actif et en réduisant un peu ses apports caloriques.

La débarque

Voici la pire chose à faire...
- Engouffrer hot-dogs et frites après la partie. Ils ne sont pas très efficaces pour la récupération, apportent une quantité importante de calories sous forme de gras et favorisent ainsi le gain de poids. À laisser aux partisans !

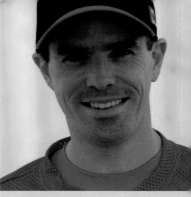

ANDRÉ
LACHANCE

« Les athlètes sont souvent exposées à la chaleur intense et elles reviennent jour après jour sur le terrain. Je leur recommande donc de boire 500 ml d'eau dans les 30 minutes qui précèdent la partie, et je fournis de l'eau et des boissons énergétiques au cours du match ou de l'entraînement. La fenêtre critique des 30 minutes suivant la performance est, elle aussi, cruciale pour refaire leurs réserves en électrolytes : c'est le moment idéal pour consommer les boissons énergétiques populaires. De plus, comme les joueuses sont sur le terrain pendant plusieurs heures, le repas qui précède le match doit contenir des protéines et des glucides pour éviter que la faim ne les surprenne en pleine performance. »

ANDRÉ LACHANCE
Baseball
Gérant général de l'équipe
nationale féminine

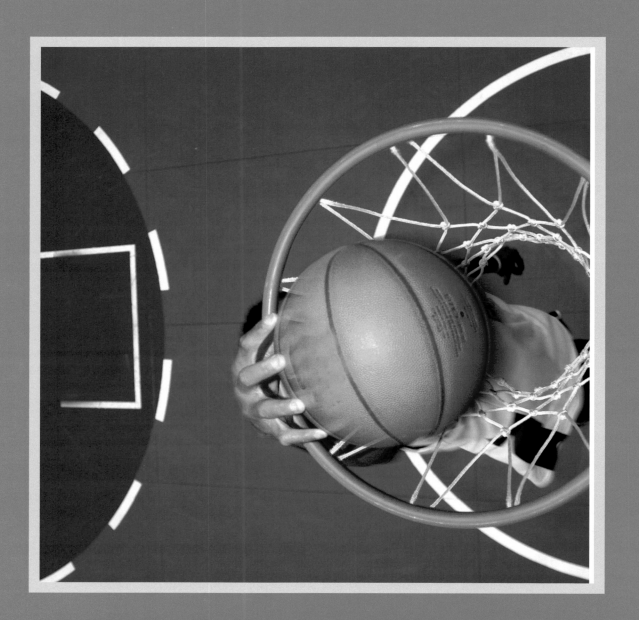

BASKETBALL

HANDBALL

LE BASKETBALL EST UN SPORT qui exige des efforts de force-vitesse, de puissance aérobie maximale et d'endurance anaérobie et aérobie. Sur le terrain, les joueurs doivent continuellement faire des sprints, des mouvements de *stop and go*, des changements de direction, des sauts au panier et des blocages, ce qui explique la partie force-vitesse et endurance anaérobie. Ce sport exige aussi une bonne capacité à répéter des efforts courts et intenses, sans récupération complète : c'est la partie puissance aérobie maximale. Le basketball requiert un niveau adéquat – mais sans surcharge – de glycogène musculaire et hépatique. Les matchs durent entre 1h30 et 2h, ce qui inclut quelques courtes pauses et la mi-temps (arrêt de 10 à 15 minutes), et les cinq joueurs sur l'alignement de départ (le *starting five*) peuvent facilement être sur le terrain pendant toute la partie. C'est la composante endurance aérobie.

L'horaire de tournoi varie selon les ligues mais comprend habituellement deux (rarement trois) matchs de 90 minutes par jour. L'équipe gagnante a toutefois un programme encore plus chargé : les joueurs disputent cinq matchs en trois jours, soit un le vendredi soir, deux le samedi et deux le dimanche, d'où l'importance d'assurer une récupération optimale après chaque partie. La dépense énergétique des joueurs de basket peut être très élevée, dépassant parfois les 6000 calories par jour.

L'air des gymnases étant chaud et très sec, cela favorise la déshydratation. Si on joue pendant tout le match, les arrêts du jeu ne permettent pas toujours d'aller au banc pour boire. Même les joueurs qui remplacent seulement de temps à autre doivent s'assurer de boire suffisamment pour combler leurs besoins. L'hydratation avant le match devient alors extrêmement importante. Il faut de plus profiter de toutes les occasions possibles pour boire.

Le basketball peut parfois se pratiquer à l'extérieur (*street basketball* – 3 contre 3) par temps chaud, humide et ensoleillé. Le risque de déshydratation est grand, surtout lorsqu'il n'y a rien à boire aux alentours.

Les enjeux nutritionnels

◎ Ce sport exige des réserves optimales de glycogène musculaire et hépatique. Pour ce faire, on adopte d'emblée une alimentation très riche en glucides et on sé-

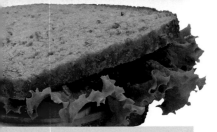

MENU

Déjeuner 7h ··· jus d'orange (250 ml), céréales Raisin Bran (250 ml), lait 2 % M.G. (250 ml), pain de blé entier (2), confiture de fraises (15 ml), beurre d'arachide crémeux (30 ml)

Collation 10h30 ··· pêche (1), biscuits Graham (6), jus de fruits (250 ml)

Dîner 12h30 ··· jus de légumes (250 ml), sandwich au poulet : pain blé entier (2 tranches), avec poulet (120 g) et laitue Boston et tomates (½), fromage gouda (60 g), mayo (10 ml) ··· carottes miniatures (7), céleri (4), biscuits moelleux aux brisures de chocolat (2), jus de raisin (180 ml)

Souper 16h30 ··· spaghettis cuits (325 ml) avec sauce à la viande et aux légumes (150 ml) et mozzarella 17 % M.G. (60 g) ··· jus de pomme (250 ml), yogourt aux fruits 2 % M.G. (175 g), biscuits aux figues (2)

19h–21h ENTRAÎNEMENT boisson pour sportifs (500 ml)

Collation moins de 30 min après l'effort ··· lait au chocolat (250 ml), banane (1)

Collation au retour à la maison ··· biscuits à la mélasse (2), lait 2 % M.G. (250 ml)

À CONSULTER

lectionne des collations et repas pré-match eux aussi élevés en glucides. Dans l'alimentation de tous les jours, on vise la répartition énergétique suivante : 55 à 65 % de glucides, 15 à 20 % de protéines (1,2 g à 1,6 g/kg de poids) et 20 à 30 % de lipides.

◦ L'hydratation avant, pendant et après les matchs et entraînements est une priorité. Pendant les matchs, il est encore plus délicat et difficile de l'optimiser à cause des pauses très courtes et peu fréquentes. Il faut donc profiter de chaque temps d'arrêt pour boire : à la mi-temps, pendant les temps morts et même lors des lancers francs (tout en gardant les pieds sur le terrain, évidemment !).

◦ Au cours des tournois, on mange fréquemment en fonction des horaires de matchs. On répartit son menu selon un pourcentage plus élevé en glucides, soit : 80 % de glucides, 10 % de protéines et 10 % de lipides. Comme il est alors trop tard pour penser à bâtir sa masse musculaire (cette étape ayant été réalisée plus tôt en saison, si nécessaire), ce n'est pas un problème si les apports en protéines sont plus faibles qu'à l'habitude. Il faut toutefois répartir sa consommation d'aliments riches en protéines tout au long de la journée pour assurer la sensation de satiété et favoriser la réparation des tissus.

◦ La récupération après un match ou un entraînement est tout aussi essentielle. Elle prend de l'importance en tournoi alors que plusieurs matchs sont prévus au cours d'une même journée. Il faut porter une attention particulière au repas post-match et suivre les consignes qui s'appliquent selon le délai entre les parties (voir *Planification de l'alimentation pour différents types de compétition*, page 255).

POUR DES RÉSULTATS HONNÊTES, LA NOTE DE PASSAGE S'APPLIQUE, ALORS QUE POUR OBTENIR UN SUCCÈS À LA HAUTEUR DE SES ATTENTES, IL FAUT **EN PLUS** SUIVRE LE PLAN PROPOSÉ À LA NOTE PARFAITE. PAS ENVIE D'EN FAIRE AUTANT? IL FAUT À TOUT LE MOINS ÉVITER LA DÉBARQUE...

☺ La note de passage

◦ Avant et pendant les tournois, adopter une alimentation riche en glucides. Cela permet de maintenir une glycémie stable, laquelle est essentielle pour espérer avoir encore des jambes et un brin de concentration en finale.

◦ Boire quand on y pense, le plus souvent possible, pendant le match et les pratiques.

◦ Comme la dépense énergétique des joueurs de basket est très élevée – à cause de la pratique de leur sport mais aussi parce que ces athlètes ont souvent un gabarit imposant –, s'assurer que l'alimentation couvre leurs grands besoins. Un bon moyen d'atteindre cet objectif consiste à consommer fréquemment des collations nutritives, à se préparer des laits fouettés et à choisir plus souvent des aliments à haute densité énergétique. Ces derniers sont identifiés sous la rubrique « aliment coûteux » dans le guide de portions (page 218).

☺ La note parfaite

- ◉ Boire souvent pendant le match, et ce, dès que possible : pendant les temps d'arrêt, à la mi-temps et au cours des lancers francs. Pour les matchs à l'extérieur, apporter ses provisions de liquides et s'assurer d'en avoir plus qu'il n'en faut. À tout le moins, avoir accès à une source d'eau tout près du terrain. Une transpiration abondante peut nécessiter un ajustement de la boisson consommée, comme l'ajout d'électrolytes (voir chapitre 4, *L'eau*). Pour prévoir la quantité de liquides à boire au prochain entraînement ou tournoi, remplir la fiche *Ma préparation* (page 160) et ajuster la quantité de liquides à consommer.

- ◉ Pour rencontrer ses besoins en glucides pendant le match, un truc populaire et adéquat consiste à manger des quartiers d'orange à la mi-temps. Ceux-ci contribuent à l'apport en glucides tout en favorisant l'hydratation, ce qui aide à terminer le match en force. À appliquer aussi au cours des entraînements qui durent parfois deux à trois heures.

- ◉ Consommer une boisson de récupération au cours des 15 à 30 minutes suivant la fin de l'entraînement ou du match, particulièrement si un autre match est prévu

dans les heures suivantes. Après l'effort, prendre des collations et des repas qui contiennent une quantité adéquate de glucides et de protéines pour favoriser la récupération (voir pages 46 et 47). Cette consigne doit être suivie même lorsque le match ou la pratique est en soirée.

- ◉ Si un joueur manque d'énergie, perd l'appétit ou a une poussée de croissance, il serait souhaitable de faire évaluer la pertinence d'un supplément en vitamines et minéraux par un nutritionniste.

☹ La débarque

Voici les pires choses à faire...

- ◉ Attendre la mi-temps (ou, pire, la fin du match) pour s'hydrater. Un joueur déshydraté est un joueur qui ne donne pas son plein potentiel.

- ◉ Ne pas consommer d'aliments riches en glucides entre les matchs, lors des tournois. Si les réserves de glycogène ne sont pas renflouées adéquatement, le risque de tomber en panne est très élevé.

- ◉ En tournoi, entre deux matchs, consommer une ou deux barres de chocolat à titre de source d'énergie. Maux de cœur assurés et baisse marquée d'énergie garantie... Adieu, médaille !

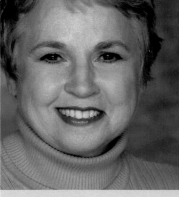

SUSIE
LANGLEY

« Apprendre à bien garnir son sac de sport, c'est la clef pour refaire ses réserves rapidement et efficacement. C'est particulièrement important après un entraînement intensif ou une compétition. Je suggère donc aux athlètes de remplir leur sac avec des aliments riches en glucides, en plus de l'eau : boissons énergétiques, jus de fruits, fruits frais, barres énergétiques, barres de céréales, mélanges de fruits séchés et noix, céréales... L'objectif, c'est que chacun atteigne la recommandation de 1 à 1,5 g de glucides par kg de poids corporel en post-entraînement. Comme ces athlètes sont souvent sur la route, leur approvisionnement alimentaire ne peut pas dépendre de ce qu'ils trouvent au dépanneur ou dans les petits restos. Ils doivent prévoir, calculer et bien remplir leur sac. Cette planification peut faire la différence entre une victoire et une défaite. »

SUSIE LANGLEY
Basketball en fauteuil roulant
Nutritionniste de l'équipe
nationale masculine

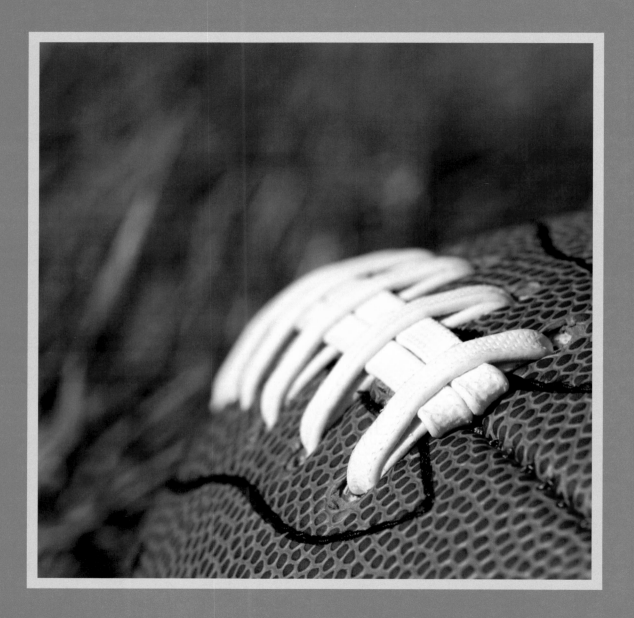

FOOTBALL

AU FOOTBALL, il faut démontrer des performances de force-vitesse et d'agilité pour marquer, bloquer et se démarquer. Les demis offensifs, les demis défensifs et les ailiers espacés doivent faire preuve de coordination, d'agilité, de vitesse de réaction, de mobilité en plus de s'orienter rapidement sur le terrain. Tout comme le quart-arrière, ces joueurs déploient force-vitesse et agilité puisqu'ils se déplacent rapidement et sur de courtes distances. Ils font constamment des efforts courts, intenses et répétés sans récupération complète. Les centres-arrière, les secondeurs de ligne et les ailiers rapprochés axent, eux aussi, leurs efforts sur la force-vitesse. Ils doivent démontrer une bonne orientation spatio-temporelle, de la coordination, de l'agilité, de la mobilité et de la rapidité à réagir, ce qui permet à certains de collectionner fièrement les sacs du quart. Ils doivent pouvoir répéter, sans récupération complète, des efforts courts et intenses.

Les joueurs de ligne ont besoin de développer leur force maximale et leur force-vitesse pour effectuer des déplacements dynamiques, de charges et de résistances importantes. De plus, des qualités d'endurance anaérobie et de puissance aérobie maximale sont essentielles pour que ces joueurs puissent répéter sans récupération complète ces efforts courts et intenses. Enfin, la coordination, l'agilité (pour les changements de direction) et la vitesse de réaction complètent les exigences du football pour cette catégorie de joueurs.

La masse musculaire des joueurs des lignes offensive et défensive doit être plus développée que celle des joueurs des autres positions. Chez ces derniers, il faut rechercher une masse musculaire optimale afin d'allier vitesse et stabilité.

Les conditions atmosphériques varient énormément entre le camp d'entraînement de début de saison et la fin de saison. Il faut s'ajuster à des fluctuations de températures importantes allant de 30°C, possiblement plus, jusqu'à 0 °C (avec neige ou pluie froide).

Au football, les besoins hydriques sont élevés. Le poids de l'équipement est relativement lourd (de 5 à 8 kg pour le casque et les épaulettes seulement), et cette charge additionnelle augmente les besoins en liquides. Lorsque le temps est ensoleillé, les couleurs foncées ajoutent à la chaleur produite par les athlètes. De plus, les joueurs plus pesants ont besoin de plus de liquides parce que leur masse grasse sert d'isolant, rendant plus difficile la dis-

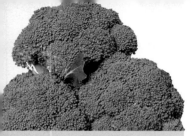

MENU

Déjeuner (7 h) ··· jus d'orange (250 ml), céréales Muslix (250 ml), lait 2% M.G. (250 ml), pain de blé entier (2 tranches), confiture de fraises (15 ml), beurre d'arachide crémeux (30 ml)

Collation (10 h 30) ··· prunes (2), biscuits au gingembre (3), yogourt aux fruits 2% M.G. (175 g)

Dîner (12 h 30) ··· jus de légumes (250 ml) ··· bagel au rôti de bœuf : bagel de blé entier (1), rôti de bœuf (120 g), laitue Boston, tomates (½), fromage gouda (60 g), moutarde (15 ml) ··· carottes miniatures (7), tomates cerises (8), biscuits à l'avoine (2 petits), jus de pomme (250 ml)

Souper (16 h 00) ··· fettucini (250 ml) avec poitrine de poulet (60 g), brocoli cuit (3 bouquets), sauce tomate (125 ml) ··· jus de fruits (250 ml), biscuits aux figues (2)

18h–21h ··· ENTRAÎNEMENT boisson pour sportifs (500 ml)

Collation moins de 30 min après l'effort ··· lait au chocolat (500 ml), banane (1)

Collation au retour à la maison biscuits minces aux légumes (30), fromage edam (90 g), jus de fruits (250 ml)

sipation de chaleur et augmentant le taux de sudation. Pour ces costauds, l'effort est aussi plus important puisqu'ils ont une masse additionnelle à déplacer.

Les besoins énergétiques varient de manière importante selon les conditions. En camp d'entraînement, les besoins de certains joueurs (ceux de plus de 136 kg) atteignent 10 000 calories par jour alors qu'en saison régulière, ces mêmes joueurs ne dépensent qu'environ 5000 calories. La durée officielle d'un match est approximativement de trois heures, mais le temps où le joueur est en action est inférieur et se situe souvent à moins de une heure. Finalement, il faut noter un risque élevé de blessures, peu importe le niveau.

Les enjeux nutritionnels

- Les besoins énergétiques totaux varient selon la période de l'année (camp d'entraînement ou saison régulière) et la position occupée par le joueur, mais la répartition énergétique recommandée est la même : 55 à 60 % de glucides, 15 à 20 % de protéines et 20 à 30 % de lipides.
- Pour développer adéquatement la masse musculaire, il faut répartir sa consommation de protéines pendant toute la journée et s'assurer que l'apport énergétique est suffisant. Les besoins protéiques varient de 1,6 à 1,8 g/kg de poids corporel. Une prise de poids lente et graduelle est souhaitable afin de maximiser le gain de masse musculaire au détriment du tissu adipeux.
- Une utilisation judicieuse des suppléments de créatine est conseillée pour évi-

ter les effets négatifs. À noter que ces suppléments ne sont pas recommandés pour les adolescents (voir les chapitres 8, *Les ados* et 10, *Les suppléments alimentaires*).

- Il faut voir à l'hydratation pour assurer le maintien de la température corporelle. Plus le joueur est lourd, plus ses besoins en liquides sont élevés. De même, les joueurs qui se déplacent beaucoup et rapidement (comme les receveurs de passe) doivent s'hydrater encore plus. Finalement, le poids de l'équipement et la prise ou non de suppléments de protéines ou de créatine affectent aussi les besoins hydriques des joueurs.

POUR DES RÉSULTATS HONNÊTES, LA NOTE DE PASSAGE S'APPLIQUE, ALORS QUE POUR OBTENIR UN SUCCÈS À LA HAUTEUR DE SES ATTENTES, IL FAUT **EN PLUS** SUIVRE LE PLAN PROPOSÉ À LA NOTE PARFAITE. PAS ENVIE D'EN FAIRE AUTANT? IL FAUT À TOUT LE MOINS ÉVITER LA DÉBARQUE...

☺ La note de passage

- Dans l'alimentation habituelle, donner la place principale aux glucides. Par exemple, ajouter des crêpes et des rôties aux traditionnels œufs-bacon du déjeuner. Il ne s'agit pas de négliger les protéines mais de s'assurer que des glucides sont consommés à chaque repas et collation.
- Boire au moins 500 ml de liquides pendant les deux heures qui précèdent le

match. Essayer d'avaler au moins quelques gorgées de liquides aux retours, sur les lignes de touche. L'hydratation avant et pendant la partie constitue un point clef pour de bonnes performances.

⊕ La note parfaite

○ Pour favoriser un gain de masse musculaire : manger des protéines plusieurs fois par jour en les répartissant équitablement entre les repas et ne pas négliger les glucides, le carburant idéal des muscles. Par exemple, manger 12 poitrines de poulet avec 2 tranches de pain ne mène pas loin dans l'entraînement. Il faut plus de glucides (pain) et moins de protéines, mais plus souvent.

○ Atteindre son poids progressivement. Éviter l'utilisation de diurétiques, de *fat burners* et d'autres produits pour perdre du poids. Pour prendre du poids, augmenter la consommation d'aliments nutritifs plutôt que celle d'aliments-camelote (fritures, ailes de poulet, etc.).

○ Pour un gain de poids plus rapide, prendre une collation ou une boisson riche en protéines dans les 30 minutes qui suivent la fin de l'entraînement en musculation et même juste avant si c'est bien toléré. Le temps passé sous la douche après l'entraînement fait partie de ces précieuses minutes. Inclure des protéines (au moins 7 g) et des glucides pour favoriser la reconstruction musculaire.

○ S'hydrater régulièrement avec des boissons contenant du sodium, surtout s'il fait chaud. Surveiller les symptômes de coup de chaleur pendant les camps et les séances d'entraînement. Selon les conditions atmosphériques et les besoins individuels, ajuster les quantités de liquides à consommer. La boisson doit contenir des glucides (6 %) et du sodium (500 à 700 mg/litre).

○ S'il est difficile de combler ses besoins protéiques par l'alimentation et qu'un gain de masse musculaire est encore souhaitable, suivre le protocole pour l'ingestion de créatine proposé au chapitre 10, *Les suppléments alimentaires*. Retenir qu'un supplément contenant aussi des glucides (maltodextrines, polymères de glucose, etc.) est plus efficace et qu'il est important de boire beaucoup d'eau lorsqu'on prend de la créatine. L'effet est maximisé lorsque le supplément est pris par cycles plutôt qu'en continu.

⊕ La débarque

Voici la pire chose à faire...

○ Se présenter au camp d'entraînement sans sa bouteille d'eau ou de boisson énergétique, et sans même savoir si des liquides seront disponibles aux abords du terrain. Boire à l'entraînement permet une meilleure concentration et une plus grande endurance. Chaque année, des cas de mortalité par coup de chaleur se produisent. Les joueurs plus lourds qui évoluent dans des conditions atmosphériques chaudes et humides sont les plus souvent touchés.

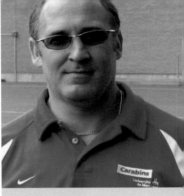

MARC
SANTERRE

« J'ai été l'entraîneur-chef des Spartiates du Cégep du Vieux Montréal pendant 20 ans. En 1992, notre équipe participait à la finale du Bol d'Or pour la deuxième fois et nous avions bien l'intention de remporter le premier championnat de notre histoire. Pour m'assurer que mes meilleurs joueurs prenaient bien soin de leur alimentation avant un match aussi important et pour nourrir l'esprit d'équipe, je les ai invités, à mes frais, à partager un repas copieux la veille du match. Le lendemain, nous avons gagné notre premier Bol d'Or, et les joueurs qui avaient soupé avec moi ont joué un match extraordinaire. Depuis ce temps, nous avons participé à 10 finales en 13 ans et nous avons remporté 8 autres Bols d'Or. Chaque année, avant la finale, je répète le scénario : amitié, tradition, superstition et alimentation se mélangent alors pour une recette victorieuse ! »

MARC SANTERRE
Football
Entraîneur-chef
Carabins de l'Université de Montréal

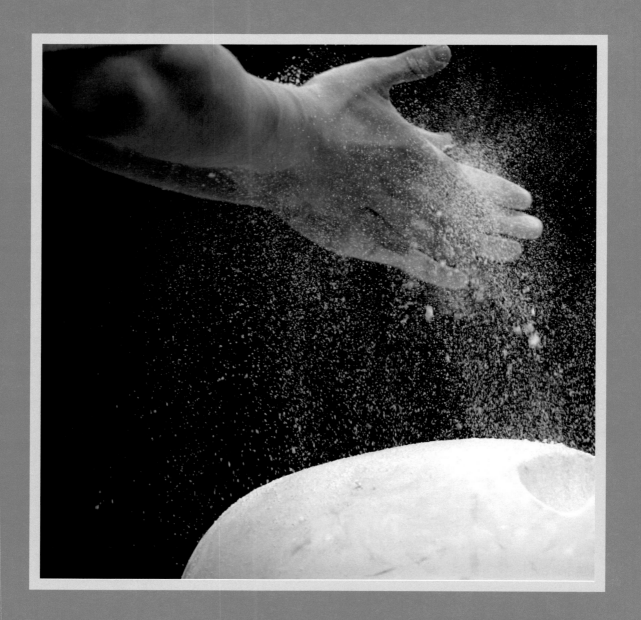

GYMNASTIQUE

PLONGEON :: PATINAGE ARTISTIQUE :: NAGE SYNCHRONISÉE
ARTS DU CIRQUE :: DANSE

ON QUALIFIE CES SPORTS de disciplines esthétiques : en gymnastique, tout comme dans les spécialités connexes, la ligne du corps revêt une importance primordiale. Performance et réussite passent inévitablement par la silhouette. Il faut donc atteindre un poids optimal, assez facile à maintenir, sans fluctuations importantes. De cette façon, on peut réserver toute son énergie à l'entraînement et aux performances plutôt qu'à toujours perdre et reprendre des kilos.

Le travail, tant à l'entraînement que dans les performances de pointe (compétitions ou spectacles) est plutôt axé sur des efforts intenses et de courte durée. Ce qui en découle : la dépense calorique associée à l'effort physique n'est malheureusement pas aussi élevée que l'épuisement ressenti après une journée d'entraînement.

Les entraînements sont parfois très longs, sans véritables pauses pour s'alimenter. Il faut donc bien remplir les réserves de glycogène musculaire, même si le niveau d'activité n'est pas intense pendant toutes ces heures.

Certaines disciplines exigent de produire des efforts cardiovasculaires de longue durée (de type aérobique). C'est le cas, particulièrement, du patinage artistique et de la nage synchronisée. Il faut alors préparer ses réserves de glycogène afin d'être au sommet de sa forme pendant toute la durée de l'effort, sans ressentir de panne d'énergie. Cette dépense énergétique supplémentaire présente l'avantage de donner plus de liberté au moment de choisir ses aliments. En se dépensant plus, on peut se permettre une petite douceur, à l'occasion… Ça fait du bien !

Les enjeux nutritionnels

◎ Le budget calorique est limité, mais les besoins nutritionnels sont semblables à ceux des autres athlètes. Il faut donc assurer une grande efficacité calorique dans tous les choix d'aliments. On favorise ceux qui apportent beaucoup sur le plan nutritif (vitamines, minéraux, protéines, etc.) tout en contenant peu de calories. On peut planifier un menu équilibré selon les plans proposés à la page 234 en favorisant les aliments identifiés sous la rubrique « aliment économique » dans le guide de portions. Les biscuits, gâteaux, pâtisseries, bonbons, croustilles et autres douceurs augmentent le total des calories sans apporter beaucoup de nutriments essentiels. Ils font partie des petits plaisirs de la

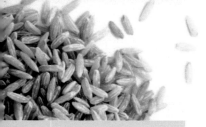

MENU

À CONSULTER

vie, mais quand on est sur un budget calorique restreint, ils ne devraient être présents qu'occasionnellement.

◉ La répartition énergétique recommandée est la suivante : 53 à 58 % de glucides, 18 à 23 % de protéines et 20 à 25 % de lipides. La grande difficulté : combler ses besoins en fer et en calcium. Bien souvent, on fait l'erreur d'éliminer les aliments riches en fer (comme la viande rouge) et en calcium (notamment les produits laitiers), croyant se rendre service. C'est tout le contraire. Ces nutriments doivent avoir une place de choix dans l'assiette pour garder la silhouette et un bon niveau d'énergie (voir chapitre 6, *La mécanique fragile*).

◉ L'atteinte d'un poids de croisière, celui qu'on garde sans efforts surhumains, doit se faire sans restrictions draconiennes. Autrement, c'est le métabolisme basal qui écope. Pour maintenir le métabolisme à un niveau souhaitable, il faut éviter les jeûnes et les menus faméliques (ceux qui font chuter les apports en calories). Ces pratiques ralentissent la machine et ont pour effet de rendre impossible le maintien d'un poids adéquat en plus d'épargner, bien souvent, les réserves de graisse. C'est alors l'entrée dans le cercle vicieux des régimes-qui-ne-mènent-à-rien et du pourcentage de gras impossible à faire baisser (voir *Un cas type : Josiane*, page 90). Le meilleur moyen pour atteindre le poids souhaité est de maintenir à long terme une routine alimentaire légèrement restreinte en calories.

◉ Les protéines jouent un rôle crucial dans l'activation du métabolisme de base : en consommant la bonne quantité de protéines, la masse musculaire se maintient et ne fond pas comme neige au soleil pour être remplacée par… du gras. En plus, les protéines ont un effet rassasiant plus important que les autres nutriments. Il ne faut pas les exclure du menu : elles sont d'une importance capitale. Dans ces disciplines sportives, on recommande de consommer de 1,2 à 1,7 g de protéines/kg de poids.

◉ Il faut répartir l'énergie tout au long de la journée, même quand les apports caloriques sont limités. Cela permet de produire un travail énergique et optimal en plus de maintenir une concentration soutenue, conditions essentielles pour réduire les risques de blessures.

◉ Les préoccupations face au poids entraînent des risques plus élevés de désordres alimentaires. Il faut donc assurer des apports suffisants en énergie et en nutriments tout au long de l'année afin de maintenir un pourcentage de tissu adipeux adéquat pour la pratique optimale du sport, et ce, même s'il y a contrôle du poids.

POUR DES RÉSULTATS HONNÊTES, LA NOTE DE PASSAGE S'APPLIQUE, ALORS QUE POUR OBTENIR UN SUCCÈS À LA HAUTEUR DE SES ATTENTES, IL FAUT **EN**

PLUS SUIVRE LE PLAN PROPOSÉ À LA NOTE PARFAITE. PAS ENVIE D'EN FAIRE AUTANT? IL FAUT À TOUT LE MOINS ÉVITER LA DÉBARQUE...

⊙ La note de passage

- ◎ Ne jamais sauter de repas. Autrement, c'est l'emmagasinage en règle au cours du repas suivant, peu importe qu'on mange sagement ou goulûment.
- ◎ Adopter une attitude plus disciplinée lorsque approchent les compétitions ou les spectacles : exit les extras caloriques peu nutritifs. Maintenir cette rigueur pendant toute la durée de ces événements. Si ces événements sont rapprochés et fréquents, il faut passer à la note parfaite.

⊙ La note parfaite

- ◎ Consommer un repas léger ou une collation nutritive toutes les trois heures, particulièrement quand les entraînements, les répétitions ou les spectacles se déroulent en fin de journée (par exemple de 16 h à 20 h) et qu'il est difficile de prendre un repas équilibré. Cela permet de produire un travail énergique et optimal en plus de maintenir une concentration soutenue, conditions essentielles pour réduire les risques de blessures. Plus encore, des collations bien choisies et consommées au moment opportun évitent de ressentir après l'entraînement une faim de loup qui pousse souvent vers la consommation excessive d'aliments

qui ne sont pas prévus au plan alimentaire.

- ◎ Répartir ses sources de protéines (faibles en gras) tout au long de la journée : au moins un quart de la quantité à chaque repas, et le dernier quart réparti entre les collations.
- ◎ Éviter les variations de poids importantes (plus de 5 %) même pendant les vacances ou les périodes de récupération après une blessure.
- ◎ Adopter en tout temps une attitude rigoureuse face aux aliments-camelote. Sans les éviter complètement, en limiter sérieusement la consommation.
- ◎ Planifier son menu à l'aide du plan proposé à la page 238 en favorisant les aliments sous la rubrique « aliment économique » du guide de portions.

⊙ La débarque

Voici la pire chose à faire...

- ◎ Chercher à perdre du poids de manière rapide et draconienne, soit :
  ◎En réduisant sévèrement son alimentation par une diète hypocalorique ;
  ◎En faisant un jeûne total ou partiel ;
  ◎En excluant certains aliments ;
  ◎En utilisant des laxatifs, diurétiques, produits naturels ou autres substances ;
  ◎En passant des heures dans le sauna.

Dans toutes ces situations, le corps perd de l'eau mais bien peu de gras. Sans compter que ces méthodes hypothèquent sérieusement les performances, la concentration et la santé.

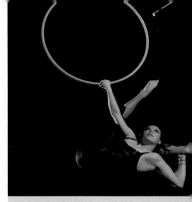

MEAGHAN
WEGG

« Le soir, avant d'aller au lit, j'aime bien prendre une collation. Ma favorite me vient de mon papa : un gruau dans une tasse ! Je me prépare un gruau nature avec de la boisson de soja et du sirop d'érable. C'est doux, c'est chaud, et cela me procure un bien-être apaisant avant une bonne nuit de sommeil. »

MEAGHAN WEGG
Cerceau, *Quidam*™ – Cirque du Soleil®

QUELQU'UN M'A DIT QUE...

Manger après 18 h fait grossir.

FAUX. Ce sont les calories en excès qui font engraisser, peu importe qu'elles soient consommées le matin ou le soir. Après une performance qui se termine tard, inutile de jeûner. On peut manger !

177

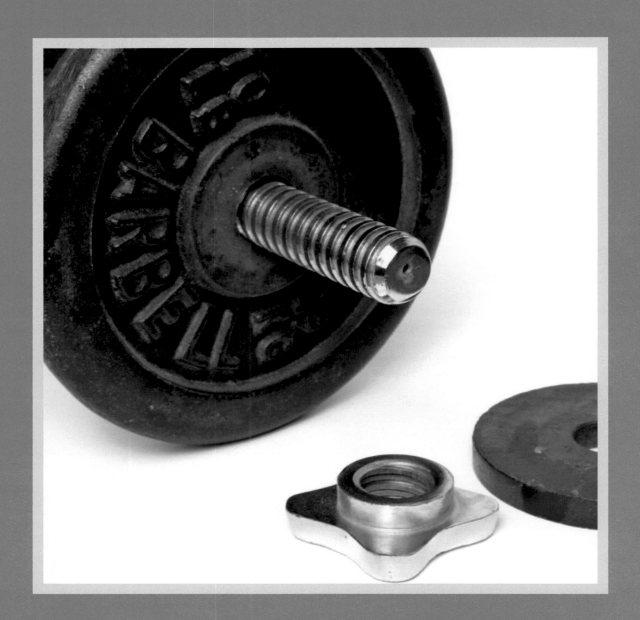

HALTÉROPHILIE

CULTURISME

L'HALTÉROPHILIE EST UN SPORT qui exige un degré élevé de puissance et est caractérisé par la force explosive (épaulé-jeté, arraché) et la force pliométrique, déployées principalement par les muscles des jambes. Ce sport implique aussi une composante puissance anaérobie maximale/endurance anaérobie à cause des efforts courts, intenses et répétés à l'entraînement.

Les articulations des jambes et des hanches doivent être particulièrement souples pour exécuter parfaitement les mouvements et pour prévenir les blessures.

L'haltérophilie et le culturisme obligent à se soumettre à des catégories de poids. Ces catégories sont différentes selon le sexe et le sport (haltérophilie ou culturisme). L'obligation de « faire le poids » exige des restrictions plus ou moins sévères selon le sport et le délai entre la pesée pré-compétition et l'épreuve.

Il faut atteindre une composition corporelle optimale, laquelle correspond à une masse musculaire élevée combinée à un faible pourcentage de masse grasse pour un poids donné. Cela est encore plus important en culturisme où le découpage des muscles est très important et l'aspect esthétique, dominant.

Les enjeux nutritionnels

- Les besoins énergétiques sont semblables pour les deux disciplines de cette catégorie, et la répartition recommandée est la suivante : 55 à 60 % de glucides, 15 à 20 % de protéines (25 à 30 % si les protéines d'origine animale sont exclues de la diète) et 20 à 25 % de lipides. Il ne faut pas suivre de règles diététiques trop strictes dans le but de perdre ou de contrôler son poids. Ces restrictions risquent d'entraîner des carences en fer, en calcium, en zinc, en vitamines B_6 et B_{12} et en thiamine. Pour éviter ce problème, on doit varier son alimentation et faire des choix équilibrés dans tous les groupes alimentaires.

- L'apport protéique doit favoriser le développement et le maintien d'une bonne masse musculaire afin de permettre de déployer la puissance nécessaire. On cherche à atteindre des apports protéiques suffisants sans être excessifs, soit de 1,6 à 1,8 g de protéines/kg de poids corporel. Une prise de poids lente et graduelle est souhaitable afin de maximiser le gain de masse musculaire au détriment du tissu adipeux.

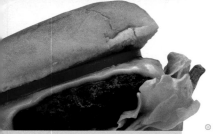

MENU

4070 CALORIES
607 g DE GLUCIDES (60 % DES CALORIES)
172 g DE PROTÉINES (17 % DES CALORIES)
106 g DE LIPIDES (23 % DES CALORIES)

Déjeuner 5 h ··· lait frappé: petits fruits surgelés, décongelés (250 ml), yogourt nature 2% M.G. (175 g), banane (1), lait 2% M.G. (250 ml), miel (25 ml)

6h–8h ··· **ENTRAÎNEMENT** ···
boisson pour sportifs (500 ml)

Collation moins de 30 min après l'effort ··· jus de fruits (250 ml), bagel de blé entier (1 gros), beurre d'arachide (30 ml), clémentines (2)

Dîner 12 h ··· salade de riz : riz (400 ml), poulet (120 g), poivron vert (½), maïs en grains (125 ml), brocoli (6 bouquets), chou-fleur (5 bouquets), vinaigrette (20 ml) ··· biscuits moelleux aux brisures de chocolat (2), lait 2% M.G. (250 ml), pêches en conserve dans le sirop (120 ml)

Collation (16h) ··· yogourt aux fruits 2% M.G. (175 g)

Souper 18 h 30 ··· burgers : pains (2), bœuf haché extramaigre (2 boulettes de 90 g), fromage (3 tranches), tomate (1 moyenne), laitue, oignon (½), ketchup (30 ml), jus de pomme (250 ml)

Collation soirée (21h) ··· crêpes (2xØ12 cm), fraises (250 ml), crème 35% fouettée (15 ml), sirop d'érable (30 ml)

À CONSULTER

◎ L'alimentation doit contenir un minimum de 20 % de l'énergie sous forme de lipides. Les lipides sont en effet essentiels aux fonctions de base de l'organisme, notamment à la synthèse d'hormones stéroïdiennes nécessaires à la croissance de la masse musculaire.

◎ Le protocole pré-compétition inclut une perte de poids visant à atteindre sa catégorie. Si on veut faire partie d'une catégorie qui exige une perte de poids de plus de 10 % du poids d'entraînement, il y a risque de fonte de masse musculaire, de retard de croissance ainsi que de ralentissement de la récupération après une blessure. Il faut plutôt viser une perte de poids lente et graduelle.

◎ Les préoccupations face au poids entraînent des risques plus élevés de désordres alimentaires. Les nombreux cycles de perte de poids et l'insuffisance de l'apport énergétique sur une longue période de temps entraînent une diminution du métabolisme basal, rendant plus difficile l'atteinte de la catégorie de poids désirée.

◎ Un protocole de récupération et de réhydratation doit être soigneusement planifié et appliqué après la pesée et entre les épreuves afin d'assurer une hydratation optimale, de maintenir la glycémie et de refaire ses réserves de glycogène hépatique au cours de la compétition. Ce protocole est essentiel pour garder sa concentration jusqu'aux dernières épreuves de la journée.

POUR DES RÉSULTATS HONNÊTES, LA NOTE DE PASSAGE S'APPLIQUE, ALORS QUE POUR OBTENIR UN SUCCÈS À LA HAUTEUR DE SES ATTENTES, IL FAUT **EN PLUS** SUIVRE LE PLAN PROPOSÉ À LA NOTE PARFAITE. PAS ENVIE D'EN FAIRE AUTANT? IL FAUT À TOUT LE MOINS ÉVITER LA DÉBARQUE...

☺ La note de passage

◎ Pour la compétition, atteindre le poids de sa catégorie rapidement et par déshydratation, sans toutefois dépasser le maximum de 4 % du poids corporel pour les hommes et de 2 % du poids corporel pour les femmes.

◎ Après la pesée officielle, boire et, si possible, manger des aliments bien tolérés et en quantité adéquate selon le délai disponible avant la première épreuve.

☺ La note parfaite

◎ Maintenir un poids près de son poids de compétition tout au long de l'année, même hors-saison. Si nécessaire, planifier une perte de poids graduelle sur une période de trois à six semaines (selon le poids à perdre) avant la compétition (voir chapitre 5, *Rouler en 4 x 4 ou en mini*).

◎ Planifier son protocole de récupération et de réhydratation postpesée. Prendre des boissons et des collations (si les aliments solides sont bien tolérés) contenant des glucides et des électrolytes, idéalement toutes les demi-heures. Viser entre 0,8 et 1,2 g de glucides/kg de poids corporel par heure pour les deux à quatre heures suivant la pesée, jusqu'à la première épreuve.

- En compétition, consommer des boissons et des collations contenant des glucides dans les 30 minutes suivant la fin de chaque épreuve. Par la suite, prendre entre 1 et 1,5 g de glucides/kg de poids corporel par heure. Consommer cette quantité de glucides jusqu'à la prochaine épreuve, pour un maximum de six heures. Idéalement, manger toutes les demi-heures. Appliquer ce même protocole entre les entraînements rapprochés (moins de 24 heures d'intervalle).
- Lorsqu'un délai de deux heures et plus est disponible avant la prochaine épreuve, ajouter des protéines aux collations et aux repas qui suivent. Dans la planification alimentaire de la compétition, considérer le repas post-épreuve comme étant aussi le repas pré-épreuve pour la suite de la journée. Prévoir des yogourts, des jus, des fruits, des boissons et des barres énergétiques, pour consommation immédiatement après chaque épreuve.
- Prioriser l'hydratation tant à l'entraînement qu'en compétition. S'assurer d'un apport en liquides suffisant tant en quantité qu'en qualité (électrolytes et glucides).
- Éviter les stéroïdes anabolisants puisque ce sont des produits de dopage. La consommation de créatine, si elle est combinée à une alimentation appropriée et à un entraînement en musculation adé-

quat, pourra aider au gain de masse musculaire tout en évitant les effets négatifs des stéroïdes. Il faut toutefois s'assurer de suivre un protocole adéquat afin d'éviter les effets négatifs potentiels associés à une mauvaise utilisation de la créatine : quantité trop importante, mauvais dosage, cycles mal planifiés, joueurs trop jeunes, etc. (voir chapitre 10, *Les suppléments alimentaires*).

La débarque

Voici la pire chose à faire...

- Pour faire le poids : restreindre sévèrement sa consommation de liquides et d'aliments, utiliser des diurétiques, des laxatifs, de l'éphédrine ou d'autres produits, ou encore s'entraîner avec un sac de plastique sur le dos, dans le sauna. Ces méthodes ont des conséquences fâcheuses sur les performances et sur la santé, particulièrement à cause de leur effet déshydratant. Si, en plus, la déshydratation n'est pas corrigée avant l'épreuve, l'athlète va « en arracher » plutôt que de réussir l'arraché !

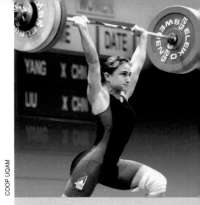

MARYSE
TURCOTTE

« Si j'avais besoin d'un surplus d'énergie avant un entraînement, je mangeais rarement, car ça me donnait mal au cœur quand je devais lever des charges peu de temps après. Je buvais plutôt un verre de lait au chocolat dans lequel j'ajoutais de la poudre de lait écrémé. Une fois la pesée officielle terminée, je n'avais pas de recette précise. En fait, je mangeais peu, car notre compétition débutait moins de deux heures après la pesée ; c'était vraiment très rapide. La plupart du temps, je buvais pour me réhydrater parce que j'avais perdu les derniers kilos en transpirant dans le sauna. Je me faisais alors un lait fouetté maison avec un litre de lait, une banane, une orange, un demi-café et de la poudre de substitut de repas genre Slim Fast. Si j'avais encore soif, je prenais une boisson énergétique pour la compétition. Si j'avais le goût de manger, je mangeais, sinon, je ne mangeais pas ! Je n'avais pas d'aliment fétiche en compétition. »

MARYSE TURCOTTE
Haltérophile
11e (catégorie 58 kg)
Jeux olympiques d'Athènes (2004)

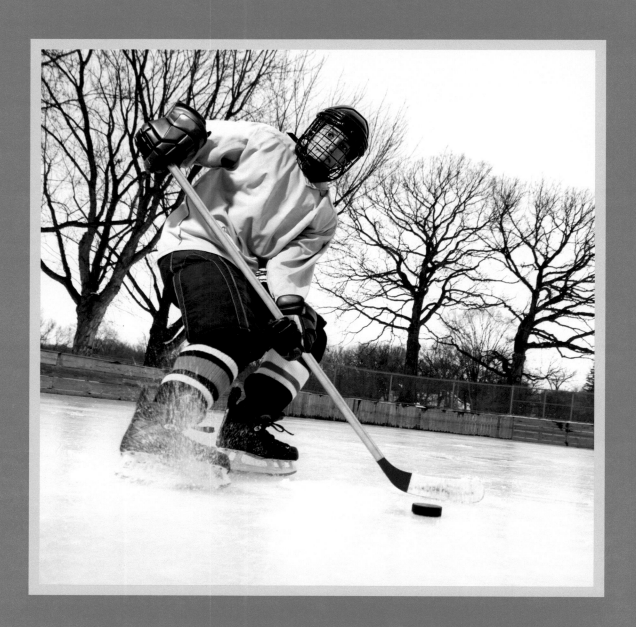

HOCKEY

RINGUETTE :: CROSSE :: HOCKEY COSOM :: BALLON-BALAI

LE HOCKEY EST UN SPORT où il importe d'avoir une masse musculaire optimale pour soutenir la puissance des tirs et du coup de patin tout en gardant la flexibilité et l'agilité nécessaires pour se mouvoir sur la glace. Lorsque les mises en échec sont permises, une masse importante aide à encaisser les coups. Il faut donc s'assurer d'obtenir tous les nutriments essentiels au développement et au maintien de la masse musculaire. En début de saison, l'alimentation et l'entraînement permettent de brûler le surplus de gras qui peut s'être accumulé au cours des vacances et de stabiliser la masse musculaire souhaitée.

Un enjeu majeur de ce sport est l'état des réserves de glycogène musculaire et hépatique. Au cours d'un match, même si on n'est pas constamment sur la patinoire, la dépense énergétique est élevée à cause de l'intensité des présences sur glace. Il n'est pas rare de voir des joueurs manquer de souffle en troisième période par insuffisance de carburant. L'apport alimentaire avant et pendant le match ainsi qu'entre les périodes est donc critique. De plus, il peut s'écouler plusieurs heures entre le début et la fin de la partie, surtout lorsqu'il y a prolongation. Il faut donc planifier ses apports alimentaires en prévoyant le pire.

Pendant les séries et les tournois, les matchs sont rapprochés et le niveau de stress ajoute à la demande. La récupération après chaque entraînement et chaque partie fait toute la différence, en particulier pendant les tournois de week-ends où plus d'une joute est disputée le même jour et que le même rythme se poursuit le lendemain.

En fin de saison, on constate très souvent un niveau de fatigue plus élevé. Cela peut être dû à un apport nutritionnel insuffisant pour faire face aux entraînements et aux matchs fréquents. Les déplacements, nombreux pendant les séries et les tournois, ajoutent à ce problème.

Le gardien de but doit être particulièrement vigilant. Bien que sa dépense énergétique soit moins élevée que celle des autres joueurs, son niveau d'énergie doit être optimal jusqu'à la fin de la joute. De plus, comme l'équipement est lourd et que le gardien se déplace tout au long du jeu, il perd beaucoup d'eau. Or, la concentration est directement reliée au niveau d'hydratation. Il faut y voir.

Les enjeux nutritionnels

- Pour avoir encore de l'énergie en troisième période, il faut maintenir sa glycémie pendant le match. Pour ce

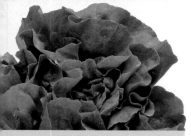

MENU

À CONSULTER

faire, on arrive à la patinoire avec des réserves abondantes de glycogène hépatique – on prend un repas et une collation riches en glucides avant – et on
maintient cette glycémie à l'intérieur des
limites optimales en consommant des
boissons pour sportifs aux changements
de joueurs pendant le jeu, de même
qu'entre les périodes.

○ L'hydratation constitue un point capital
pour de bonnes performances tout au
long du match. On peut perdre entre
deux et quatre litres de liquide pendant
un match ou un entraînement de 90 minutes. Il faut déjà être bien hydraté en
chaussant les patins et maintenir l'hydratation en buvant régulièrement pendant
la partie et entre les périodes. Si une autre
partie est prévue en moins de 24 heures,
il faut insister sur une réhydratation complète après chacune en remplaçant tous
les liquides perdus pendant le match (voir
Ma préparation, page 160).

○ Dans l'alimentation quotidienne, on vise
la répartition énergétique suivante : 55 %
à 65 % de glucides, 15 % à 20 % de protéines (1,4 à 1,8 g/kg de poids), 20 % à 30 %
de lipides. Ce ratio assure des réserves
optimales de glycogène musculaire et hépatique.

○ L'apport alimentaire après une période
d'entraînement en musculation ou en *po-
wer skating* est crucial. On vise alors à
assurer la construction et la réparation
des tissus musculaires, en plus de favoriser une mise en réserve maximale du

glycogène. Il faut donc consommer une
collation qui contient à la fois des glucides et des protéines, et ce, au cours des
30 minutes qui suivent la fin de l'effort.

○ Les protéines doivent être réparties à peu
près également entre les différents repas
de la journée. Le fait de distribuer ses
protéines sur les trois repas en permet
une meilleure utilisation, favorise la réparation des tissus et entraîne un effet de
satiété.

○ Le début de la saison nécessite parfois un
ajustement du poids corporel. Si les kilos
en excès sont nombreux, il est souhaitable
de suivre un plan de perte de poids progressif et équilibré qui assurera une diminution du tissu adipeux sans atteindre la
masse maigre. On évite les diètes extrêmes
pour perdre ce surplus de poids (voir chapitre 5, *Rouler en 4 x 4 ou en mini*).

POUR DES RÉSULTATS HONNÊTES, LA
NOTE DE PASSAGE S'APPLIQUE, ALORS
QUE POUR OBTENIR UN SUCCÈS À LA
HAUTEUR DE SES ATTENTES, IL FAUT **EN
PLUS** SUIVRE LE PLAN PROPOSÉ À LA
NOTE PARFAITE. PAS ENVIE D'EN FAIRE
AUTANT ? IL FAUT À TOUT LE MOINS ÉVI-
TER LA DÉBARQUE…

☺ La note de passage

○ Dans l'alimentation habituelle, mettre l'emphase sur les glucides sans négliger les protéines. Répartir les glucides au cours de la
journée de manière à en avoir des quantités importantes à chaque repas et collation.

- Boire au moins 500 ml de liquides dans les deux heures qui précèdent le match. S'efforcer d'avaler au moins quelques gorgées d'une boisson pour sportifs aux changements de joueurs, pendant le jeu. Un point clef pour de bonnes performances : l'hydratation avant et pendant la partie.
- Pour le gardien de but : boire avant le match et entre les périodes.

◉ La note parfaite

- Pour limiter la fatigue de fin de saison, porter une attention particulière aux produits céréaliers enrichis et à grains entiers, comme les pâtes, le pain, le riz et les céréales, à consommer tous les jours.
- Consommer des fruits et des légumes en abondance pour un apport adéquat en fer, en vitamines du complexe B et en antioxydants.
- Manger des aliments riches en protéines plusieurs fois par jour, en les répartissant équitablement entre les repas.
- Environ cinq heures avant un match, prendre un repas complet, riche en glucides et comprenant une source de protéines. Consommer une collation riche en glucides environ deux heures avant et des liquides jusqu'au début de la partie.
- En cours d'entraînement, noter son poids avant et après l'effort. Déterminer ainsi la quantité de liquides à boire pendant l'exercice et ce qu'il reste à combler en post-entraînement (soit 1,5 litre de liquide par kg de poids perdu). Sélec-

tionner des boissons qui contiennent environ 6 % de glucides (c'est-à-dire 60 g par litre de boisson) et entre 500 et 700 mg de sodium par litre.

- Pour une récupération rapide, prendre une collation ou une boisson immédiatement après l'entraînement ou le match. Attention ! Le compteur commence à tourner dès qu'on quitte la patinoire. Considérer le temps sous la douche comme faisant partie de ces minutes critiques. Inclure des protéines et des glucides pour favoriser la reconstruction musculaire (pour des idées de collations, voir pages 46 et 47).
- Pour le gardien de but, garder sa bouteille sur le but et s'assurer qu'elle contient une boisson adaptée à ses besoins particuliers. Boire par petites gorgées, aussi souvent que possible, tout au long de la partie. Cela favorise une meilleure concentration et un maintien des performances jusqu'à la fin de la rencontre.

◉ La débarque

Voici les pires choses à faire...
- Attendre d'avoir soif avant de boire.
- S'alimenter avec les aliments-camelote disponibles dans les casse-croûte des arénas. Ils sont loin d'être efficaces pour récupérer rapidement. Pendant les tournois, c'est encore pire parce que le délai pour refaire ses réserves est très court et la demande est grande.

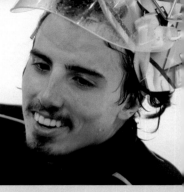

CANADIAN PRESS

MARC-ANDRÉ FLEURY

« Quand un match de hockey est prévu en soirée, je mange presque toujours la même chose : à l'heure du lunch, je prends un gros spaghetti sauce à la viande que je complète avec du pain et du lait ; pendant l'après-midi, je fais une sieste ; au moment de quitter, je me prépare un bagel au beurre d'arachide que je mange à mon arrivée à l'aréna. Et là, je suis prêt. Pendant le match, je bois de l'eau quand je suis devant les buts. Entre les périodes, je prends une boisson pour sportifs qui contient des glucides et des sels minéraux. S'il y a une prolongation, il m'arrive de manger une barre riche en glucides et en protéines. »

MARC-ANDRÉ FLEURY
Hockey, gardien de but
Penguins de Pittsburgh
Champion Coupe Stanley (2009)

185

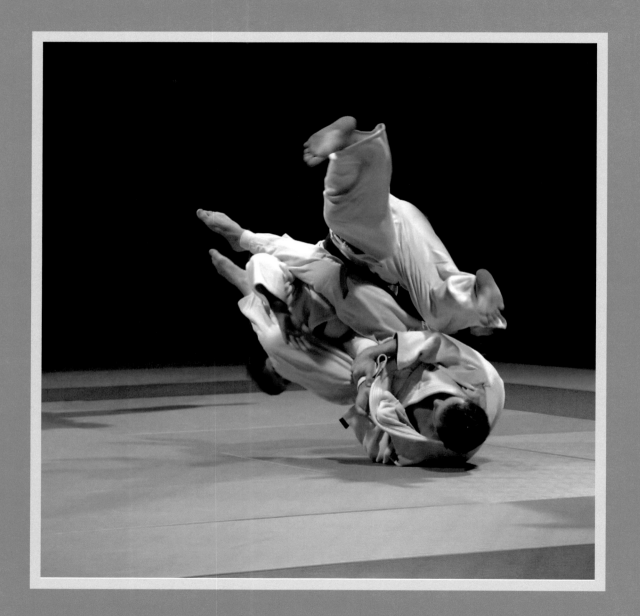

JUDO

BOXE :: KARATÉ :: LUTTE :: TAEKWONDO

CES SPORTS EXIGENT d'abord de la force-vitesse, car ils sont tout en impulsions, en projections (face à son adversaire) et en accélérations. L'endurance anaérobie est aussi mise à contribution pour exécuter des enchaînements de mouvements rapides, de coups explosifs (comme les kicks au taekwondo qui dépendent de la force pliométrique requérant les muscles stabilisateurs des jambes) ainsi qu'un haut degré de puissance et de vitesse.

La puissance aérobie maximale et l'endurance aérobie sont, elles aussi, essentielles pour maintenir un niveau d'intensité constant, puisque les efforts sont courts, intenses et répétés sans possibilité de récupération complète. Ces caractéristiques sont donc importantes, compte tenu de la durée des entraînements et du nombre élevé de combats dans un délai plus ou moins court pendant une journée de compétition.

Les kicks (en taekwondo) et les prises (au judo) doivent être exécutés rapidement, précisément et instinctivement. Cela exige un haut degré de concentration en plus de qualités de coordination, de vitesse de réaction, de rapidité, de mobilité et d'équilibre. De plus, les articulations des jambes et des hanches doivent être particulièrement flexibles pour une parfaite exécution de tous les mouvements.

Ces disciplines exigent de se soumettre à des catégories de poids. Ces catégories sont différentes selon le groupe d'âge, le sexe et le sport en question (judo, boxe, taekwondo, etc.). L'obligation de « faire le poids » exige des restrictions plus ou moins sévères selon le sport et le délai entre la pesée et le début du combat (boxe) ou de la série de combats (autres sports de la catégorie). Il faut atteindre une composition corporelle optimale, laquelle correspond à une masse musculaire élevée combinée à un faible pourcentage de masse grasse pour un poids donné.

Les enjeux nutritionnels

○ Les besoins énergétiques sont semblables pour tous les sports de cette catégorie, et la répartition énergétique recommandée est la suivante : 60 à 65 % de glucides, 15 à 20 % de protéines et 20 à 25 % lipides. Il faut éviter de suivre des règles diététiques trop strictes dans le but de perdre ou de contrôler son poids. Ces restrictions risquent d'entraîner des carences en fer, en calcium, en zinc, en vitamines B_6 et B_{12} et en thiamine.

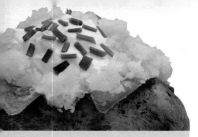

MENU

À CONSULTER

Pour éviter ce problème, on doit varier son alimentation et faire des choix équilibrés dans tous les groupes alimentaires.

◦ L'apport protéique doit favoriser le développement et le maintien d'une bonne masse musculaire afin de déployer la puissance nécessaire. On cherche à atteindre des apports protéiques suffisants sans être excessifs, soit de 1,6 à 1,8 g de protéines/kg de poids corporel. Une prise de poids lente et graduelle est souhaitable afin de maximiser le gain de masse musculaire au détriment du tissu adipeux.

◦ L'alimentation doit contenir un minimum de 20 % de l'énergie sous forme de lipides. Les lipides sont en effet essentiels aux fonctions de base de l'organisme, notamment à la synthèse d'hormones stéroïdiennes.

◦ Le protocole pré-compétition inclut une perte de poids visant à atteindre les exigences de sa catégorie. Si on veut faire partie d'une catégorie qui exige une perte de poids supérieure à 10 % du poids d'entraînement, il y a risque de fonte de masse musculaire, de retard de croissance et de difficulté de récupération après une blessure. Il faut plutôt planifier une perte de poids lente et graduelle.

◦ Les préoccupations face au poids entraînent des risques plus élevés de désordres alimentaires. Les nombreux cycles de perte de poids et l'insuffisance de l'apport énergétique sur une longue période de temps entraînent une diminution du métabolisme basal, rendant plus difficile l'atteinte de la catégorie de poids désirée.

◦ Un protocole de récupération et de réhydratation doit être soigneusement planifié et appliqué après la pesée et entre les combats, afin d'assurer une hydratation optimale, de maintenir la glycémie et de refaire ses réserves de glycogène au cours de la compétition. Ce protocole est essentiel pour garder sa concentration jusqu'aux derniers combats de la journée.

POUR DES RÉSULTATS HONNÊTES, LA NOTE DE PASSAGE S'APPLIQUE, ALORS QUE POUR OBTENIR UN SUCCÈS À LA HAUTEUR DE SES ATTENTES, IL FAUT **EN PLUS** SUIVRE LE PLAN PROPOSÉ À LA NOTE PARFAITE. PAS ENVIE D'EN FAIRE AUTANT ? IL FAUT À TOUT LE MOINS ÉVITER LA DÉBARQUE...

☺ La note de passage

◦ Atteindre le poids de sa catégorie rapidement et par déshydratation sans toutefois dépasser le maximum de 4 % du poids corporel pour les hommes et de 2 % du poids corporel pour les femmes.

◦ Après la pesée officielle, boire et, si possible, manger des aliments bien tolérés et dans des quantités adéquates selon le délai disponible avant la première épreuve.

☺ La note parfaite

◦ Maintenir un poids près de son poids de compétition tout au long de l'année, même hors-saison. Si nécessaire, planifier une perte de poids graduelle sur une période de trois à six semaines (selon le poids à perdre) avant la compétition (voir chapitre 5, *Rouler en 4 x 4 ou en mini*).

- Planifier son protocole de récupération et de réhydratation postpesée. Prendre des boissons et des collations (si les aliments solides sont bien tolérés) contenant des glucides et des électrolytes, idéalement toutes les demi-heures. Viser entre 0,8 et 1,2 g de glucides/kg de poids corporel par heure, et ce, pour les deux heures suivant la pesée, jusqu'au début du premier combat. Plus le délai est long, plus on vise l'objectif minimal (0,8 g); plus le délai est court, plus on se rapproche de la recommandation maximale (1,2 g).

- En compétition, consommer des boissons et des collations contenant des glucides pendant les 30 minutes qui suivent chaque combat. Par la suite, prendre entre 1 et 1,5 g de glucides/kg de poids corporel par heure. Consommer cette quantité de glucides jusqu'au combat suivant, pour un maximum de 6 heures. Idéalement, manger ou boire de petites quantités toutes les demi-heures. Appliquer ce même protocole entre les entraînements rapprochés (moins de 24 heures d'intervalle).

- Lorsqu'un délai de deux heures et plus est disponible avant le prochain combat, ajouter des protéines aux collations et aux repas qui suivent. Dans la planification alimentaire de la compétition, considérer le repas post-épreuve comme étant aussi le repas pré-épreuve pour la suite de la journée. Prévoir des yogourts, des jus, des fruits, des boissons et des barres énergétiques, pour consommation immédiate à la fin de chaque combat.

- Prioriser l'hydratation tant à l'entraînement qu'en compétition. S'assurer d'un apport en liquides adéquat en quantité et en qualité (électrolytes et glucides).

- Éviter les stéroïdes anabolisants puisque ce sont des produits de dopage. La consommation de créatine, si elle est combinée à une alimentation appropriée et à un entraînement en musculation adéquat, pourra aider au gain de masse musculaire tout en évitant les effets négatifs des stéroïdes. Il faut toutefois s'assurer de suivre le protocole recommandé au chapitre 10, *Les suppléments alimentaires*.

☺ La débarque

Voici la pire chose à faire...

- Pour faire le poids : restreindre sévèrement sa consommation de liquides et d'aliments, utiliser des diurétiques, des laxatifs, de l'éphédrine ou d'autres produits, ou encore s'entraîner avec un sac de plastique sur le dos, dans le sauna. Ces méthodes ont des conséquences fâcheuses sur les performances et la santé, particulièrement à cause de leur effet déshydratant. Si, en plus, la déshydratation n'est pas corrigée avant le combat, on pourrait souffrir de nausées, d'étourdissements, et connaître une diminution de sa concentration, ce qui met la victoire sérieusement en péril.

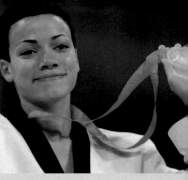

KARINE SERGERIE

« Il m'arrive d'avoir à perdre du poids pour atteindre ma catégorie. Le truc qui fonctionne bien pour moi consiste à couper dans le nombre de portions de féculents que je consomme chaque jour. Mais même dans ces périodes-là, je n'en mange jamais moins de quatre par jour. Les féculents, c'est aussi mon carburant, et je ne veux pas négliger ça !

Pendant les compétitions, pour reprendre un peu d'énergie, j'aime manger des aliments salés. Je choisis alors des craquelins. À l'entraînement, c'est différent : je prends parfois des barres de céréales. Mais en compétition, jamais ! J'ai horreur de tout ce qui est sucré dans ces moments-là!

KARINE SERGERIE
Taekwondo
Médaille d'argent Jeux olympiques de Beijing (2008),
Or Good Luck Beijing (2008),
Or Championnats du Monde (2007)

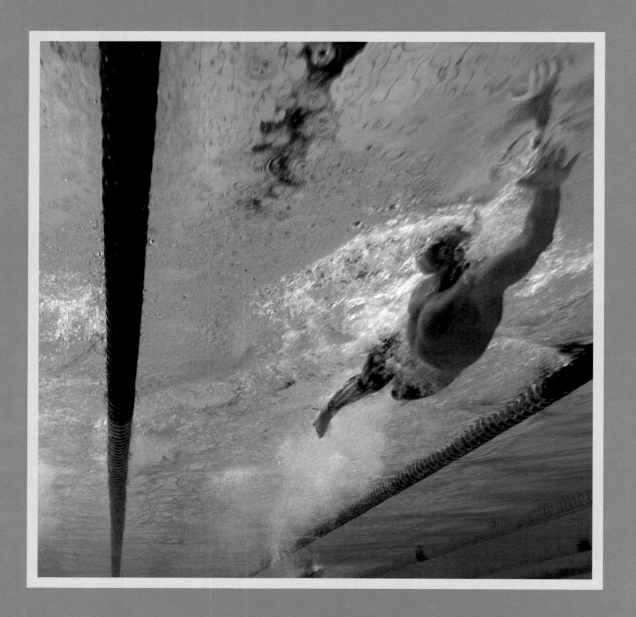

NATATION

LA NATATION EST UN SPORT dont l'entraînement comporte à la fois une composante aérobie et une composante anaérobie. On doit en effet développer l'endurance qui permettra d'améliorer sa capacité cardiorespiratoire (la composante aérobie), mais on doit aussi augmenter sa puissance pour connaître de bons départs et pouvoir exploser lors de la compétition (la composante anaérobie).

En natation, on a souvent plus d'un entraînement par jour, et ce, plusieurs jours par semaine. Cela se traduit par des séances quotidiennes d'exercice qui totalisent des durées de deux à quatre heures et des distances de 6000 à 16 500 mètres.

À la piscine, la température est plutôt chaude et humide. Cela a pour effet d'augmenter les pertes hydriques. Il faut donc prendre soin de s'hydrater tant à l'entraînement qu'en compétition.

Les compétitions de natation présentent des caractéristiques bien particulières. Il s'agit d'efforts de courte durée et de forte intensité. Plusieurs épreuves ont lieu la même journée (qualifications, demi-finales et finales). Parfois, même, on répète cette séquence plus d'une fois au cours du week-end quand on est inscrit à plusieurs catégories (par exemple, 100 m style libre, relais et 400 m). Les horaires compliquent alors la planification alimentaire.

Les enjeux nutritionnels

- La natation implique des besoins énergétiques très élevés. Cette demande atteint facilement 4000 calories par jour et peut grimper jusqu'à 6000 calories. Cela peut entraîner un épuisement rapide des réserves de glycogène musculaire et hépatique si l'alimentation n'est pas suffisamment riche en glucides. La répartition énergétique recommandée est la suivante : 55 à 65 % de glucides, 15 à 20 % de protéines (1,2 à 1,6 g/kg de poids corporel) et 20 à 30 % de lipides.

- Il n'est pas rare que le premier entraînement de la journée ait lieu très tôt le matin. Or, après une nuit de sommeil, les réserves de glycogène hépatique sont faibles et la glycémie est plutôt basse. L'idéal est donc de prendre un petit déjeuner léger ou, du moins, une collation avant de partir pour la piscine. Comme les liquides sont absorbés plus rapidement que les aliments solides, ils causent moins souvent de problèmes et représentent un bon

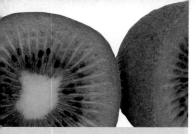

MENU

AUTRES SECTIONS À CONSULTER

choix avant l'entraînement. Cependant, certaines personnes tolèrent mal les aliments et les boissons juste avant un effort dans l'eau, la position horizontale favorisant certains inconforts gastriques. On peut alors, avant d'aller au lit, prendre une bonne collation contenant des glucides mais aussi un peu de protéines. Cette solution n'est pas idéale, mais elle est préférable à celle de rester à jeun entre le souper de la veille et l'entraînement du matin.

- Les sessions d'exercice se répètent plusieurs fois par semaine, voire deux fois par jour. Cela rend la récupération post-entraînement fondamentale pour réussir de bonnes performances. Dès l'arrêt de l'activité, on dispose d'une fenêtre de 30 minutes pour boire et manger ; c'est le moment où l'organisme est à son maximum d'efficacité pour restaurer ses réserves et réparer les tissus.

- Même si la natation se pratique de toute évidence dans un milieu aqueux, il y a un risque élevé de déshydratation, et ce, dès les 30 premières minutes de l'activité. On néglige parfois de boire croyant, à tort, que l'eau peut traverser les pores de la peau. Il n'en est rien. Voir à une hydratation optimale est donc un élément crucial de la performance, tant à l'entraînement qu'en compétition.

- Le risque de carence en fer est très élevé à cause du grand volume d'entraînement. Cela est particulièrement marqué chez les filles, qui sont encore plus à risque de souffrir d'anémie, et chez les végétariens, qui disposent de peu de sources de fer hautement absorbable. Il faut donc veiller à combler quotidiennement les besoins nutritionnels en fer.

POUR DES RÉSULTATS HONNÊTES, LA NOTE DE PASSAGE S'APPLIQUE, ALORS QUE POUR OBTENIR UN SUCCÈS À LA HAUTEUR DE SES ATTENTES, IL FAUT **EN PLUS** SUIVRE LE PLAN PROPOSÉ À LA NOTE PARFAITE. PAS ENVIE D'EN FAIRE AUTANT ? IL FAUT À TOUT LE MOINS ÉVITER LA DÉBARQUE…

☺ La note de passage

- Manger souvent au cours de la journée et favoriser les glucides. C'est un bon moyen de combler la demande énergétique élevée et cela assure de bonnes réserves de glycogène hépatique et musculaire.

- Avant une compétition, consommer des glucides pour éviter d'arriver sur le bloc de départ en hypoglycémie. Pour faire les bons choix, suivre les recommandations du chapitre 2, *Du super sans plomb dans les muscles*.

- Opter pour des gels, des boissons et barres énergétiques en plus de l'eau pendant l'entraînement, même si ce dernier ne dure que une heure. Ces aliments sont encore plus importants si on n'a rien mangé ni bu (à part de l'eau) dans les heures qui précèdent l'effort.

☉ La note parfaite

- ◎ Quand une séance d'entraînement est prévue tôt le matin, s'assurer de renflouer ses réserves de glycogène hépatique :
  - ◎ prendre une collation riche en glucides avant de partir pour la piscine : par exemple un gruau et un jus ; ou,
  - ◎ se préparer un lait ou un yogourt fouetté maison à base de fruits, puisque les liquides sont plus facilement absorbés ; ou,
  - ◎ profiter du temps de déplacement pour grignoter un bagel et boire un jus de fruits en route ; ou,
  - ◎ au pire, manger une collation la veille : un bol de céréales avec du lait, des tartines de beurre d'arachide et un jus, un chocolat chaud et quelques biscuits, des fruits et du yogourt... C'est un peu l'équivalent de déjeuner le soir d'avant.
- ◎ À la fin de chaque épreuve et entraînement, l'hydratation est prioritaire, mais la récupération, pour être complète, doit comprendre des protéines et des glucides. Pour des résultats optimaux, prendre une collation immédiatement après l'effort, c'est-à-dire au cours de la demi-heure qui suit l'activité. Inclure des protéines (au moins 7 g) et des glucides pour favoriser la reconstruction musculaire. Pour des idées de collation après l'effort, consulter les pages 46 et 47.
- ◎ En compétition, boire souvent (de l'eau et des boissons énergétiques). Entre les épreuves, consommer des collations riches en glucides comme des gels ou des barres énergétiques, selon sa tolérance. Entre les qualifications et les finales, planifier, si le temps le permet, un repas composé d'aliments familiers et de digestion rapide, à prendre dans le calme.
- ◎ Dans l'alimentation quotidienne, s'assurer de consommer de bonnes sources de fer comme les viandes rouges. Cela est particulièrement important pour les filles. Si on est végétarien, en plus de combler ses besoins en fer, sélectionner des aliments qui ont un taux d'absorption optimal. Le chapitre 6, *La mécanique fragile*, donne plus de détails sur la prévention de la carence en fer. Dans le doute, consulter un nutritionniste pour évaluer la pertinence d'un supplément.

☺ La débarque

Voici les pires choses à faire...

- ◎ Négliger l'hydratation. Un sportif déshydraté est un sportif qui ne fonctionne pas au maximum de son potentiel et qui s'épuise inutilement. Il faut assurer une consommation adéquate de liquides, même en piscine.
- ◎ Prendre des suppléments de créatine pour augmenter sa masse musculaire. La consommation de suppléments de créatine peut diminuer la flexibilité et entraîner des douleurs aux articulations et quelquefois un gain de poids provenant de la rétention d'eau, ce qui a pour effet de compromettre l'efficacité du mouvement.

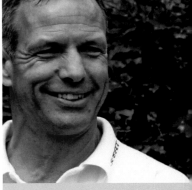

PIERRE
LAFONTAINE

« La récupération, point majeur à la performance, doit se faire rapidement, car les nageurs ont plusieurs entraînements par jour et par semaine, de même que plusieurs épreuves en compétition. Je m'assure, pendant tous les entraînements, de mettre à leur disposition des bouteilles d'eau et des boissons énergétiques sur le bord de la piscine. De plus, comme la récupération est capitale pour performer (de 20 minutes à 24 heures suivant l'entraînement), des boissons énergétiques, des yogourts, des jus, des fruits et des barres énergétiques et de céréales sont consommés dans le vestiaire, tout de suite après l'entraînement et entre les épreuves de compétition. »

PIERRE LAFONTAINE
Natation
Entraîneur national
de Natation Canada
Entraîneur-chef
Centre national d'entraînement
Australie (2002-2005)

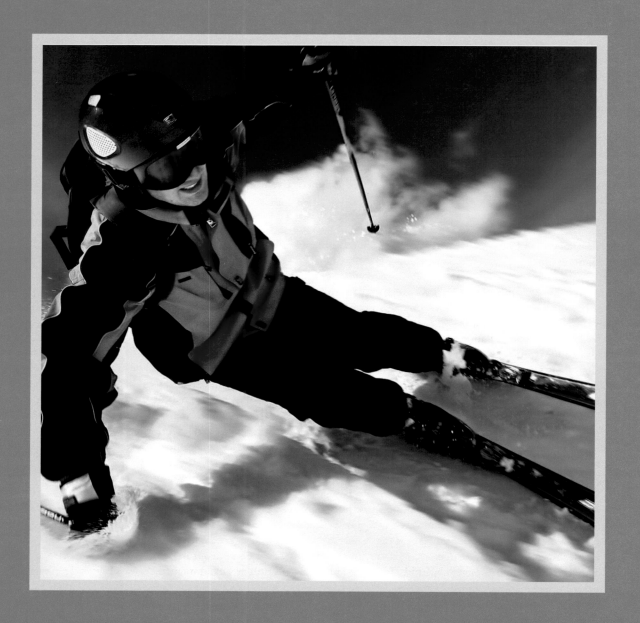

SKI ALPIN

SKI ACROBATIQUE :: PLANCHE À NEIGE

LES CARACTÉRISTIQUES PRINCIPALES des sports alpins sont la force et la puissance explosive. Il faut en effet posséder ces qualités pour réaliser les constants déplacements du poids d'une jambe à l'autre, en position penchée (ski alpin – descente) ou semi-penchée (ski alpin – slalom). De plus, tout se fait à vitesse grand V, souvent à plus de 100 km/h en descente et en slalom géant. Quant aux sauts en ski acrobatique, ils exigent des mouvements explosifs. La vitesse importante tout comme le tracé sinueux du slalom requièrent une concentration intense et une bonne coordination.

Le ski alpin est un sport où il faut un bon rapport force-poids. Il faut être lourd pour favoriser la vitesse en descente (*downhill*), et ce poids doit provenir de la masse musculaire. Il faut rester à la fois souple et flexible pour permettre une meilleure vitesse et une bonne amplitude de mouvement dans les manœuvres, et pour prévenir les blessures. La masse grasse doit être adéquate pour assurer une certaine isolation contre le froid. Toutefois, un pourcentage de gras élevé pourrait désavantager plus rapidement les skieurs acrobatiques que les skieurs alpins puisqu'en ski acrobatique, être trop pesant rend plus dif-ficiles les atterrissages de sauts et ralentit la vitesse de rotation nécessaire dans l'exécution des figures.

Les besoins à l'entraînement diffèrent de ceux en compétition. Les compétitions se déroulent habituellement sur un week-end (sauf en Coupe du monde), avec une course en avant-midi (10 h) et la finale en après-midi (14 h). On peut être éliminé le matin, mais si on réussit à passer en finale, on ne dispose habituellement que d'un délai de une à deux heures pour manger, boire et refaire ses réserves. À l'entraînement, la dépense est très élevée, et c'est à ce moment que le travail se fait davantage en endurance aérobie. On fait à répétition le tracé du slalom ou une portion de pente plus difficile ou, encore, on fait et refait ses sauts (sur neige ou sur rampe d'eau) : on descend, skis aux pieds, puis on remonte la pente avec les skis sur les épaules. Cet exercice dure généralement entre une et deux heures. À l'entraînement, à moins de froids sibériens, il y a très peu d'arrêts pendant l'avant-midi ou l'après-midi d'entraînement, donc peu de possibilités de manger.

Même si ces sports sont pratiqués en hiver, l'hydratation est importante, car on transpire aussi par temps froid. Il est parfois difficile de boire adéquatement parce que

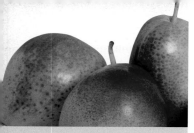

MENU

À CONSULTER

l'hiver, la soif se fait moins sentir et qu'il est désagréable de boire un liquide frais qui ne réchauffe pas. Il faut aussi porter attention à l'hydratation lors des entraînements qui se déroulent l'été, sur des rampes d'eau (surtout pour les skieurs acrobatiques, quoique les planchistes commencent aussi à s'entraîner sur des rampes d'eau) ou encore sur les glaciers d'Amérique du Sud et de l'Ouest canadien (ski alpin, ski acrobatique et planche). En altitude, le risque de déshydratation est plus important. Il y a aussi une perte d'appétit, particulièrement dans les premières 72 heures de présence en altitude, ce qui peut entraîner une diminution des apports énergétiques allant jusqu'à 40 %, voire 60 %.

Les enjeux nutritionnels

◎ Pour développer adéquatement la masse musculaire, il faut répartir sa consommation de protéines pendant toute la journée et s'assurer que l'apport énergétique est suffisant. Pour combler les besoins protéiques, l'alimentation peut très bien suffire, et les suppléments de protéines ne sont pas nécessaires. Même si la masse musculaire et le poids sont importants, il faut se méfier des suppléments de créatine qui diminuent la flexibilité. La répartition énergétique recommandée est la suivante : 55 à 65 % de glucides, 15 à 20 % de protéines (1,6 à 1,8 g/kg de poids) et 20 à 30 % de lipides.

◎ Parce que la composante endurance aérobie est importante pendant l'entraîne-ment et qu'il y a peu de pauses au cours des demi-journées d'entraînement, il faut assurer des réserves optimales de glycogène musculaire et hépatique. Il n'est toutefois pas nécessaire de pratiquer la surcharge en glycogène ; il suffit d'avoir une alimentation riche en glucides, particulièrement la veille et le jour même des entraînements.

◎ Pour avoir une concentration optimale jusqu'à la fin de l'entraînement et pendant les courses, le maintien de la glycémie est primordial. Pour ce faire, il faut assurer un apport en glucides avant et pendant l'entraînement, de même qu'avant la course.

◎ En compétition, l'épreuve est courte et le bien-être prime. L'estomac ne doit pas être trop rempli pour éviter les inconforts, mais on veut aussi tenir la faim à distance. On planifie donc ses repas et ses collations selon le délai dont on dispose avant la course.

◎ Comme il y a tout de même sudation malgré le temps froid, les skieurs perdent donc de l'eau et des électrolytes. De plus, l'air plus sec présent en altitude favorise la déshydratation. C'est pourquoi l'hydratation est un facteur déterminant.

POUR DES RÉSULTATS HONNÊTES, LA NOTE DE PASSAGE S'APPLIQUE, ALORS QUE POUR OBTENIR UN SUCCÈS À LA HAUTEUR DE SES ATTENTES, IL FAUT **EN PLUS** SUIVRE LE PLAN PROPOSÉ À LA NOTE PARFAITE. PAS ENVIE D'EN FAIRE

☺ La note de passage

- S'assurer que les repas pris avant, entre et après les entraînements répondent aux besoins du skieur. Comme l'horaire des journées d'entraînement ressemble à déjeune–skie–dîne–skie–soupe–dodo, il est difficile de manger pendant le temps d'entraînement. Attention aux choix d'aliments offerts dans les centres de ski (voir chapitre 14, *Au resto*).
- Aux arrêts, boire régulièrement et, si possible, choisir des boissons chaudes qui favorisent le confort. Faire des essais pour trouver sa boisson préférée, celle qui fait qu'on en boit plus et plus souvent parce qu'on l'aime beaucoup.

☺ La note parfaite

- Pour favoriser une mise en réserve optimale de glycogène musculaire et hépatique avant l'entraînement et les compétitions, consommer des repas riches en glucides la veille et le matin même de l'effort planifié.
- Pour ne pas être pris au dépourvu et ne pas dépendre de ce qui est offert à la cantine, apporter son lunch pour tous les repas et collations de la journée. Choisir des aliments appréciés, riches en glucides, et s'assurer de garder les aliments froids bien au froid (glacière avec sachets réfrigérants) et les aliments chauds bien au chaud (bouteille thermos).
- Pour maintenir la glycémie pendant les demi-journées d'entraînement, prévoir un apport de 30 à 60 g de glucides par heure, sous forme solide ou liquide. Ce dernier choix contribue en plus à l'hydratation, ce qui est souhaitable. Pour assurer une bonne récupération, prendre une boisson contenant des protéines et des glucides dans les 30 minutes suivant la fin de l'exercice. Cela est particulièrement important en phase de gain de masse musculaire. Compléter ensuite par un repas riche en glucides et en protéines.
- En compétition, l'important est le confort. S'assurer que les aliments consommés juste avant de se diriger vers la piste sont familiers et de digestion rapide (faibles en gras et légers en protéines, donc surtout riches en glucides). Ajuster les quantités en fonction du délai entre le repas et le début de la course.
- Ajuster l'hydratation en fonction des conditions environnementales (froid, altitude, chaleur) et de ses besoins individuels (voir chapitre 4, *L'eau*). La quantité de liquides à boire doit être augmentée en altitude, graduellement, jusqu'à atteindre le double en haute altitude.

☺ La débarque

Voici la pire chose à faire...

- Avant la course ou pendant l'entraînement, éviter de manger ou encore, attendre trop longtemps avant de manger ou boire. Cela augmente le risque d'hypothermie, diminue la concentration et élève le risque de blessures.

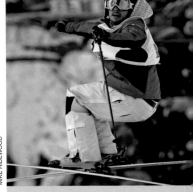

MIKE RIDEWOOD

VINCENT MARQUIS

« Quand mon entraînement se déroule en salle, je peux me permettre de me préparer une boisson de récupération tout de suite après, puisque mon gym n'est pas très loin de la maison. Ma recette préférée consiste à mélanger du lait 2 %, de la poudre de cacao sucrée (type *Quick* ou autre), une banane et du lait en poudre. Je mets tout dans le mélangeur, et voilà! Je ne mesure pas les quantités, car j'aime bien que ce soit simple à faire. J'y vais à l'œil et je me fie à mon goût. Un peu plus tard, je prends un repas équilibré qui complète mes besoins pour la récupération. »

VINCENT MARQUIS
Ski acrobatique
3e au classement de la Coupe du monde de bosses
(saison 2008-2009)

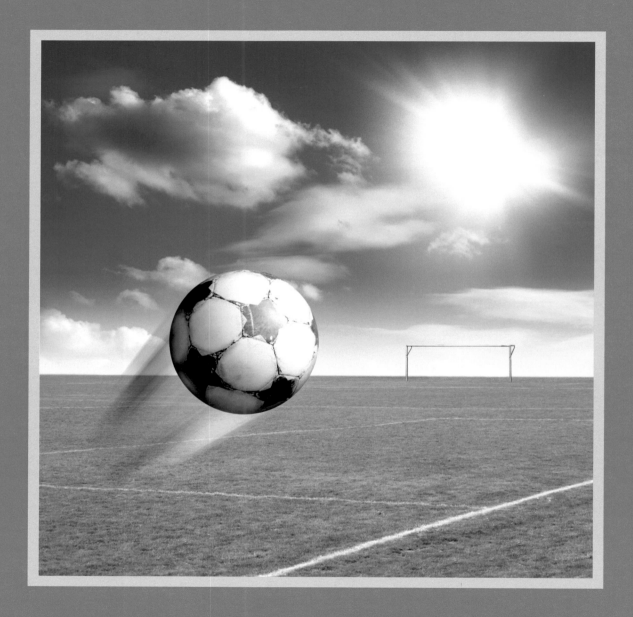

SOCCER

LA PRATIQUE DU SOCCER exige une masse musculaire optimale pour assurer la composante force-vitesse, laquelle est nécessaire aux fréquents mouvements de départ, aux accélérations et aux décélérations. L'endurance anaérobie, ou la capacité à répéter des gestes explosifs sans récupération complète est, elle aussi, essentielle, de même que la puissance et l'endurance aérobies qui permettent de donner de la force aux tirs tout en gardant la flexibilité et l'agilité nécessaires pour se mouvoir. On considère habituellement que 2 % du match dépend de l'endurance anaérobie et que le reste, soit 98 %, est à composante endurance aérobie. Pendant un match, chaque joueur à l'attaque peut couvrir en moyenne 9 km en jogging ou à la marche, et environ 800 mètres en sprint.

Ce sport entraîne des dépenses énergétiques élevées étant donné la superficie du terrain, la durée prolongée des matchs et la répétition d'efforts courts et intenses sans récupération complète. Courir avec un ballon augmente de 8 à 10 % le coût en oxygène de la course, et donc tout autant la demande énergétique. Pour un homme adulte, les besoins énergétiques peuvent représenter jusqu'à 1500 calories par match.

Les conditions atmosphériques variables (de très chaud à froid et de très sec à très humide, selon la saison) et l'altitude influencent les besoins nutritionnels et hydriques.

Les réserves de glycogène musculaire et hépatique constituent un enjeu majeur. Au cours d'un match, la dépense énergétique est élevée, même si on n'est pas constamment sur le terrain, à cause de l'intensité des efforts à fournir à chaque présence. Il n'est d'ailleurs pas rare de voir des joueurs marcher plutôt que courir à cause de réserves d'énergie diminuées. On a même observé que, pendant un match, des joueurs avec des niveaux de glycogène abaissés couvrent 24 % moins de distance que ce qu'ils auraient normalement dû parcourir et que la moitié des km parcourus l'étaient en marchant. C'est pourquoi ce sport requiert de bonnes réserves de glycogène.

Les entraînements et les matchs fréquents au cours des tournois requièrent une planification alimentaire et hydrique soignée. Cela est particulièrement important pour les plus jeunes, qui jouent parfois deux à trois matchs par jour dans les tournois locaux.

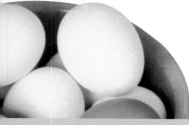

MENU

À CONSULTER

Les enjeux nutritionnels

◎ La répartition énergétique recommandée en période d'entraînement est la suivante : 55 à 65 % de glucides, 15 à 20 % de protéines et 20 à 30 % de lipides. On recommande des apports en protéines entre 1,2 et 1,6 g/kg de poids corporel.

◎ Avant un match, il est primordial de combler les réserves de glycogène musculaire et hépatique en consommant un repas ou des collations riches en glucides. Les réserves de glycogène doivent aussi être optimales en arrivant à l'entraînement.

◎ La glycémie et l'hydratation constituent des facteurs limitant la performance. Il faut donc assurer l'équilibre hydrique (sodium et eau) avant et après l'effort. Toutefois, le moment crucial pour éviter la déshydratation et ses conséquences est pendant l'effort. Il faut ajuster la quantité et la qualité de liquides bus selon les conditions atmosphériques et selon les besoins de chacun, en n'oubliant pas les glucides pour maintenir une glycémie stable.

◎ Pendant le match, il faut profiter de chaque occasion pour s'hydrater, et il n'y en a pas beaucoup pour les joueurs vedettes qui sont toujours sur le terrain ! On veille à avoir un apport régulier en prenant des liquides à chaque temps d'arrêt et à la mi-temps.

◎ Au cours des tournois, on mange fréquemment et en fonction des horaires de matchs. Pour avoir suffisamment d'énergie, on répartit son menu selon un pourcentage plus élevé en glucides, soit : 80 % de glucides, 10 % de protéines et 10 % de lipides.

◎ La récupération et la réhydratation sont importantes en tout temps mais cruciales en tournoi alors que d'autres matchs suivent dans la même journée ou moins de 24 heures plus tard. Dès l'arrêt de l'activité, on dispose d'une fenêtre de 30 minutes pour boire et manger des aliments riches en glucides ; c'est le moment où l'organisme est à son maximum d'efficacité pour restaurer ses réserves de glycogène. Il faut en profiter.

POUR DES RÉSULTATS HONNÊTES, LA NOTE DE PASSAGE S'APPLIQUE, ALORS QUE POUR OBTENIR UN SUCCÈS À LA HAUTEUR DE SES ATTENTES, IL FAUT **EN PLUS** SUIVRE LE PLAN PROPOSÉ À LA NOTE PARFAITE. PAS ENVIE D'EN FAIRE AUTANT ? IL FAUT À TOUT LE MOINS ÉVITER LA DÉBARQUE...

☺ La note de passage

◎ Adopter une alimentation riche en glucides avant et pendant les tournois. Cela permet de maintenir une glycémie stable, essentielle pour avoir de l'énergie et garder sa concentration jusqu'en finale.

◎ Boire quand on y pense, le plus souvent possible, pendant le match et les entraînements.

☺ La note parfaite

◎ L'hydratation constitue un point central de la performance. Ajuster la quantité et la qualité des liquides consommés.

QUANTITÉ Déterminer ses besoins à l'entraînement à l'aide de la fiche *Ma préparation* (page 160). S'assurer de boire les quantités requises tant à l'entraînement qu'en compétition, et ce, avant, pendant et après l'effort. **QUALITÉ** Pendant l'entraînement ou le match, surtout quand l'effort dure plus de une heure, favoriser des boissons qui contiennent environ 6 % de glucides (soit 60 g par litre de boisson) pour maintenir une bonne coordination, une concentration optimale et une bonne vitesse de réaction. Pour éviter les crampes musculaires, consommer une boisson contenant entre 500 et 700 mg de sodium par litre. Finalement, boire souvent pendant les matchs, et ce, dès que possible : pendant les temps d'arrêt et à la mi-temps.

◎ En compétition, planifier soigneusement l'alimentation et l'hydratation. Ne rien laisser au hasard. Les horaires casse-tête des tournois rendent difficile la gestion des repas et des collations. On ne connaît jamais à l'avance l'heure exacte de la prochaine partie puisque la durée et le nombre total de matchs disputés ne peuvent être préétablis avec précision. Pour favoriser une alimentation optimale, traîner avec soi son sac d'épicerie bien garni et le garder à portée de la main.

◎ Pour combler les besoins en glucides pendant le match, un truc populaire et adéquat consiste à manger des quartiers d'orange à la mi-temps. Ceux-ci contribuent à l'apport en glucides tout en favorisant l'hydratation, ce qui aide à terminer le match en force. À appliquer aussi au cours des entraînements qui durent parfois deux à trois heures.

◎ Prendre une boisson de récupération contenant des glucides et des protéines immédiatement après la fin du match. Cette pratique est d'autant plus importante si un ou plusieurs autres matchs sont disputés le même jour ou deux jours consécutifs. La quantité optimale de glucides à consommer est de 1 à 1,5 g/kg de poids corporel. Par la suite, répéter cette consommation toutes les heures, jusqu'au match suivant, pour un maximum de six heures. Répartir ces glucides par petites quantités à la fois, idéalement aux demi-heures.

◉ La débarque

Voici la pire chose à faire...

◎ Manger un repas copieux, très gras et élevé en protéines peu de temps avant le début d'un match. L'ingestion d'une grande quantité de matières grasses et de protéines ralentit considérablement la digestion. De plus, l'exercice est un stress pour le corps, et la digestion se fait moins vite lorsqu'on est stressé. Résultat : il est difficile de connaître de bonnes performances quand des reflux gastriques et d'autres inconforts nous tenaillent jusque dans les dernières minutes du match.

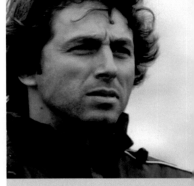

NICK DE SANTIS

Les trucs du onze montréalais

« Il est très important d'adapter le délai et le contenu du repas pré-match en fonction de la tolérance personnelle de chacun. Par exemple, certains joueurs (comme moi à l'époque) ont besoin d'un délai de cinq heures entre le dernier vrai repas et le début de la partie pour se sentir « léger » sur le terrain. Le reste du temps, ils s'assurent d'être bien hydratés en consommant de l'eau et des boissons énergétiques. D'autres ne peuvent pas performer s'ils n'ont pas une source d'énergie plus rapprochée du match (deux heures avant). Le choix des aliments varie aussi selon la préférence des gars : poulet, pâtes, steak, pain, riz ; l'important, c'est de se sentir bien. »

NICK DE SANTIS
Soccer
Directeur technique
Impact de Montréal

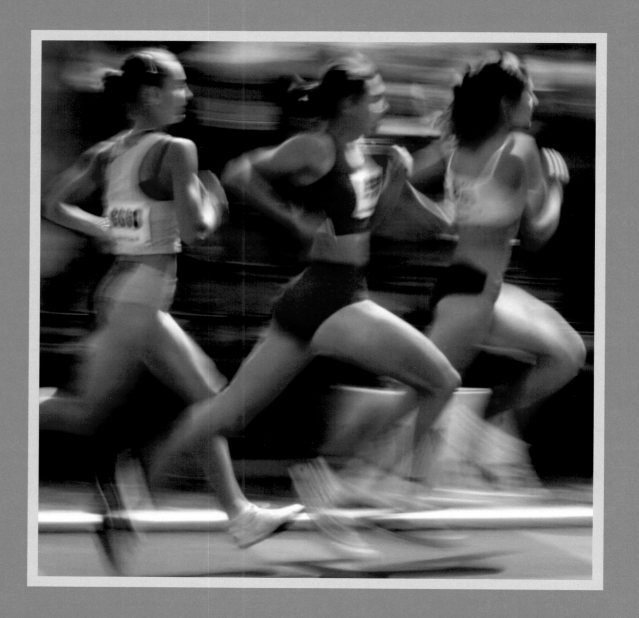

SPRINTS

ATHLÉTISME :: CYCLISME SUR PISTE :: PATINAGE DE VITESSE
:: SKI DE FOND SPRINT

CES SPORTS ONT LA PARTICULARITÉ de combiner à la fois des composantes d'endurance anaérobie et de force-vitesse (pour les épreuves de moins de 15 minutes) et d'endurance aérobie (pendant les entraînements de plusieurs heures et les épreuves de plus de 15 minutes). De plus, ils exigent un entraînement en musculation. Le développement d'une bonne masse musculaire permet en effet d'améliorer la puissance nécessaire pour les départs et les accélérations.

Pour tous ces sports, la masse adipeuse doit être gardée à son minimum afin de maximiser l'endurance, la vitesse et l'efficacité du mouvement. Certains auteurs suggèrent les pourcentages suivants :

- sprints : 11 à 19 % pour les femmes et 8 à 16 % pour les hommes ;
- cyclisme : 15 % pour les femmes et 8 à 10 % pour les hommes.

Le plan d'hydratation et de récupération doit être ajusté aux conditions atmosphériques ainsi qu'aux différentes situations d'entraînement et de compétition (extérieures ou intérieures). Ces athlètes ont souvent plusieurs entraînements par jour, de différentes natures : en endurance, par intervalles, en musculation, etc.

Les horaires de compétition compliquent la planification alimentaire. À cause du grand nombre d'épreuves de courte durée et de forte intensité au cours d'une même journée, l'alimentation vise d'abord le confort de l'athlète, avec des apports alimentaires fréquents mais non excessifs pour éviter de surcharger l'estomac. L'atteinte des besoins en nutriments doit plutôt se faire en saison, en dehors des périodes de compétition. C'est également à ce moment qu'une alimentation équilibrée permettra le développement et le maintien d'une bonne masse musculaire, essentielle à l'amélioration de la vitesse et de l'endurance, favorisant ainsi l'acquisition d'une technique optimale.

Les enjeux nutritionnels

- La répartition énergétique recommandée est la suivante : 55 à 60 % de glucides, 15 à 20 % de protéines et 20 à 25 % de lipides. Il ne faut pas appliquer des règles diététiques trop strictes dans le but de perdre ou de contrôler son poids, ni adopter une alimentation peu variée, composée d'une forte consommation de barres

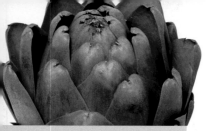

MENU

Déjeuner 7 h ··· petits fruits surgelés, décongelés (250 ml), céréales Muslix (125 ml), yogourt nature 2% M.G. (175 g), pain de blé entier (2 tranches), confiture de fraises (15 ml), beurre d'arachide crémeux (30 ml), lait 2% M.G. ou café au lait (250 ml)

Collation (10 h 30) ··· pêches (2), barre de céréales (1), jus de fruits (250 ml)

Dîner 12 h 30 ··· jus de légumes (125 ml), pain à salade (2), beurre (5 ml) ··· omelette : œufs (2), cœurs d'artichauts (125 ml), tomate (1 moyenne), mozzarella 17% M.G. (60 g) ··· carottes miniatures (7), céleri (4), biscuits moelleux aux brisures de chocolatt (4), jus de fruits (250 ml)

Collation (16 h) ··· fromage cottage 0,1% M.G. (90 ml), sirop d'érable (15 ml), nectarine (1), biscuits Graham (6)

17 h–20 h ··· ENTRAÎNEMENT ··· boisson pour sportifs (500 ml)

Collation moins de 30 min après l'effort ··· lait au chocolat (250 ml), raisins secs (30 ml)

Souper 21 h ··· spaghettis cuits (325 ml) avec sauce à la viande et aux légumes (150 ml), mozzarella 17% M.G. (60 g) ··· jus de pomme (250 ml), yogourt glacé à la vanille (125 ml) avec sirop d'érable (10 ml), biscuits aux figues (2)

À CONSULTER

et de boissons énergétiques ou de suppléments alimentaires. Ces restrictions et ce manque de variété risquent d'entraîner des carences en fer, en calcium, en zinc, en vitamines B_6 et B_{12} et en thiamine. Pour éviter ce problème, on doit varier son alimentation et faire des choix équilibrés dans tous les groupes alimentaires.

◎ L'alimentation doit fournir un apport protéique qui favorise une bonne masse musculaire, ce qui permet de développer la puissance nécessaire dans sa discipline sans perte de flexibilité. On recommande des apports de 1,6 à 1,8 g de protéines/kg de poids corporel. Une prise de poids lente est souhaitable afin de maximiser le gain de masse musculaire tout en minimisant l'accumulation de tissu adipeux. Il existe d'excellentes sources alimentaires de protéines qui sont également faibles en gras. Inutile de se tourner vers les suppléments (voir chapitre 3, *Les pièces*).

◎ Les pertes de liquides varient selon les conditions atmosphériques et peuvent être importantes, par exemple sur des pistes extérieures par temps chaud et ensoleillé. On risque alors de se déshydrater, ce qui entraînerait une fatigue prématurée et pourrait compromettre la performance. C'est encore plus vrai pendant les entraînements, car les efforts y sont plus longs qu'en compétition.

◎ L'alimentation doit contenir un minimum de 20 % de l'énergie sous forme de lipides. Ceux-ci sont en effet essentiels aux fonctions de base de l'organisme, notamment à la synthèse d'hormones stéroïdiennes, nécessaires à la croissance de la masse musculaire.

◎ Il est important d'établir un protocole de récupération entre les épreuves afin de maintenir la glycémie et de refaire les réserves de glycogène tout au long des journées que durent les compétitions. Ce protocole assurera une concentration et des performances optimales jusque dans les dernières épreuves de la journée, mais aussi jusqu'à la dernière journée de compétition.

◎ Les préoccupations face au poids entraînent des risques plus élevés de désordres alimentaires. Il faut assurer des apports suffisants en énergie et en nutriments (plus particulièrement en fer et en calcium) tout au long de l'année, même s'il y a contrôle du poids, afin de maintenir un pourcentage de tissu adipeux adéquat pour la pratique optimale du sport.

POUR DES RÉSULTATS HONNÊTES, LA NOTE DE PASSAGE S'APPLIQUE, ALORS QUE POUR OBTENIR UN SUCCÈS À LA HAUTEUR DE SES ATTENTES, IL FAUT **EN PLUS** SUIVRE LE PLAN PROPOSÉ À LA NOTE PARFAITE. PAS ENVIE D'EN FAIRE AUTANT? IL FAUT À TOUT LE MOINS ÉVITER LA DÉBARQUE…

☺ La note de passage

◎ S'assurer d'avoir facilement accès à des liquides au cours des entraînements et des épreuves qui se déroulent à l'extérieur, particulièrement par temps chaud et ensoleillé.

- Bien s'hydrater la veille et le matin même.
- Avant la course, manger des collations faciles à digérer, riches en glucides, faibles en gras et contenant peu de protéines.

La note parfaite

- Déterminer ses besoins hydriques à l'entraînement et suivre ce plan tant en compétition qu'en entraînement.
- En compétition, planifier soigneusement l'alimentation et l'hydratation. Ne rien laisser au hasard. Les horaires casse-tête des compétitions, avec des délais très variables entre les épreuves, rendent difficile la gestion des repas et des collations. Pour favoriser une alimentation optimale, traîner avec soi son sac d'épicerie bien garni et le garder à portée de main.
- Consommer des collations et des boissons contenant des glucides immédiatement après la fin de chaque épreuve. Par la suite, prendre entre 1 et 1,5 g de glucides/kg de poids par heure. Consommer cette quantité de glucides jusqu'à la prochaine épreuve, pour un maximum de six heures. Idéalement, manger ou boire de petites quantités à la fois toutes les demi-heures. Cette pratique est d'autant plus importante si une ou plusieurs autres épreuves sont prévues le même jour ou le lendemain.
- Lorsque le délai avant la prochaine épreuve est de deux heures ou plus, ajou-

ter des protéines aux collations et aux repas qui suivent. Dans la planification alimentaire de la compétition, considérer le repas post-épreuve comme étant aussi le repas pré-épreuve pour la suite de la journée. Prévoir des yogourts, des jus, des fruits, des boissons et des barres énergétiques pour consommation immédiate à la fin de chaque épreuve.

- Éviter les stéroïdes anabolisants puisque ce sont des produits de dopage. L'utilisation de créatine combinée à une alimentation appropriée et à un entraînement en musculation adéquat pourra aider le gain de masse musculaire désiré tout en limitant les effets négatifs des stéroïdes. Il faut toutefois s'assurer de suivre le protocole (voir chapitre 10, *Les suppléments alimentaires*).

La débarque

Voici la pire chose à faire...

- En compétition, prendre un supplément de bicarbonate de soude. Les suppléments de bicarbonate de soude sont consommés pour tamponner l'acide lactique produit à l'effort et favoriser une récupération rapide pour la prochaine épreuve. Le problème est que les besoins et les effets varient d'une personne à l'autre et que 50 % de ceux qui utilisent du bicarbonate de soude risquent... une diarrhée spontanée ! Si on dépasse la dose, on risque une alcalose et l'hyperventilation !

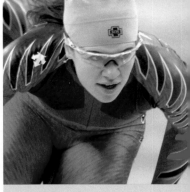

CLARA
HUGHES

« Bien des gens sont surpris d'apprendre que je n'ai pas de diète spéciale pour mon entraînement ou mes compétitions. Je m'alimente bien pour avoir un bon niveau d'énergie dans mon corps et dans mon esprit. Mais j'ai un faible pour les sucreries, particulièrement le chocolat. Alors si j'ai une envie irrésistible, j'en mange, mais une quantité raisonnable. C'est la même chose pour la bière et les frites... J'adore ces aliments, mais je sais que si j'en prends tous les jours, je me sentirai mal et j'aurai un surplus de gras qui me ralentira. Alors je me paie la traite de temps en temps, sans culpabilité mais sans excès non plus ! »

CLARA HUGHES
Patinage de vitesse
Médaille d'or 5000 m
Médaille d'argent poursuite par équipe
Jeux olympiques de Turin (2006)

Cyclisme
Médailles de bronze course sur route
et contre-la-montre
Jeux olympiques d'Atlanta (1996)

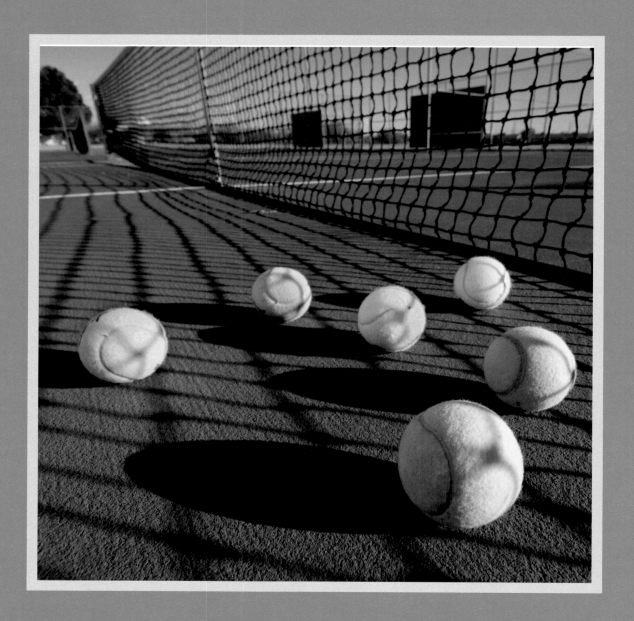

TENNIS

BADMINTON :: RACQUETBALL :: SQUASH :: TENNIS DE TABLE

CES SPORTS EXIGENT un entraînement qui améliore la composante force-vitesse afin d'atteindre une bonne performance autant au niveau des impulsions et des accélérations que des différents coups. Il faut aussi peaufiner ses qualités motrices de coordination, de précision, d'agilité, de vitesse de réaction et vitesse de déplacement, sans oublier l'orientation spatio-temporelle et l'équilibre. L'entraînement en musculation permet d'améliorer chacune des caractéristiques de force-vitesse, alors que l'entraînement spécifique au sport améliore les qualités motrices. De plus, étant donné la longue durée des matchs, un entraînement favorisant l'endurance aérobie donne un avantage certain en fin de match.

Comme la bataille pour chaque point est relativement courte, le nombre d'échanges est élevé autant pendant les matchs qu'à l'entraînement. C'est alors que prime l'endurance anaérobie. On doit développer sa capacité à répéter plusieurs actions très intenses et brèves, sans possibilité de récupération complète. Étant donné que seules quelques secondes séparent les points et les parties, la capacité de récupération est essentielle et dépend de l'endurance aérobie atteinte en saison.

Les conditions atmosphériques varient selon le sport. Au tennis, les influences atmosphériques sont majeures (temps chaud, froid, humide, venteux, etc.). Dans les autres sports de cette catégorie, on s'entraîne et on compétitionne plutôt à l'intérieur, dans des gymnases ou sur des courts spécialisés où l'air est chaud et sec. Il faut donc porter une attention particulière à l'hydratation dans tous les sports de cette catégorie.

La très grande variabilité dans la durée et le nombre de matchs à disputer (selon qu'on joue uniquement en simple ou qu'on participe aussi en double ou double mixte, selon les sports) empêche de préétablir un horaire précis des matchs. En compétition, on doit être prêt à tout.

Les enjeux nutritionnels

○ Il est très difficile de boire pendant les matchs à cause des pauses courtes et peu fréquentes, tennis excepté (les pauses y sont plus fréquentes). De plus, selon les conditions environnementales, les pertes de liquides peuvent être importantes (de 0,5 à 2,5 litres/heure). Comme on craint de boire à cause de l'inconfort

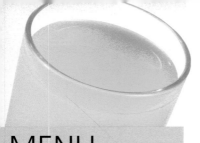

MENU

À CONSULTER

associé à la prise de trop grandes quantités de liquides, la déshydratation guette, et on risque une fatigue prématurée qui mettrait la performance en péril.

◎ Cette perte importante de liquides entraîne une prédisposition élevée aux crampes : il faut donc assurer une hydratation optimale avant et pendant la compétition, ainsi qu'un apport adéquat en électrolytes. On doit vérifier les signes externes de pertes de sodium comme les marques blanches sur la casquette, les bras et le t-shirt.

◎ La répartition énergétique recommandée est la suivante : 60 à 65 % de glucides, 10 à 20 % de protéines (1,2 à 1,4 g/kg de poids) et 20 à 30 % de lipides. Même si l'entraînement dure plusieurs heures et que les graisses de réserve sont utilisées de façon importante dans ces conditions, les glucides demeurent le substrat privilégié puisque les échanges sont courts et d'intensité élevée. Il faut donc assurer des réserves optimales en glycogène musculaire et hépatique.

◎ Le maintien de la glycémie tout au long du match est essentiel pour maintenir la concentration jusqu'à la fin. Cela est particulièrement vrai dans les derniers jeux de même que dans le bris d'égalité d'un long match.

◎ Pour minimiser l'impact des voyages et déplacements nombreux et fréquents, il faut planifier adéquatement son alimentation et prévoir une adaptation au décalage, s'il y a lieu.

POUR DES RÉSULTATS HONNÊTES, LA NOTE DE PASSAGE S'APPLIQUE, ALORS QUE POUR OBTENIR UN SUCCÈS À LA HAUTEUR DE SES ATTENTES, IL FAUT **EN PLUS** SUIVRE LE PLAN PROPOSÉ À LA NOTE PARFAITE. PAS ENVIE D'EN FAIRE AUTANT? IL FAUT À TOUT LE MOINS ÉVITER LA DÉBARQUE...

☺ La note de passage

◎ Prendre quelques gorgées aux fontaines ou apporter sa bouteille d'eau pour boire quand la soif se manifeste.

◎ La veille du match, prendre un repas riche en glucides. Le jour de la compétition, s'en remettre à ce qui est disponible sur place pour soulager sa faim – machines distributrices, restos, casse-croûte – sans se préoccuper outre mesure du délai avant le match, de la quantité d'aliments et de la qualité de ces aliments.

☺ La note parfaite

◎ L'hydratation constitue un point central de la performance, et il faut surveiller la quantité et la qualité des liquides consommés.

QUANTITÉ Déterminer ses besoins à l'entraînement à l'aide de la fiche *Ma préparation* (page 160). S'assurer de boire les quantités requises tant en entraînement qu'en compétition, et ce, avant, pendant et après l'effort. **QUALITÉ** Pendant l'entraînement ou le match, surtout quand l'effort dure plus d'une heure, favoriser les boissons qui contiennent environ 6 %

de glucides (soit 60 g par litre) pour maintenir une bonne coordination, une concentration optimale et une bonne vitesse de réaction. Pour éviter les crampes musculaires, consommer une boisson contenant entre 500 et 700 mg de sodium par litre. Finalement, boire le plus souvent possible pendant les matchs.

- Comme les pertes de sueur sont abondantes et que la transpiration contient beaucoup de sels minéraux, saler ses aliments aux repas suivants et choisir des boissons et des aliments salés comme le jus de tomate ou de légumes, les noix salées, les bretzels, etc.

- Éviter l'utilisation des comprimés de sel (163 mg de sodium), car leur concentration est trop élevée. Les sportifs qui décident quand même d'en prendre doivent en même temps boire au moins 500 ml d'eau pour une absorption optimale.

- En compétition, planifier soigneusement l'alimentation et l'hydratation. Ne rien laisser au hasard. Les horaires casse-tête des tournois rendent difficile la gestion des repas et des collations. On ne connaît jamais à l'avance l'heure exacte de la prochaine partie puisque la durée et le nombre total de matchs disputés ne peuvent être préétablis avec précision. Pour favoriser une alimentation optimale, traîner avec soi son sac d'épicerie bien garni et le garder à portée de la main.

- Sur les sites d'entraînement et de compétition, choisir des aliments riches en glu-cides, nutritifs et faibles en matières grasses (voir chapitre 14, *Au resto*).

- Boire une boisson de récupération contenant des glucides et des protéines immédiatement après le match. Cette pratique est d'autant plus importante si un ou plusieurs autres matchs sont joués le même jour ou sur deux jours consécutifs. La quantité optimale de glucides à consommer est de 1 à 1,5 g/kg de poids corporel. Par la suite, répéter cette consommation toutes les heures, jusqu'au match suivant, pour un maximum de six heures. Répartir ces glucides par petites quantités à la fois, idéalement aux demi-heures.

- Si le délai avant le prochain match est de deux heures ou plus, ajouter un peu de protéines à la boisson ou aux collations qui suivent. Laisser de l'eau et des boissons énergétiques sur le bord du court et dans le vestiaire.

La débarque

Voici la pire chose à faire...

- Attendre d'avoir plusieurs heures entre deux matchs pour boire ou manger. Comme les horaires ne sont pas préétablis, la possibilité d'avoir une longue pause au cours d'une journée de compétition n'est pas toujours garantie. Il faut plutôt favoriser une récupération rapide avec une boisson ou une collation. On complète au repas suivant, au besoin.

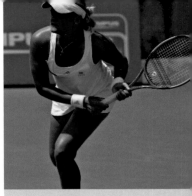

ALEKSANDRA WOZNIAK

« Au début de ma carrière, j'avais l'habitude de manger surtout le matin et le soir. Pendant la journée, j'étais trop occupée et je ne trouvais pas le temps de prendre un repas. Quand arrivait le soir, j'étais épuisée, affamée et je n'arrivais pas à calmer mon appétit d'ogre !

Avec ma nutritionniste, j'ai appris à me discipliner et à fractionner mes apports alimentaires tout au long de la journée. Cela me permet d'avoir un niveau d'énergie beaucoup plus stable, de rentrer le soir sans avoir envie de dévorer tout ce qui me tombe sous la main et, en prime, j'ai réussi à perdre du poids. Cette discipline n'a pas été facile à adopter au début, mais maintenant, je m'organise pour utiliser mes moments de pause, même s'ils sont parfois très courts, pour bien m'alimenter. »

ALEKSANDRA WOZNIAK
Tennis, championne du tournoi ATP de Stanford (2008)
4e tour du tournoi Grand Chelem de Roland-Garros (2009)

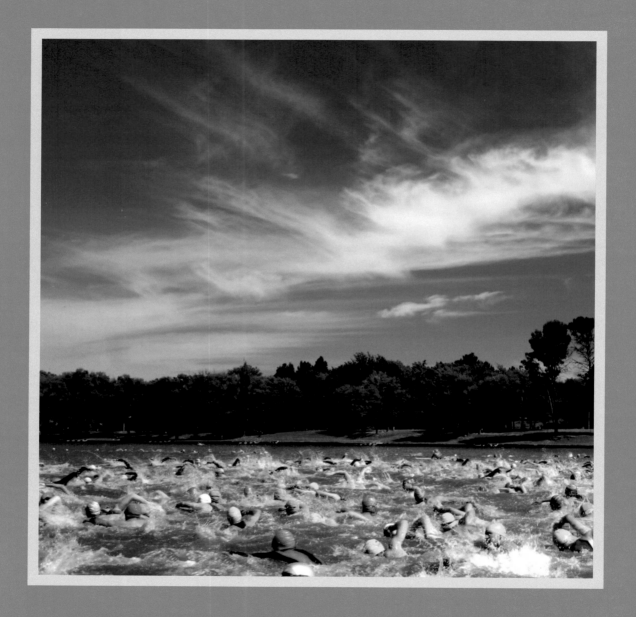

TRIATHLON

COURSE DE FOND :: SKI DE FOND :: CYCLISME SUR ROUTE
VÉLO DE MONTAGNE :: BIATHLON

DANS CES SPORTS, tout est basé sur les longues distances qu'on doit parcourir à intensité très élevée, avec des poussées d'effort maximal ou supramaximal. On fait appel principalement à la composante endurance aérobie, étant donné la grande demande en oxygène. Il s'agit de sports d'endurance aérobie et de puissance maximale à cause de la durée (plus de 2 heures), de l'intensité (élevée) et du type de parcours (montées et descentes, pentes abruptes, etc.). D'un autre côté, il faut aussi considérer ces sports comme ayant une composante de force endurance à cause des sprints en fin de parcours, des poussées dans les montées et des efforts pour se détacher du peloton. Pour une efficacité maximale, il faut également une bonne coordination et le maintien d'un rythme quasi métronomique.

Ce qui caractérise principalement les sports de longue durée est la dépense énergétique élevée. En vélo de montagne, la dépense énergétique oscille entre 600 et 900 calories par heure ; au marathon, on estime la dépense à environ 1 calorie/kg de poids corporel par km parcouru. En vélo de montagne et en ski de fond, la dépense est un peu plus élevée qu'en vélo sur route, parce que ces sportifs ne bénéficient pas du phénomène d'aspiration (*drafting*),

typique au vélo sur route. Dans tous ces sports, la masse adipeuse est à son minimum afin de maximiser l'endurance, la vitesse et l'efficacité du mouvement.

Les sports d'endurance se pratiquent à l'extérieur, sous des conditions atmosphériques très variables selon le sport, la saison et l'altitude : de très chaud à très froid et de très sec à très humide. Ces facteurs influencent les besoins nutritionnels et hydriques. De plus, il est parfois difficile de se ravitailler pendant l'épreuve : on n'arrive pas toujours à remplir ses bidons à temps, on est limité dans le nombre de contenants ou d'aliments qu'on apporte avec soi, etc. La situation se complique sur des parcours sautillants : en vélo de montagne, lors des sprints pour se détacher du peloton, en jogging... Il faut donc voir à s'hydrater dès qu'une occasion se présente.

Les enjeux nutritionnels

- Le maintien de la glycémie et l'hydratation constituent les facteurs clefs de la performance. Il faut donc assurer l'équilibre hydrique (sodium et eau) avant et après l'effort, mais encore plus pendant. Il faut ajuster la quantité et la qualité des liquides bus selon les

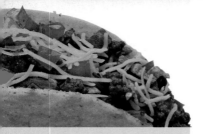

MENU

5998 CALORIES
926 g DE GLUCIDES (62 % DES CALORIES)
236 g DE PROTÉINES (16 % DES CALORIES)
150 g DE LIPIDES (22 % DES CALORIES)

Déjeuner 6 h 30 ··· jus d'orange (500 ml), bagel cannelle et raisins (1 gros), miel (15 ml), yogourt aux fruits 2% M.G. (175 g), banane (1)

9 h–13 h ··· ENTRAÎNEMENT ··· boisson pour sportifs (1 l), gel énergie (41 g)

Collation moins de 30 min après l'effort ··· jus de fruits (250 ml), galettes de riz nature (4), beurre d'arachide (30 ml), dattes séchées (4)

Dîner 14 h ··· jus de légumes (250 ml) ··· sandwich salade de poulet : baguette de blé entier (25 cm), poulet (120 g), mayo (15 ml), céleri (4) ··· poivron rouge (½), tomates cerises (8), biscuits moelleux aux brisures de chocolat (2), lait 2% M.G. (250 ml), clémentines (4)

Collation 16 h 30 ··· raisins frais (30), kiwis (2), fromage cottage écrémé (90 ml), sirop d'érable (15 ml)

Souper 19 h ··· potage de légumes (250 ml) ··· burritos : tortillas (3 petites), bœuf haché extramaigre assaisonné (210 g), mozzarella 17% M.G. (60 g), riz mexicain (250 ml), tomates en dés (1 moyenne), laitue romaine hachée (250 ml), guacamole (1 avocat) ··· lait 2% M.G. (500 ml), biscuits aux figues (2)

Collation 21 h ··· lait au chocolat. (500 ml), gâteau des anges (¼ Ø 24,5 cm), petits fruits (500 ml), sirop d'érable (45 ml)

À CONSULTER

conditions atmosphériques et selon les besoins de chacun, en n'oubliant pas les glucides pour une glycémie stable.

- Il est primordial de garnir les réserves de glycogène musculaire et hépatique avant l'entraînement et la compétition. Cela permettra de répondre tout au long de l'épreuve à la forte demande d'énergie rapidement mobilisable.

- En vélo et en course, la masse musculaire la plus sollicitée se trouve surtout dans le bas du corps. Lorsque le sport pratiqué implique aussi une utilisation importante des muscles du haut du corps (ski de fond et natation en triathlon), les besoins en énergie, en glucides et en eau sont encore plus élevés.

- Comme la dépense énergétique est très élevée, il faut presque continuellement manger tout au long de la journée pour arriver à rencontrer ses besoins. De plus, comme l'entraînement à haute intensité a tendance à supprimer l'appétit, il faut parfois se forcer un peu pour manger suffisamment. La répartition énergétique recommandée est la suivante : 60 à 70 % de glucides, 10 à 20 % de protéines (1,2 à 1,4 g de protéines/kg de poids) et 20 à 30 % de lipides. Pour les courses plus longues (100 km de vélo, ultramarathon, *Ironman*), jusqu'à 50 % de l'énergie de la journée est consommée pendant la course. Par exemple, au Tour de France, les cyclistes consomment jusqu'à 94 g de glucides par heure.

- Pour arriver à combler ses besoins énergétiques élevés, on peut avoir tendance

à consommer de grandes quantités de sucres simples, peu nutritifs. L'apport en fibres et en vitamines du complexe B – principalement la thiamine –, risque alors d'être insuffisant.

- Attention à la fatigue : malgré un apport énergétique très important, il y a un haut risque d'anémie et de carence en fer (ce qui se produit pour respectivement 10 % et 33 % des sportifs d'endurance). Cela peut arriver plus particulièrement si on s'entraîne quotidiennement, à intensité élevée, sans journée de repos ou d'entraînement réduit, ou si on a une alimentation végétarienne mal équilibrée.

POUR DES RÉSULTATS HONNÊTES, LA NOTE DE PASSAGE S'APPLIQUE, ALORS QUE POUR OBTENIR UN SUCCÈS À LA HAUTEUR DE SES ATTENTES, IL FAUT **EN PLUS** SUIVRE LE PLAN PROPOSÉ À LA NOTE PARFAITE. PAS ENVIE D'EN FAIRE AUTANT ? IL FAUT À TOUT LE MOINS ÉVITER LA DÉBARQUE...

☺ La note de passage

- Assurer un apport élevé en glucides dans les jours précédant la course (voir *Deux jours de menus pour surcharge en glycogène*, pages 252 et 253).

- Consommer un minimum de 500 ml de liquides dans les deux heures qui précèdent la course ou l'entraînement.

- Boire régulièrement, en alternant eau et boissons énergétiques, pendant la compétition ou l'entraînement.

La note parfaite

- Définir son plan nutritionnel pour les aliments et les boissons à consommer pendant la compétition et l'entraînement (voir *Ma préparation* page 160).
  QUANTITÉ Boire régulièrement, selon ses besoins évalués à l'entraînement dans des conditions atmosphériques semblables. **QUALITÉ** Consommer des boissons énergétiques contenant entre 500 et 700 mg de sodium par litre et un minimum de 4 à 8 % de glucides. La concentration en sucres des boissons peut être supérieure à 8 % malgré le fait que cette charge ralentit la vidange gastrique. Comme l'épreuve est longue, les glucides seront tout de même utiles. Au minimum, les boissons et aliments devraient apporter entre 30 et 60 g de glucides par heure. Des boissons pouvant aller jusqu'à 17 % de glucides (voire 20 ou même 24 %) sont parfois consommées, mais le risque d'inconfort gastro-intestinal est alors augmenté. On peut aussi prendre un comprimé de sucre ou un gel avec de l'eau si les boissons trop sucrées ne conviennent pas.
- Éviter les aliments collants et difficiles à déballer; préparer de petites bouchées à l'avance. La consommation de solides est plus facile dans les sports pratiqués sur un plan horizontal (cyclisme, ski de fond) qu'avec un impact vertical (course à pied).
- Comme il est difficile de boire pendant les épreuves, voici quelques trucs :
  - Vélo de montagne : utiliser la « gourde chameau » avec un tube pour aspirer la boisson.
  - Vélo de route : choisir des bouteilles plus grosses ou utiliser la « gourde chameau ».
  - Marathon : laisser des bouteilles identifiées à son numéro de dossard à des endroits stratégiques.
- Prendre son poids avant et après l'épreuve. Multiplier le poids perdu (en kg) par 1,5 litre et boire cette quantité. Choisir une boisson de récupération et une collation pouvant apporter 1,5 g de glucides/kg de poids corporel immédiatement après la course. Compléter avec des collations et des repas riches en protéines, en glucides et en électrolytes (voir chapitre 2, *Du super sans plomb dans les muscles*).

La débarque

Voici la pire chose à faire...

- S'imaginer qu'on pourra boire en compétition alors qu'on ne l'a jamais fait à l'entraînement. D'abord, on ne doit jamais essayer une nouveauté en compétition mais, en plus, si on n'a pas développé l'habileté et l'habitude de boire à l'entraînement, on ne saura pas quelle quantité boire au cours de la véritable épreuve, et le corps ne sera pas adapté à cette pratique. Il pourrait s'ensuivre des inconforts gastro-intestinaux importants.

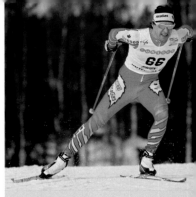

ALEX HARVEY

« Lors de mes déplacements, en compétition ou à l'entraînement, je cherche toujours un endroit où on sert du bon café. Boire un espresso de qualité fait partie de mes rituels d'athlète. Il arrive même que l'équipe apporte une cafetière espresso en voyage pour que nous soyons certains de ne pas être privés de ce petit plaisir ! »

ALEX HARVEY
Ski de fond, 3e au 50 km de la Coupe du monde, Trondheim, Norvège, 2009
2e au 10 km du championnat du monde junior, Malles, Italie, 2008

QUELQU'UN M'A DIT QUE...

Les produits naturels, c'est toujours bon pour la santé.
FAUX. Quand le mot « naturel » est inscrit sur l'étiquette, cela n'implique pas qu'il n'y a aucun danger à consommer le produit. Le ginseng, le guarana et d'autres produits sont naturels mais peuvent avoir des effets négatifs importants (voir chapitre 10).

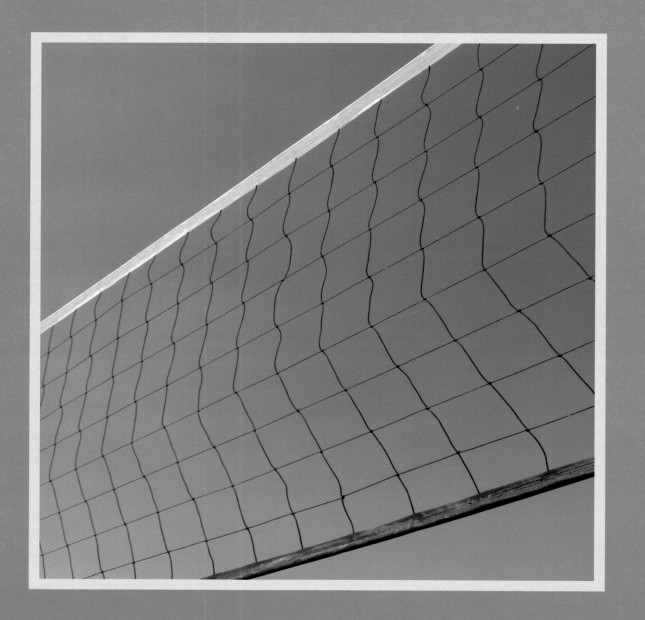

VOLLEYBALL

VOLLEYBALL DE PLAGE

VOILÀ DEUX SPORTS où on combine les composantes force-vitesse et endurance aérobie avec un élément d'esthétisme. La pratique du volley implique beaucoup de sauts au filet pour l'attaque, les blocs et les smashes. On estime de 250 à 300 le nombre de touches par match de 5 sets, la majorité de ces touches provenant de smashes ou de touches de récupération. Le volleyball demande de la coordination et une bonne orientation spatio-temporelle afin d'effectuer les nombreux changements de direction en réaction aux trajectoires du ballon. Ce sont donc des efforts intenses et répétés de quelques secondes qui requièrent une impulsion rapide et une vitesse de réaction élevée : c'est la composante force-vitesse. Pour ce qui est de l'endurance aérobie, elle est plus importante encore en volleyball de plage à cause du nombre limité de joueurs (deux) – ce qui multiplie les déplacements – et de la surface molle de jeu – qui rend les mouvements encore plus exigeants. Ce sport demande aussi de l'agilité, de la mobilité et une bonne flexibilité pour exécuter les plongeons et la récupération du ballon. Le côté esthétique est très important tant pour le volleyball de plage (le maillot ne pardonne pas et les photographes s'en don-

nent à cœur joie!) que pour le volleyball en salle (shorts courts et moulants pour les filles).

Les conditions environnementales ont un impact majeur sur l'hydratation. À l'intérieur, l'air des gymnases est chaud et sec, donc des symptômes de déshydratation peuvent se manifester. À l'extérieur, le volleyball de plage peut se pratiquer autant par temps chaud, humide et ensoleillé que par une journée froide et venteuse. Même là, le risque de déshydratation ne doit pas être négligé. Par exemple, une heure de volleyball de plage entraîne des pertes hydriques équivalentes à celles encourues au cours d'un exercice continu (jogging) de même durée, et ce, même si le volley est un exercice intermittent.

Les enjeux nutritionnels

◎ La répartition énergétique recommandée est la suivante : 58 à 65 % de glucides, 12 à 20 % de protéines et 20 à 30 % de lipides. L'apport protéique moyen recommandé est de 1,2 à 1,7 g/kg de poids corporel pour assurer une bonne masse musculaire, nécessaire pour les sauts et les blocs. Il ne faut cependant pas verser dans l'excès puisqu'une trop grande masse musculaire peut

215

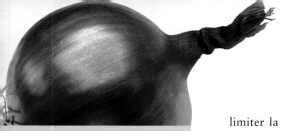

MENU

limiter la souplesse, l'agilité et surtout l'impulsion.

- Il est essentiel d'assurer une hydratation adéquate, surtout pour le volleyball de plage. Si on est une fille soucieuse de son apparence et de son poids, on pourrait négliger l'hydratation en croyant, à tort, que cela fait perdre du gras. Dans les faits, une déshydratation réduit effectivement le nombre apparaissant sur la balance, mais ce n'est en réalité qu'une perte d'eau, pas de graisse. Cette pratique – l'omission de bien s'hydrater – affecte donc la performance.

- En tournoi, on peut disputer jusqu'à cinq matchs en une seule journée. Il est donc important de boire et manger de petites quantités aussi souvent que possible, l'horaire rendant difficile la consommation de repas complets au cours de la journée. Les boissons contenant des glucides et du sodium sont recommandées, tout comme dans les sports d'endurance. Même si le volley est un sport intermittent, de courte durée et de haute intensité, la consommation de ce type de boissons permettra un maintien de la glycémie et favorisera la thermorégulation.

- Pour atteindre les standards esthétiques souhaités, il est préférable de viser un contrôle du poids à long terme plutôt que des modifications majeures et répétées au fil des tournois. Il faut atteindre un poids de croisière qu'on pourra maintenir assez aisément tout en maintenant un apport énergétique suffisant pour pratiquer le sport de façon optimale et pour être en santé.

- Si on est une fille, le risque de carence en fer et en calcium est élevé à cause des restrictions énergétiques qu'on s'impose parfois pour des raisons esthétiques.

POUR DES RÉSULTATS HONNÊTES, LA NOTE DE PASSAGE S'APPLIQUE, ALORS QUE POUR OBTENIR UN SUCCÈS À LA HAUTEUR DE SES ATTENTES, IL FAUT **EN PLUS** SUIVRE LE PLAN PROPOSÉ À LA NOTE PARFAITE. PAS ENVIE D'EN FAIRE AUTANT? IL FAUT À TOUT LE MOINS ÉVITER LA DÉBARQUE...

☺ La note de passage

- Avant et pendant les tournois, adopter une alimentation riche en glucides. Cela permet de maintenir une glycémie stable, essentielle pour avoir de bonnes performances jusqu'à la fin des entraînements et des tournois.

- S'assurer d'avoir de l'eau ou une boisson énergétique disponible pour le moment où on a soif, ou même avant (placer une bouteille d'eau sur la ligne de côté pour le volleyball de plage).

☺ La note parfaite

- Éviter les fluctuations de poids brusques, importantes et répétées. Évaluer d'abord la pertinence d'une réduction de la masse grasse, son impact sur les performances, la silhouette et la santé. Si l'amaigrissement s'avère nécessaire, planifier une démarche à long terme (sur plusieurs mois) pour garantir une réelle fonte des tissus adipeux et non une perte de tissus maigres : muscles, os, etc.

- Assurer des apports suffisants en énergie et en nutriments (plus particulièrement en fer et en calcium) pendant toute l'année, même au cours des périodes de contrôle du poids. Cela assure tout au long de la saison un maintien du pourcentage adéquat de tissu maigre et un bon niveau d'énergie pour la pratique optimale du sport.

- En compétition, planifier soigneusement l'alimentation et l'hydratation. Ne rien laisser au hasard. Comme la durée et le nombre total de matchs disputés ne peuvent être préétablis avec précision, il est impossible de connaître exactement l'heure de la prochaine partie. Les horaires casse-tête des tournois rendent difficile la gestion des repas et des collations. Pour favoriser une alimentation optimale, traîner avec soi son sac d'épicerie bien garni et le garder à portée de main.

- Sur les sites d'entraînement et de compétition, choisir des aliments riches en glucides, nutritifs et faibles en matières grasses.

- Prendre une boisson de récupération contenant des glucides et des protéines dans les 30 minutes qui suivent la fin du match. Cette pratique est d'autant plus importante si un ou plusieurs autres matchs sont disputés le même jour ou sur deux jours consécutifs.

La débarque

Voici la pire chose à faire...

- S'hydrater en buvant, dans sa journée, plus de trois cannettes de la boisson énergisante contenant de la caféine fournie gracieusement par le commanditaire. Cette surconsommation de caféine et possiblement d'autres substances (notamment l'éphédrine) peut avoir des effets négatifs plus importants que les effets positifs recherchés. Une consommation élevée de caféine entraîne, entre autres, une augmentation des risques de tremblements, d'anxiété et de stress (voir chapitre 10, *Les suppléments alimentaires*).

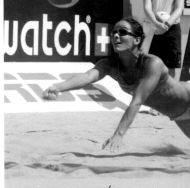

MARIE-ANDRÉE LESSARD

« Au début de ma carrière, j'ai suivi un régime très strict. Puis il est devenu difficile de suivre mon plan, car les aliments prescrits n'étaient pas accessibles dans tous les pays. Je me sentais constamment coupable quand je mangeais ou buvais des aliments « interdits ». Je me suis mise à accumuler des kilos. Avec mon entraîneur mental, j'ai appris à lâcher prise sur mon poids et à apprécier tous les aliments. J'ai d'abord pris quelques kilos mais, après trois mois, j'en avais perdu sept. Je mangeais ce que je voulais et j'étais à l'écoute de mes besoins. Mes portions ont naturellement diminué ainsi que ma consommation de desserts. Je ne ressentais plus le besoin d'en manger le plus possible au cours d'un même repas. Un an plus tard, je maintiens un poids santé, j'ai une excellente relation avec la nourriture et j'en suis beaucoup plus heureuse ! »

MARIE-ANDRÉE LESSARD
Volleyball de plage
7e position Swatch FIVB World Tour
(Montréal, 2005)

217

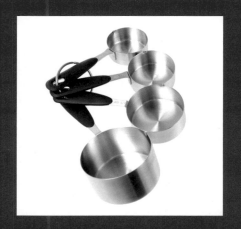

QUATRIÈME PARTIE

LE GUIDE DE PORTIONS

SUIVEZ LE GUIDE !

LE GUIDE de portions présente en détail les portions d'aliments utilisées pour élaborer les plans alimentaires de cet ouvrage. Pour des résultats honnêtes, on peut tout simplement partir de son plan alimentaire (voir page 234) et sélectionner des aliments dans chaque catégorie selon ses goûts, ses humeurs et ses envies. De façon générale, cela permet de couvrir ses besoins et d'atteindre de bonnes performances. Par contre, pour les athlètes qui sont sur un budget calorique très limité (1500 calories environ), pour ceux qui sont en phase de perte de poids ou d'affinage de silhouette, pour ceux qui cherchent le petit plus qui peut faire une différence ou encore pour ceux qui, comme les auteures, sont un peu férus de nutrition, les détails qui suivent sont incontournables.

Les aliments sont regroupés en huit catégories pour lesquelles une valeur nutritive partielle est précisée. Cette valeur partielle est détaillée dans le haut de chaque page.

À ces valeurs nutritives partielles s'ajoutent parfois des calories provenant des grammes de gras et de sucres dans les colonnes de droite. Par exemple, 250 ml de céréales Cheerios miel et noix (une portion de Féculents) contiennent à la base 15 g de glucides + 2 g de protéines auxquels s'ajoutent 13 g de sucres et 1 g de gras (tel qu'il apparaît dans la colonne de droite).

CATÉGORIE D'ALIMENTS		VALEUR NUTRITIVE PARTIELLE*
FE	FÉCULENTS	15 g glucides 2 g protéines
FR	FRUITS	15 g glucides
LE	LÉGUMES	5 g de glucides 2 g de protéines
PL	PRODUITS LAITIERS	12 g de glucides 8 g de protéines
VV	VIANDES, VOLAILLES, POISSONS ET CIE	16 g de protéines
EP	ÉQUIVALENTS DE PROTÉINES	8 g de protéines
GR	GRAS	5 g de lipides
SU	SUCRES	15 g de glucides

*Ces valeurs sont des approximations.

219

Ainsi, les 250 ml de céréales Cheerios miel et noix renferment au total 28 g de glucides + 2 g de protéines + 1 g de gras, soit 129 calories. On peut procéder de la même façon pour l'ensemble des aliments présents dans le guide.

Spécifiquement pour les Produits laitiers, les données présentées dans le guide constituent une approximation très valable de l'immense variété de choix disponibles sur le marché. On peut planifier ses menus avec ces valeurs ou, pour plus de précision, utiliser les données du tableau de valeur nutritive du produit. Si un aliment n'apparaît pas dans le guide, il faut l'apparier à la catégorie du guide – ou la combinaison de catégories – qui s'en rapproche le plus. Par exemple, pour une barre substitut de repas qui contient 33 g de glucides, 12 g de protéines et 6 g de gras :

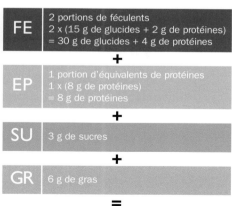

FE	2 portions de féculents 2 x (15 g de glucides + 2 g de protéines) = 30 g de glucides + 4 g de protéines

+

EP	1 portion d'équivalents de protéines 1 x (8 g de protéines) = 8 g de protéines

+

SU	3 g de sucres

+

GR	6 g de gras

=

33 g de glucides
12 g de protéines
6 g de gras

Pour quatre catégories (Féculents ; Produits laitiers ; Viandes, volailles, poissons et cie ; Équivalents de protéines), on trouve la légende des rubriques « aliment économique » et « aliment coûteux » dans la marge gauche. Les aliments les plus économiques d'un point de vue énergétique sont identifiés par les trames de couleurs pâles. Les termes « économique » et « coûteux » font référence à la valeur calorique des aliments, et non à leur prix, bien que l'analogie soit appropriée. En effet, un budget énergétique est un peu comme un budget financier : on dispose d'un montant limité de calories, ou de dollars, à dépenser chaque jour. Par exemple, si on possède 200 $ pour acheter des vêtements, on peut choisir une paire de jeans à 200 $, ou acheter une paire plus économique à 60 $ et garder le reste de l'argent pour d'autres vêtements. De la même manière, quand on a un budget de 400 calories pour son lunch, on peut choisir un hamburger garni à 400 calories ou manger du poulet, des asperges, une petite pomme de terre, un yogourt et des fruits pour la même quantité de calories.

L'alcool ne fait pas partie des plans alimentaires ni du guide de portions, ce qui n'empêche pas bien des sportifs d'en consommer à l'occasion. Cela fait partie des petits plaisirs de la vie, mais il ne faut pas oublier que les consommations alcoolisées contiennent aussi des calories.

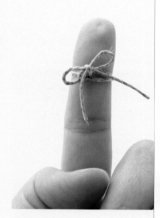

Petit rappel

1 g de glucides ou de sucres
= 4 calories

1 g de protéines
= 4 calories

1 g de lipides ou de gras
= 9 calories

1 g d'alcool
= 7 calories

Valeur nutritive partielle de base par portion

1 Portion de FE = 15 g de glucides
2 g de protéines
(valeur nutritive partielle) 68 calories

Ajouter les grammes de sucres et de gras sleon les chiffres indiqués dans les colonnes.

QUANTITÉ	ALIMENTS	SUCRES (G)	GRAS (G)
	CÉRÉALES À DÉJEUNER		
250 ml	Cheerios miel et noix	13	1

aliment économique*
aliment coûteux**

Donc 250 ml de Cheerios miel et noix équivaut à
15 g + 13 g = 28 g sucres et glucides
2 g protéines
1 g gras
Couleur foncée, donc aliment coûteux

Quand on lit le tableau de valeur nutritive apparaissant sur l'emballage d'un aliment, il faut tenir compte de la grosseur de la portion suggérée pour la comparer à celle du guide.

Valeur nutritive
par 2 tranches (62 g)

Teneur	% valeur quotidienne
Calories 150	
Lipides 1,5 g	1 %
saturés 0,4 g	3 %
+ trans 0,2 g	
Cholestérol 0 mg	
Sodium 290 mg	12 %
Glucides 27 g	9 %
Fibres 1 g	4 %
Sucres 2 g	
Protéines 5 g	
Vitamine A 0 % Vitamine C 0 %	
Calcium 4 % Fer 10 %	

221

1 portion de FE  = 15 g de glucides
(valeur nutritive partielle) 2 g de protéines
68 calories

Ajouter les grammes de sucres
et de gras selon les chiffres
indiqués dans les colonnes.

QUANTITÉ	ALIMENTS	SUCRES (g)	GRAS (g)
PAINS			
½ petit (60 g)	Bagel	0	1
½ gros (90 g)	Bagel	0	1
½	Muffin anglais	0	1
½	Pain à hamburger, pain à hot-dog	0	1
1 tranche de 5 cm	Pain baguette	0	1
½ petit	Pain Kaiser (8,9 cm de diamètre)	0	1
½ petit	Pain pita (16,5 cm de diamètre)	0	1
1 tranche de 30 g	Pain	0	1
1 petite	Tortilla de maïs ou de blé (Ø 20)	0	1
PÂTES ET GRAINS CÉRÉALIERS			
80 ml	Boulgour cuit, couscous cuit, millet cuit, orge perlé cuit	0	1
80 ml	Pâtes alimentaires cuites	0	1
125 ml	Polenta cuite, quinoa cuit	0	1
80 ml	Riz blanc, brun, sauvage cuit	0	1
FARINES			
45 ml	Farine de blé, farine de sarrasin	0	1
80 ml	Germe de blé, son de blé brut	0	1
CÉRÉALES CHAUDES			
80 ml	Crème de blé cuite	0	1
1 sachet	Gruau, instantané, aromatisé, cuit	15	1
180 ml	Gruau nature cuit	0	1
CÉRÉALES À DÉJEUNER			
125 ml	All-Bran	12	1
125 ml	Alpen	18	3
125 ml	Avoine croquante (saveurs variées)	8	3
1 biscuit	Blé filamenté (Shredded Wheat)	6	1
600 ml	Blé soufflé	7	1
250 ml	Cheerios miel et noix	13	1
250 ml	Cheerios, Special K	3	1
125 ml	Croque Nature, faible en gras	20	4
125 ml	Croque Nature, original	16	9
125 ml	Croque-avoine, Son d'avoine, Fruit & Fibre	8	1
250 ml	Frosted Flakes, Alpha-Bits, Corn Pops, Froot Loops	15	1
250 ml	Honeycomb	6	1
250 ml	Mini-Wheats givrés, Just Right	23	1
125 ml	Muesli Nature's Path	32	3
125 ml	Raisin Bran	10	1
250 ml	Rice Krispies, Corn Flakes, Bran Flakes	8	1
250 ml	Son de maïs	15	1
2 biscuits	Weetabix	14	1
BISCUITS SUCRÉS ET BARRES			
1 (35 g)	Barre de céréales Vital	7 à 8	4 à 5
1 (38 g)	Barre de confiture Les p'tits bonjours	10	3
1 (31 g)	Barre granola enrobées de chocolat (Sélection Mérite)	7	5
1 (27 g)	Barre granola (Sélection Mérite)	5	3
1 (26 g)	Barre Chewy (Quaker) (saveurs variées)	5	3
1 (31 g)	Barre Chewy enrobée de chocolat (Quaker)	7	6
1 (47 g)	Barre Gruau sur le pouce	18	6
1 (38 g)	Barre muffin Les p'tits bonjours	6 à 8	5 à 7
1 (37 g)	Barre Nutri-Grain	11	3
2	Barres Val Nature croquant (1 enveloppe de 46 g)	15	6
1 (35 g)	Barre Val Nature mélange du randonneur	15	4
1 (35 g)	Barre Val Nature yogourt	11	4
1 (23 g)	Barre Special K (saveurs variées)	3	2
2 petits	Biscuits à l'avoine	2	5
2	Biscuits à la mélasse (1 cm x Ø 8 cm)	7	4
3	Biscuits Arrowroot	0	3
3	Biscuits Graham	1	1

POUR FAIRE
DE BONS CHOIX

aliment économique*

aliment coûteux**

* Aliment à favoriser quand le
budget calorique est limité

**Aliment qui fait grimper
rapidement le compte bancaire
des calories

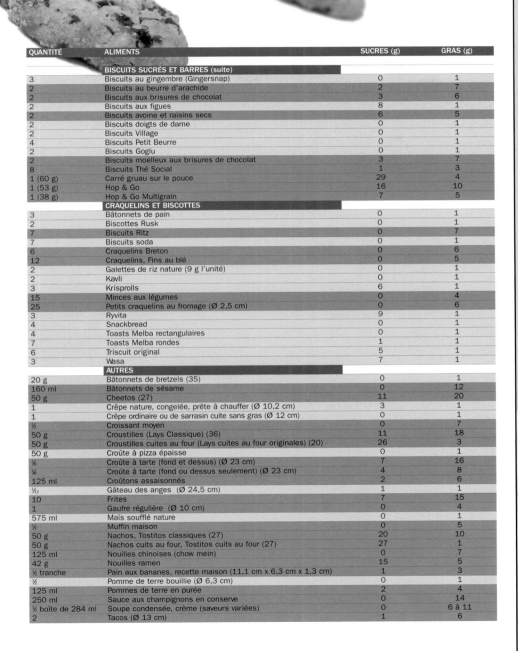

QUANTITÉ	ALIMENTS	SUCRES (g)	GRAS (g)
BISCUITS SUCRÉS ET BARRES (suite)			
3	Biscuits au gingembre (Gingersnap)	0	1
2	Biscuits au beurre d'arachide	2	7
2	Biscuits aux brisures de chocolat	3	6
2	Biscuits aux figues	8	1
2	Biscuits avoine et raisins secs	6	5
2	Biscuits doigts de dame	0	1
2	Biscuits Village	0	1
4	Biscuits Petit Beurre	0	1
2	Biscuits Goglu	0	1
2	Biscuits moelleux aux brisures de chocolat	3	7
8	Biscuits Thé Social	1	3
1 (60 g)	Carré gruau sur le pouce	29	4
1 (53 g)	Hop & Go	16	10
1 (38 g)	Hop & Go Multigrain	7	5
CRAQUELINS ET BISCOTTES			
3	Bâtonnets de pain	0	1
2	Biscottes Rusk	0	1
7	Biscuits Ritz	0	7
7	Biscuits soda	0	1
6	Craquelins Breton	0	6
12	Craquelins, Fins au blé	0	5
2	Galettes de riz nature (9 g l'unité)	0	1
2	Kavli	0	1
3	Krisprolls	6	1
15	Minces aux légumes	0	4
25	Petits craquelins au fromage (Ø 2,5 cm)	0	6
3	Ryvita	9	1
4	Snackbread	0	1
4	Toasts Melba rectangulaires	0	1
7	Toasts Melba rondes	1	1
6	Triscuit original	5	1
3	Wasa	7	1
AUTRES			
20 g	Bâtonnets de bretzels (35)	0	1
160 ml	Bâtonnets de sésame	0	12
50 g	Cheetos (27)	11	20
1	Crêpe nature, congelée, prête à chauffer (Ø 10,2 cm)	3	1
1	Crêpe ordinaire ou de sarrasin cuite sans gras (Ø 12 cm)	0	1
½	Croissant moyen	0	7
50 g	Croustilles (Lays Classique) (36)	11	18
50 g	Croustilles cuites au four (Lays cuites au four originales) (20)	26	3
50 g	Croûte à pizza épaisse	0	1
⅛	Croûte à tarte (fond et dessus) (Ø 23 cm)	7	16
⅛	Croûte à tarte (fond ou dessus seulement) (Ø 23 cm)	4	8
125 ml	Croûtons assaisonnés	2	6
1/12	Gâteau des anges (Ø 24,5 cm)	1	1
10	Frites	7	15
1	Gaufre régulière (Ø 10 cm)	0	4
575 ml	Maïs soufflé nature	0	1
½	Muffin maison	0	5
50 g	Nachos, Tostitos classiques (27)	20	10
50 g	Nachos cuits au four, Tostitos cuits au four (27)	27	1
125 ml	Nouilles chinoises (chow mein)	0	7
42 g	Nouilles ramen	15	5
½ tranche	Pain aux bananes, recette maison (11,1 cm x 6,3 cm x 1,3 cm)	1	3
½	Pomme de terre bouillie (Ø 6,3 cm)	0	1
125 ml	Pommes de terre en purée	2	4
250 ml	Sauce aux champignons en conserve	0	14
½ boîte de 284 ml	Soupe condensée, crème (saveurs variées)	0	6 à 11
2	Tacos (Ø 13 cm)	1	6

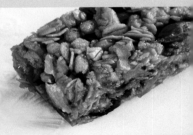

Pour des critères de sélection des barres énergétiques, consulter le chapitre 2 à la page 39.

FR
FRUITS

QUANTITÉ	ALIMENTS
FRUITS FRAIS OU SURGELÉS NON SUCRÉS	
4	Abricots
180 ml	Ananas
½	Banane
250 ml	Bleuets
250 ml	Canneberges
180 ml	Cantaloup
12 à 15	Cerises
12 à 15	Cerises de terre
2	Clémentines
2	Figues
250 ml	Fraises
250 ml	Framboises
½	Grenade
2	Kiwis
12 à 15	Litchis
2	Mandarines
½	Mangue
180 ml	Melon d'eau
180 ml	Melon miel
250 ml	Mûres
1 (grosseur moyenne)	Nectarine
1 (grosseur moyenne)	Orange
½	Pamplemousse blanc, rose ou rouge
½	Papaye
1 (grosseur moyenne)	Pêche
1 (grosseur moyenne)	Poire
1 (grosseur moyenne)	Poire asiatique
1 (grosseur moyenne)	Pomme
2	Prunes
12 à 15	Raisins
125 ml	Salade de fruits frais
2	Tangerines
FRUITS SÉCHÉS	
7 moitiés ou 45 ml	Abricots séchés
30 ml	Canneberges séchées
2 entières ou 30 ml	Dattes
2 entières ou 30 ml	Figues séchées
4 rondelles	Pommes séchées
3 entiers ou 30 ml	Pruneaux séchés
30 ml	Raisins secs
FRUITS EN CONSERVE ET COMPOTES	
125 ml	Compote de fruits sans sucre ajouté
60 ml	Compote de pommes sucrée
60 ml	Fruits en conserve dans le sirop
125 ml	Fruits en conserve non additionnés de sucre
JUS ET NECTARS	
125 ml	Jus d'orange
125 ml	Jus de pamplemousse
125 ml	Jus de pomme
125 ml	Jus d'ananas
90 ml	Jus de raisin
90 ml	Jus de pruneau
90 ml	Nectar de poire
100 ml	Nectar d'abricot
100 ml	Nectar de papaye
100 ml	Nectar de pêche

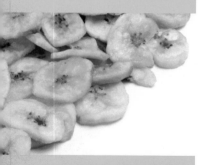

Où sont mes bananes?

Pourquoi ne retrouve-t-on pas les bananes séchées dans le guide de portions? Parce que leur valeur nutritive est bien différente de celle des autres fruits séchés: en plus des 15 g de glucides que contient toute portion de fruits, une portion (85 ml) de bananes séchées recèle 9 g de gras... ce qu'on ne retrouve pas dans les autres fruits.

1 portion de LE =
(valeur nutritive partielle)

5 g de glucides
2 g de protéines
28 calories

QUANTITÉ	ALIMENTS
7	Asperges
250 ml	Aubergine
500 ml	Bette à carde crue
125 ml	Bette à carde cuite
125 ml	Betterave
125 ml	Brocoli (3 tiges et fleurs)
125 ml	Carotte (1 moyenne ou 7 miniatures)
250 ml	Céleri (4 tiges)
125 ml	Céleri-rave
500 ml	Champignons crus
125 ml	Champignons cuits
125 ml	Châtaignes d'eau en conserve
500 ml	Chou chinois (bok choy, pak-choï)
500 ml	Chou cru
250 ml	Chou cuit
250 ml	Chou-fleur (5 bouquets)
125 ml	Choux de Bruxelles cuits (3)
125 ml	Citrouille cuite en purée ou en conserve
125 ml	Cœurs d'artichauts dans l'eau
3	Cœurs de palmier en conserve
500 ml	Concombre
125 ml	Courge d'hiver cuite (ex. musquée, spaghetti, etc.)
1	Courgette cuite ou crue
250 ml	Crosses de fougère (têtes-de-violon)
3	Endives (entières)
500 ml	Épinards crus
125 ml	Épinards cuits
250 ml	Fenouil cru
250 ml	Fèves germées
125 ml	Haricots jaunes ou verts cuits
125 ml	Jus de tomate ou de légumes
500 ml	Laitue (Boston, iceberg, romaine, etc.)
500 ml	Luzerne
125 ml	Macédoine de légumes
125 ml	Maïs en crème
125 ml	Maïs sucré cuit ou en conserve
250 ml	Navet
125 ml	Oignon
250 ml	Oignon vert
125 ml	Panais
30 ml	Pâte de tomate
250 ml	Persil frais
125 ml	Petits pois
250 ml	Poireau
125 ml	Pois mange-tout
½ gros	Poivron cru ou cuit
250 ml	Radis
125 ml	Rutabaga
80 ml	Salsa du commerce
125 ml	Sauce tomate en conserve
1	Tomate moyenne (Ø 6,6 cm)
125 ml	Tomates broyées ou entières en conserve
8	Tomates cerises
125 ml	Tomates cuites
45 ml	Tomates séchées au soleil (sans huile)

Croustilles de légumes

Malgré leur nom, les croustilles de légumes sont loin d'être équivalentes à des légumes. Leur valeur nutritive et leur mode de préparation ressemblent à ceux des croustilles : les croustilles de légumes, à base de farine de pommes de terre colorée avec de la poudre d'épinards ou de tomates, sont frites.

Par portion de 28 g
(20 croustilles)

	Croustilles de légumes	Croustilles régulières
Calories	121	150
Lipides	5 g	10 g
Protéines	0 g	2 g
Glucides	19 g	15 g

PL
PRODUITS LAITIERS

1 portion de PL = 12 g de glucides
(valeur nutritive partielle) 8 g de protéines
80 calories

Ajouter les grammes de sucres et de gras selon les chiffres indiqués dans les colonnes.

QUANTITÉ	ALIMENTS	SUCRES (g)	GRAS (g)
LAITS ET BOISSONS DE SOJA			
250 ml	Boisson de soja enrichie, nature ou aromatisé	0 à 5*	4 à 6*
250 ml	Boisson de soja enrichie, nature ou aromatisé	6 à 11*	4 à 6*
250 ml	Lait écrémé, 1 %, 2 %	0	0 à 5
250 ml	Lait entier	0	9
250 ml	Lait au chocolat 1 % Québon	12	3
½ bouteille de 473 ml	Lait au chocolat Rolo	17	4
¾ bouteille de 473 ml	Lait au chocolat Hershey	28	8
25 g (50 ml)	Poudre de lait écrémé, instantanée	0	0
YOGOURTS			
175 g (180 ml)	Yogourt < 1 % M.G. nature ou aromatisé	0 à 5*	0
175 g (180 ml)	Yogourt < 1 % M.G. nature ou aromatisé	6 à 10*	0
175 g (180 ml)	Yogourt 1 % - 2 % M.G. nature ou aromatisé	0 à 5*	1 à 3*
175 g (180 ml)	Yogourt 1 % - 2 % M.G. nature ou aromatisé	6 à 25*	1 à 3*
175 g (180 ml)	Yogourt 2 % - 4 % M.G. nature ou aromatisé	0 à 5*	3 à 6*
175 g (180 ml)	Yogourt 2 % - 4 % M.G. nature ou aromatisé	6 à 25*	3 à 6*
175 g (180 ml)	Yogourt > 4 % M.G. nature ou aromatisé	0 à 25*	7 et +*
BOISSONS ET DESSERTS LAITIERS			
300 ml	Boisson au yogourt (Danimals XL), 1 ½ bouteille	21	3
300 ml	Boisson au yogourt (Silhouette), 1 ½ bouteille	6	0
300 ml	Boisson au yogourt (YOP), 1 ½ bouteille	24	5
125 ml	Crème glacée à la vanille, molle	15	10
250 ml	Crème glacée, parfums variés	20 à 35*	10 à 35*
125 ml	Lait et yogourt glacés	0 à 5*	2 à 5*
125 ml	Lait et yogourt glacés	6 à 20*	2 à 5*
125 ml	Pouding à base de lait	20 à 25*	2 à 5*

* Contenu variable ; consulter le tableau de valeur nutritive.

POUR FAIRE DE BONS CHOIX

aliment économique*

aliment coûteux**

* Aliment à favoriser quand le budget calorique est limité

**Aliment qui fait grimper rapidement le compte bancaire des calories

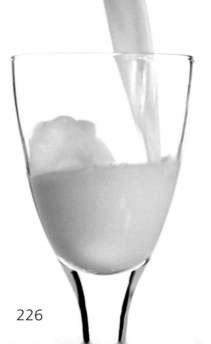

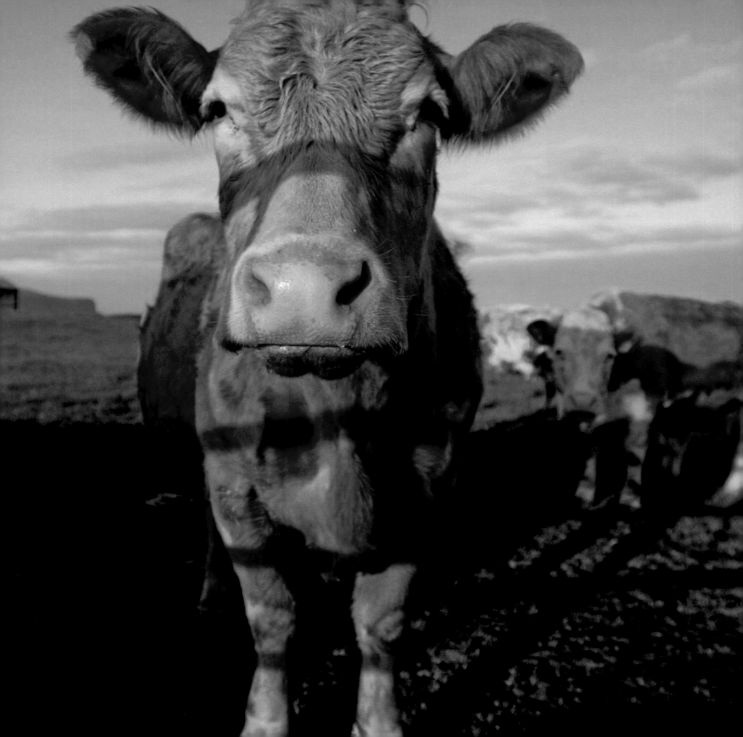

VV
VIANDES, VOLAILLES, POISSONS ET CIE

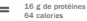

1 portion de VV = 16 g de protéines
(valeur nutritive partielle)   64 calories

Ajouter les grammes de sucres et de gras selon les chiffres indiqués dans les colonnes.

QUANTITÉ	ALIMENTS	SUCRES (g)	GRAS (g)
	VIANDES, VOLAILLES ET CHARCUTERIE		
60 g	Agneau, côte, maigre et gras	0	18
60 g	Agneau, épaule entière, maigre	0	10
60 g	Agneau, longe maigre	0	5
60 g	Agneau, pour ragoût ou kebab, maigre	0	4
60 g	Bifteck, grillé	0	5
60 g	Bison	0	1
60 g	Bœuf à ragoût maigre	0	6
60 g	Bœuf haché extramaigre	0	6
60 g	Bœuf haché maigre	0	10
60 g	Bœuf haché mi-maigre	0	14
60 g	Boeuf haché ordinaire	0	18
60 g	Bœuf, filet de longe, maigre	0	4
60 g	Bœuf, foie	3	3
60 g	Bœuf, rôti de côtes et de croupe, maigre	0	4
60 g	Bœuf, rôti de palette, maigre et gras	0	13
60 g	Bœuf, rôti de pointe de surlonge, maigre	0	3
60 g	Bœuf, rôti de ronde, maigre	0	4
60g	Canard, chair	0	7
60 g	Caribou	0	1
60 g	Chevreuil	0	1
60 g	Chorizo	1	23
60 g (50 ml)	Cretons	2	17
60 g	Dinde, chair blanche	0	1
60 g	Dinde, hachée	0	8
90 g	Dinde, poitrine fumée	4	1
90 g	Jambon maigre 5 % M.G.	1	5
90 g	Jambon ordinaire 11 % M.G.	1	8
60 g	Lapin	0	1
60 g	Orignal	0	1
90 g	Pastrami à la dinde ou au boeuf	1	5
145 g (125 ml)	Pâté de foie	2	41
75 g	Pepperoni au porc et bœuf	3	30
60 g	Porc, bacon de dos, grillé	1	5
40 g	Porc, bacon, grillé, sauté ou rôti (5 tranches moyennes)	1	17
60 g	Porc, côtelettes	0	5
60 g	Porc, côtes levées de dos	0	15
60 g	Porc, épaule maigre	0	7
60 g	Porc, filet de longe, maigre	0	5
60 g	Porc, haché	0	13
60 g	Poulet de Cornouailles, chair et peau	0	11
3	Poulet, ailes, chair et peau	0	20
60 g	Poulet, chair blanche et brune	0	4
60 g	Poulet, foie	1	3
60 g	Poulet, haché	0	7
60 g	Poulet, pilon, haut de cuisse	0	8
90 g	Poulet, poitrine fumée	2	1
120 g	Salami au porc et bœuf	6	24
60 g	Salami sec au porc et bœuf	1	17
100 g	Saucisse italienne au porc (1 grosse)	2	25
160 g	Saucisses à cocktail, bœuf et porc, en conserve (10)	3	40
135 g	Saucisses fumées (poulet, porc, bœuf ou dinde) (3)	8	30

POUR FAIRE DE BONS CHOIX

aliment économique*
aliment coûteux**

* Aliment à favoriser quand le budget calorique est limité

**Aliment qui fait grimper rapidement le compte bancaire des calories

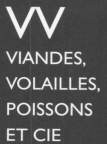

228

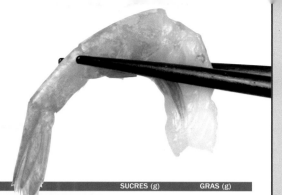

QUANTITÉ	ALIMENTS	SUCRES (g)	GRAS (g)
VIANDES, VOLAILLES ET CHARCUTERIE (SUITE)			
125 g	Saucisson de Bologne (6 tranches de 0,3 cm x 10 cm de diamètre)	6	28
75 g	Simili-poulet	3	10
200 g (200 ml)	Tartinade à la salade de jambon	11	31
60 g	Veau à ragoût maigre	0	3
60 g	Veau, foie	2	4
60 g	Veau, escalope	0	1
60 g	Veau haché	0	5
POISSONS ET FRUITS DE MER			
75 g	Aiglefin	0	1
50 g	Anchois dans l'huile (13)	0	5
75 g	Bar	0	1
75 g	Brochet	0	1
90 g	Calmar	3	1
90 g	Calmars frits	7	7
75 g	Caviar	3	14
75 g	Crabe des neiges cuit	0	1
75 g (125 ml)	Crabe des neiges en conserve	0	1
100 g (200 ml)	Crabe rouge cuit	1	1
75 g	Crevettes cuites (14 grosses)	0	1
75 g (125 ml)	Crevettes en conserve	1	1
75 g	Doré	0	1
90 g	Écrevisses cuites (6)	0	1
75 g	Espadon	0	4
75 g	Flétan	0	2
75 g	Hareng de l'Atlantique	0	9
75 g	Hareng du Pacifique	0	13
75 g (125 ml)	Homard cuit	1	1
3	Huîtres du Pacifique crues	7	4
60 g (100 ml)	Langoustes cuites	2	1
75 g	Lotte	0	1
60 g	Maquereau	0	6
75 g	Morue	0	1
8	Moules	2	1
5	Palourdes	3	1
75 g (125 ml)	Palourdes en conserve	4	1
75 g	Pétoncles (6 gros)	2	1
75 g	Sardines en conserve dans l'huile (6)	0	8
75 g	Saumon de l'Atlantique d'élevage	0	9
75 g	Saumon de l'Atlantique sauvage	0	6
75 g	Saumon chinook	0	10
75 g	Saumon chinook fumé	0	3
75 g	Saumon coho d'élevage	0	6
75 g	Saumon coho sauvage	0	3
75 g	Saumon kéta	0	4
75 g	Saumon rose	0	5
75 g	Saumon rose en conserve	0	6
75 g	Thon rouge	0	5
75 g (125 ml)	Thon, chair pâle, en conserve dans l'huile	0	6
75 g (125 ml)	Thon, chair blanche ou pâle, en conserve dans l'eau	0	1
75 g	Truite	0	6

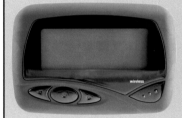

Oui, mais c'est gros comment ?

Difficile d'évaluer la portion de bœuf dans son assiette ? Si on a l'emballage sous la main, on peut y jeter un coup d'œil. Autrement, le téléavertisseur devient le repère par excellence. Une portion de 60 g de viande, volaille, poisson ou fruits de mer correspond environ à la grosseur d'un téléavertisseur. Reste à estimer le nombre de téléavertisseurs contenus dans le steak qui est servi !

EP
ÉQUIVALENTS DE PROTÉINES

1 portion de EP **=** 8 g de protéines
(valeur nutritive partielle)   32 calories

Ajouter les grammes de sucres
et de gras selon les chiffres
indiqués dans les colonnes.

QUANTITÉ	ALIMENTS	SUCRES (g)	GRAS (g)
	LÉGUMINEUSES ET LEURS DÉRIVÉS		
90 ml	Edamane	7	4
125 ml	Haricots (blancs, noirs, pintos, rouges)	22	1
125 ml	Houmous commercial	25	20
125 ml	Lentilles	21	1
60 ml	Miso, pâte de	18	1
125 ml	Pois chiches	22	1
60 ml	Tartinade de tofu	4	22
45 g	Tempeh	4	5
45 g	Tofu ferme	2	4
120 g	Tofu soyeux, ferme	3	3
180 g	Tofu soyeux, mou	4	5
	NOIX ET GRAINES		
60 ml	Amandes	8	18
60 ml	Arachides	8	18
125 ml	Avelines ou noisettes	12	39
45 ml	Beurre d'amandes	10	29
30 ml	Beurre d'arachide crémeux ou croquant commercial	7	16
30 ml	Beurre d'arachide naturel	6	16
30 ml	Beurre de graines de tournesol	9	16
45 ml	Beurre de noix de cajou	13	24
45 ml	Beurre de sésame (Tahini)	10	25
45 ml	Fèves de soja rôties	7	6
25 ml	Graines de citrouilles et courges	3	10
80 ml	Graines de sésame	11	21
80 ml	Graines de tournesol	10	22
60 ml	Graines de lin	11	16
80 ml	Noix du Brésil	6	31
80 ml	Noix de cajou	13	21
125 ml	Noix de Grenoble	9	41
180 ml	Noix de macadamia	14	78
80 ml	Noix mélangées	10	27
180 ml	Pacanes	10	54
80 ml	Pâte d'amandes	37	21
80 ml	Pignons	6	31
80 ml	Pistaches	12	19
	ŒUFS		
80 ml	Blanc d'œufs	1	0
1	Œuf (extragros)	1	5

POUR FAIRE DE BONS CHOIX

aliment économique*

aliment coûteux**

* Aliment à favoriser quand le budget calorique est limité

**Aliment qui fait grimper rapidement le compte bancaire des calories

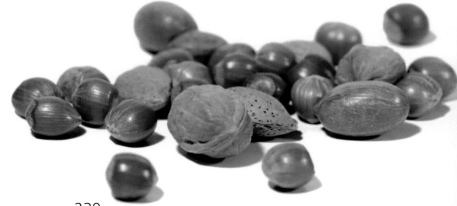

230

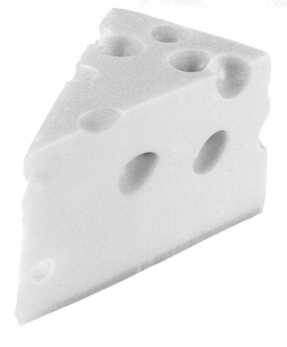

QUANTITÉ	ALIMENTS	SUCRES (g)	GRAS (g)
	FROMAGES		
45 g	Bleu	1	13
45 g	Brick	1	13
45 g	Brie	0	12
45 g	Camembert	0	11
30 g	Cheddar	0	10
30 g	Cheddar, faible en gras 7 % M.G.	1	2
80 ml	Cheddar fondu à tartiner (Cheez Whiz)	11	13
60 ml	Cheddar fondu à tartiner écrémé (Cheez Whiz)	8	6
42 g	Cheddar fondu, en tranches minces, léger (2 tranches de 21 g)	4	5
63 g	Cheddar fondu, en tranches minces, régulier (3 tranches de 21 g)	6	12
30 g	Colby, faible en gras 7 % M.G.	1	2
45 ml	Cottage 1 % M.G.	1	0
60 ml	Cottage 2 % M.G.	2	1
30 g	Edam	0	8
30 g	Emmenthal	2	8
45 g	Féta	2	10
45 g	Fromage de chèvre à pâte molle 21 % M.G.	0	10
60 g (60 ml)	Fromage frais (quark)	2	0
30 g	Gouda	1	8
30 g	Gruyère	0	10
30 g	Mozzarella 17 % M.G.	1	5
45 g	Mozzarella 22,5 % M.G.)	1	10
45 ml	Parmesan râpé	1	5
75 g (75 ml)	Ricotta, fait de lait entier	2	10
75 g (75 ml)	Ricotta, fait de lait partiellement écrémé	4	6
30 g	Suisse	2	8
83 g	Vache qui rit (5)	5	18
53 g	Vache qui rit léger (3)	3	4

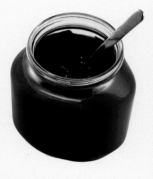

Nutella contre beurre d'arachide

30 ml de Nutella fournit :
200 calories,
22,8 g de glucides,
2,4 g de protéines,
11,2 g de lipides.
Malgré les ressemblances, le Nutella ne remplace pas le beurre d'arachide : il contient moins de protéines et la qualité de ses matières grasses est nettement inférieure. Dans le Nutella, on retrouve de l'huile hydrogénée alors que le beurre d'arachide contient des gras qui sont essentiels au bon fonctionnement du corps.

GR
GRAS

QUANTITÉ	ALIMENTS	GRAS (g)
	MATIÈRES GRASSES	
5 ml	Beurre	5 g
5 ml	Graisse végétale	5 g
5 ml	Huiles végétales (canola, olive, arachide, etc.)	5 g
5 ml	Margarine	5 g
10 ml	Margarine à teneur réduite en calories	5 g
5 ml	Saindoux	5 g
5 ml	Shortening	5 g
	VINAIGRETTES, MAYONNAISE ET SAUCES	
5 ml	Mayonnaise	5 g
15 ml	Mayonnaise faible en M.G.	5 g
10 ml	Sauce à salade de type mayonnaise	5 g
20 ml	Sauce à salade faible en M.G.	5 g
10 ml	Sauce tartare	5 g
30 ml	Vinaigrette à teneur réduite en matières grasses	5 g
10 ml	Vinaigrette régulière	5 g
	CRÈMES	
45 ml	Crème 10 % M.G.	5 g
30 ml	Crème 15 % M.G.	5 g
15 ml	Crème 35 % M.G.	5 g
30 ml	Crème sure 14 % M.G.	5 g
	FROMAGES	
15 ml	Fromage à la crème	5 g
30 ml	Fromage à la crème léger	5 g
	AUTRES	
⅛	Avocat	5 g
30 ml	Lait de coco, en conserve	5 g
15 ml	Noix de coco séchée, non sucrée	5 g
5 moyennes ou 10 petites	Olives	5 g

Certains de ces aliments contiennent des quantités négligeables de glucides et/ou de protéines.

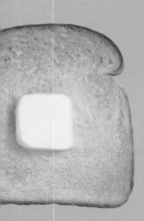

Petit carré de beurre…

Il est parfois difficile d'estimer la grosseur d'une portion. Par exemple, à quoi ressemble 5 ml de gras, que ce soit du beurre, de la margarine, de l'huile ou un autre corps gras ? C'est l'équivalent du petit carré de beurre servi au restaurant. Un truc facile à retenir !

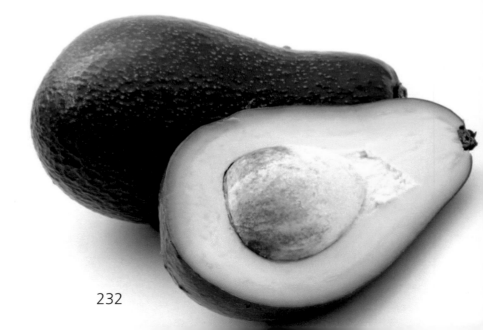

SUCRES

QUANTITÉ	ALIMENTS	SUCRES (g)
PRODUITS À TARTINER, SIROPS ET SUCRE		
15 ml	Beurre d'érable	15 g
15 ml	Caramel à tartiner	15 g
15 ml	Cassonade	15 g
15 ml	Confiture	15 g
45 ml	Confiture, gelée et marmelade, sans sucre ajouté	15 g
15 ml	Fructose	15 g
15 ml	Fruits confits	15 g
15 ml	Gelée	15 g
30 ml	Mélange pour lait au chocolat	15 g
15 ml	Marmelade	15 g
15 ml	Mélasse	15 g
15 ml	Miel	15 g
15 ml	Sirop d'érable	15 g
15 ml	Sirop de maïs	15 g
15 ml	Sirop de table	15 g
15 ml	Sucre blanc, roux (3 sachets)	15 g
CONDIMENTS		
5 petits	Cornichons sucrés	15 g
60 ml	Ketchup	15 g
45 ml	Relish sucrée	15 g
60 ml	Sauce aigre-douce	15 g
30 ml	Sauce aux canneberges	15 g
80 ml	Sauce barbecue	15 g
BOISSONS		
125 ml	Boisson aux fruits, cocktail aux canneberges, thé glacé	15 g
250 ml	Boisson pour sportifs (ex. Gatorade)	15 g
125 ml	Boisson gazeuse	15 g
BONBONS		
6 grosses ou 80 ml	Guimauves	15 g
6 grosses	*Jelly beans*	15 g
4	Jujubes	15 g
20 g	Réglisse aux fraises (1 ½)	15 g
15	Skittles	15 g

FRIANDISES

QUANTITÉ	ALIMENTS	SUCRES (g)	GRAS (g)
1	Barre Mars	47	11
75 ml	Cacao (poudre)	15	4
50 g	Caroube	28	16
50 g	Chocolat au lait	32	14
50 g	Chocolat blanc	30	16
50 g	Chocolat noir	30	15
50 g	Chocolat semi-sucré	32	14
1 (18 g)	Concentré de purée de fruits (barre ou rouleau)	16	0
5 cm x 5 cm x 1 cm	Fudge au chocolat avec noix	25	3
100 ml	Glaçage au chocolat	74	21
15 ml	Nutella	11	6
2 morceaux	Reese's	25	14
1 (41 g)	Sachet de gel (Powergel)	28	0
100 ml	Sirop de chocolat (type fudge)	81	11

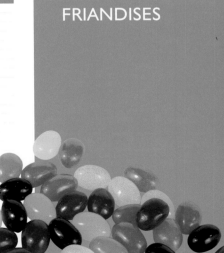

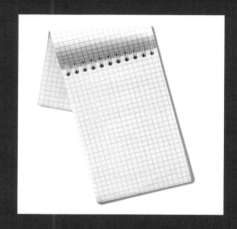

CINQUIÈME PARTIE

LES PLANS ALIMENTAIRES

ENTRAÎNEMENT │ SURCHARGE EN GLYCOGÈNE │ COMPÉTITION

PLANS ALIMENTAIRES
POUR DIFFÉRENTS ENTRAÎNEMENTS

LES PLANS ALIMENTAIRES présentés dans les pages qui suivent donnent des suggestions de repas et de collations selon différents moments et durées d'entraînement, et selon différents paliers d'apports énergétiques (de 1500 calories à 5000 calories). Ces paliers ne constituent pas des règles immuables. Ils représentent des moyennes parmi les plus fréquemment rencontrées chez les sportifs. Il est tout à fait probable que peu d'athlètes aient des besoins qui se chiffrent exactement à l'un de ces paliers. Toutefois, ces plans sont un point de repère pour construire son propre menu.

Comment choisir son plan alimentaire ?

Le choix d'un plan alimentaire se fait en établissant d'abord ses besoins énergétiques quotidiens. Cela permet de déterminer à quel palier d'apports énergétiques on se situe. Pour déterminer son propre palier, on opte pour l'une de ces deux façons :

◎ Calculer ses besoins caloriques selon la méthode décrite au chapitre 1 (page 16) et sélectionner le plan alimentaire le plus proche de ses besoins. Cependant, comme les équations théoriques présentent certaines limites, une deuxième méthode peut être utilisée ;

◎ Tenir un journal alimentaire (page 52) pendant quelques jours et utiliser le plan alimentaire qui ressemble le plus à son alimentation habituelle. Attention ! Cette méthode peut être utilisée seulement si le poids est adéquat et stable.

Une fois qu'on a calculé ses besoins énergétiques quotidiens – soit en utilisant les équations du chapitre 1, soit en faisant son journal alimentaire –, on choisit le palier d'énergie s'en rapprochant le plus. Dans le cas où les besoins se situent à mi-chemin entre deux paliers, on ajuste à la hausse ou à la baisse le plan le plus proche de nos besoins.

Comment utiliser les plans alimentaires ?

Les plans alimentaires présentés aux pages suivantes suivent les recommandations énoncées dans la première partie du livre, *La machine humaine*. Ils sont élaborés de façon à répondre aux besoins de l'athlète, avec une attention particulière pour les collations avant et après l'effort, tout en tenant compte de la répartition énergétique optimale pour les différents sports. Ces répartitions apparaissent sur chaque plan (% de glucides, % de protéines et % de lipides).

Les plans ont été construits à partir de la valeur nutritive approximative des aliments appartenant à chacune des catégories du tableau ci-dessous.

Chacun des plans propose un nombre de portions d'aliments provenant des six premières catégories : Féculents ; Fruits ; Légumes ; Produits laitiers ; Viandes, volailles, poissons et cie ; Équivalents de protéines. À cela s'ajoutent les catégories « Gras » et « Sucres », qui fonctionnent se-lon un budget plutôt que selon un nombre de portions. On a donc un budget de gras et un budget de sucres à consommer chaque jour, selon son plan alimentaire. Ces gras et sucres proviennent de toutes les catégories d'aliments, et on en retrouve les quantités (en grammes) dans les colonnes de droite du guide de portions. Quand on prépare son menu, il faut additionner ces grammes de gras et de sucres pour arriver au budget to-tal recommandé. Voici quelques exemples :

CATÉGORIE D'ALIMENTS		VALEUR NUTRITIVE PARTIELLE*	QUELQUES EXEMPLES
FE	FÉCULENTS	15 g glucides 2 g protéines	pains, pâtes, céréales, riz, pommes de terre, biscuits, barres, craquelins, crêpes, gaufres, etc.
FR	FRUITS	15 g glucides	tous les fruits, sous toutes leurs formes : frais, cuits, en conserve, en jus, etc.
LE	LÉGUMES	5 g de glucides 2 g de protéines	tous les légumes, sous toutes leurs formes : frais, cuits, en conserve, en jus, etc.
PL	PRODUITS LAITIERS	12 g de glucides 8 g de protéines	laits, yogourts, boissons au yogourt, boissons de soja enrichies, desserts glacés et desserts laitiers.
VV	VIANDES, VOLAILLES, POISSONS ET CIE	16 g de protéines	tous les types de viandes, de charcuteries, de volailles, de poissons et de fruits de mer
EP	ÉQUIVALENTS DE PROTÉINES	8 g de protéines	légumineuses, tofu, noix, graines, fromage, œufs, etc.
GR	GRAS	5 g de lipides	huiles, beurre, margarines, vinaigrettes, mayonnaise, sauces, fromage à la crème, avocat, olives, etc.
SU	SUCRES	15 g de glucides	confitures, sirops, sucre, boissons sucrées, bonbons, etc.

* Ces valeurs sont des approximations.

- mettre 5 ml de beurre sur ses rôties apporte 5 g de gras au budget total de la journée ;
- mettre 5 ml de sucre dans son café apporte 5 g de sucres au budget total de la journée ;
- manger deux biscuits à l'avoine apporte 6 g de sucres et 5 g de gras *en plus* des 15 g de glucides et 2 g de protéines que cette portion de féculents fournit.

Peu importe le plan sélectionné, il faut garder en tête que ce ne sont là que des suggestions. On devrait utiliser ces plans alimentaires comme point de départ et préparer son propre menu en remplaçant, ajoutant ou retirant des aliments selon ses goûts, ses besoins et ses envies. Le choix des aliments se fait en consultant le guide de portions.

Les prochaines pages présentent des menus pour différentes situations d'entraînement.

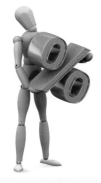

Palier énergétique du plan	Durée de l'entraînement	Moment de l'entraînement
1500 calories		
1800 calories		
2300 calories		matin
2800 calories	1 heure	midi
3200 calories		fin d'après-midi
4000 calories		soirée
5000 calories		
1800 calories		
2300 calories		matin
2800 calories		midi
3200 calories	3 heures	fin d'après-midi
4000 calories		soirée
5000 calories		

Protéines : pourcentage ou gramme ?
Chaque plan alimentaire suit une répartition énergétique adaptée aux caractéristiques des différents sports. Cette répartition est exprimée en pourcentage du nombre total de calories. Pour les protéines, on doit d'abord s'assurer que les besoins de base (exprimés en g de protéines/kg de poids corporel, voir tableau 3.1) sont satisfaits. On vérifie ensuite que les apports exprimés en pourcentage des calories totales répondent également à la répartition optimale.

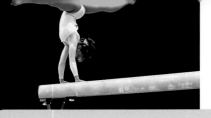

1500 cal — Entraînement le matin

	Féculents	Fruits	Légumes	Produits laitiers	Viandes, volailles, poissons et cie	Équivalents de protéines
DÉJEUNER (7 h)	1	1				
ENTRAÎNEMENT (7 h 45 à 8 h 45)						
COLLATION (moins de 30 min après)	1			1		
COLLATION (10 h 30)		1				½ ou 1
DÎNER (12 h 30)	1		2	½	1 ou 2	
COLLATION (16 h)			2	½		
SOUPER (18 h 30)	2	1	2		1 ou 2	
COLLATION (21 h)		1				

1500 cal — Entraînement le midi

	Féculents	Fruits	Légumes	Produits laitiers	Viandes, volailles, poissons et cie	Équivalents de protéines
DÉJEUNER (7 h)	1	1		1		
COLLATION (10 h 30)				1		
ENTRAÎNEMENT (11 h 30 à 12 h 30)						
COLLATION (moins de 30 min après)		1				½ ou 1
DÎNER (13 h)	2	1	2		1 ou 2	
COLLATION (16 h)				2		
SOUPER (18 h 30)	2		2		1 ou 2	
COLLATION (21 h)				1		

1500 cal — Entraînement en fin d'après-midi

	Féculents	Fruits	Légumes	Produits laitiers	Viandes, volailles, poissons et cie	Équivalents de protéines
DÉJEUNER (7 h)	1	1	½			
COLLATION (10 h 30)	1	1				
DÎNER (12 h 30)	1		2	½	1 ou 2	
COLLATION (16 h)			1	2		½ ou 1
ENTRAÎNEMENT (17 h à 18 h)						
COLLATION (moins de 30 min après)				1		
SOUPER (19 h 30)	2	1	2		1 ou 2	

1500 cal — Entraînement en soirée

	Féculents	Fruits	Légumes	Produits laitiers	Viandes, volailles, poissons et cie	Équivalents de protéines
DÉJEUNER (7 h)	2	1				½ ou 1
COLLATION (10 h 30)			1	1		
DÎNER (12 h 30)	1		3		1 ou 2	
SOUPER (17 h)	2	1	3		1 ou 2	
ENTRAÎNEMENT (20 h à 21 h)						
COLLATION (moins de 30 min après)			1	1		

RÉPARTITION ÉNERGÉTIQUE

ÉNERGIE	1500 calories
GLUCIDES	219 g (58 % des calories)
PROTÉINES	78 g (21 % des calories)
LIPIDES	35 g (21 % des calories)

LÉGENDE

- FÉCULENTS
- FRUITS
- LÉGUMES
- PRODUITS LAITIERS
- VIANDES, VOLAILLES, POISSONS ET CIE
- ÉQUIVALENTS DE PROTÉINES

PORTIONS

5	FÉCULENTS
4	FRUITS
6	LÉGUMES
2	PRODUITS LAITIERS
2,5 ou 5	VIANDES, VOLAILLES, POISSONS ET CIE / ÉQUIVALENTS DE PROTÉINES
35 g	GRAS
30 g	SUCRES

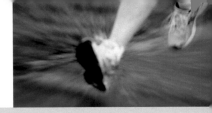

1800 cal — Entraînement le matin

	Nombre de portions par catégorie					
DÉJEUNER (7 h)	2	1				
ENTRAÎNEMENT (7 h 45 à 8 h 45)						
COLLATION (moins de 30 min après)		1		1		
COLLATION (10 h 30)			2			
DÎNER (12 h 30)	2	1	2		1 ou 2	
COLLATION (16 h)		1			½ ou 1	
SOUPER (18 h 30)	1		3	1	1½ ou 3	
COLLATION (21 h)	1	1				

1800 cal — Entraînement le midi

	Nombre de portions par catégorie					
DÉJEUNER (7 h)	1	1			½ ou 1	
COLLATION (10 h 30)	1	1				
ENTRAÎNEMENT (11 h 30 à 12 h 30)						
COLLATION (moins de 30 min après)		2			½ ou 1	
DÎNER (13 h)	1		3	1	1 ou 2	
COLLATION (16 h)		1				
SOUPER (18 h 30)	2	1	3		1 ou 2	
COLLATION (21 h)	1		1			

1800 cal — Entraînement en fin d'après-midi

	Nombre de portions par catégorie					
DÉJEUNER (7 h)	2	2			½ ou 1	
COLLATION (10 h 30)	½	1				
DÎNER (12 h 30)	1	1	3	1	1½ ou 3	
COLLATION (16 h)		1				
ENTRAÎNEMENT (17 h à 18 h)						
COLLATION (moins de 30 min après)	½		1			
SOUPER (19 h 30)	2	1	3		1 ou 2	

1800 cal — Entraînement en soirée

	Nombre de portions par catégorie					
DÉJEUNER (7 h)	2	2	½			
COLLATION (10 h 30)		2	½			
DÎNER (12 h 30)	2		3	1	1½ ou 3	
SOUPER (17 h)	2	1	2		1 ou 2	
ENTRAÎNEMENT (20 h à 21 h)						
COLLATION (moins de 30 min après)		2			½ ou 1	

RÉPARTITION ÉNERGÉTIQUE

ÉNERGIE	1800 calories
GLUCIDES	269 g (60 % des calories)
PROTÉINES	90 g (20 % des calories)
LIPIDES	40 g (20 % des calories)

LÉGENDE

- FÉCULENTS
- FRUITS
- LÉGUMES
- PRODUITS LAITIERS
- VIANDES, VOLAILLES, POISSONS ET CIE
- ÉQUIVALENTS DE PROTÉINES

PORTIONS

6	FÉCULENTS
5	FRUITS
7	LÉGUMES
2	PRODUITS LAITIERS
3 ou 6	VIANDES, VOLAILLES, POISSONS ET CIE / ÉQUIVALENTS DE PROTÉINES
40 g	GRAS
35 g	SUCRES

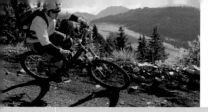

PLAN 1800 CAL
ENTRAÎNEMENT : 3 HEURES

1800 cal — Entraînement le matin

Nombre de portions par catégorie

	Féculents	Fruits	Légumes	Produits laitiers	Viandes	Équiv. de protéines
DÉJEUNER (7 h)	2	1				½ ou 1
ENTRAÎNEMENT (7 h 45 à 10 h 45)						
CONSOMMER UNE PARTIE DES SUCRES À L'ENTRAÎNEMENT						
COLLATION (moins de 30 min après)	1	1	1			
DÎNER (12 h 30)	2	1	2		1 ou 2	
COLLATION (16 h)		2				
SOUPER (18 h 30)	1		3	1	1 ou 2	
COLLATION (21 h)			2		½ ou 1	

1800 cal — Entraînement le midi

Nombre de portions par catégorie

	Féculents	Fruits	Légumes	Produits laitiers	Viandes	Équiv. de protéines
DÉJEUNER (7 h)	2	1	1			
COLLATION (1 heure avant)	1		2		½ ou 1	
ENTRAÎNEMENT (11 h 30 à 14 h 30)						
CONSOMMER UNE PARTIE DES SUCRES À L'ENTRAÎNEMENT						
COLLATION (moins de 30 min après)			1	1		
DÎNER (15 h 30)	2		2		1 ou 2	
COLLATION (16 h 30)			1			
SOUPER (19 h)	1		3		1½ ou 3	
COLLATION (21 h)				2		

1800 cal — Entraînement en fin d'après-midi

Nombre de portions par catégorie

	Féculents	Fruits	Légumes	Produits laitiers	Viandes	Équiv. de protéines
DÉJEUNER (7 h)	1	2	1			
COLLATION (10 h 30)	1	1				
DÎNER (12 h 30)	2		3		1 ou 2	
COLLATION (1 heure avant)	1		1		½ ou 1	
ENTRAÎNEMENT (17 h à 20 h)						
CONSOMMER UNE PARTIE DES SUCRES À L'ENTRAÎNEMENT						
COLLATION (moins de 30 min après)			1	1		
SOUPER (21 h)	1	1	3		1½ ou 3	

1800 cal — Entraînement en soirée

Nombre de portions par catégorie

	Féculents	Fruits	Légumes	Produits laitiers	Viandes	Équiv. de protéines
DÉJEUNER (7 h)	2	2	1			
COLLATION (10 h 30)		2				
DÎNER (12 h 30)	1		4		1½ ou 3	
SOUPER (17 h)	2		3		1½ ou 3	
ENTRAÎNEMENT (20 h à 23 h)						
CONSOMMER UNE PARTIE DES SUCRES À L'ENTRAÎNEMENT						
COLLATION (moins de 30 min après)	1	1	1			

RÉPARTITION ÉNERGÉTIQUE

ÉNERGIE	1800 calories
GLUCIDES	269 g (60 % des calories)
PROTÉINES	90 g (20 % des calories)
LIPIDES	40 g (20 % des calories)

LÉGENDE

- FÉCULENTS
- FRUITS
- LÉGUMES
- PRODUITS LAITIERS
- VIANDES, VOLAILLES, POISSONS ET CIE
- ÉQUIVALENTS DE PROTÉINES

PORTIONS

6	FÉCULENTS
5	FRUITS
7	LÉGUMES
2	PRODUITS LAITIERS
3 ou 6	VIANDES, VOLAILLES, POISSONS ET CIE / ÉQUIVALENTS DE PROTÉINES
40 g	GRAS
35 g	SUCRES

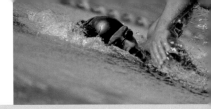

2300 cal — Entraînement le matin

	Féculents	Fruits	Légumes	Produits laitiers	Viandes	Équiv. protéines
DÉJEUNER (7 h)	2	1				1 ou 2
ENTRAÎNEMENT (7 h 45 à 8 h 45)						
COLLATION (moins de 30 min après)	1	1		1		
COLLATION (10 h 30)		2				
DÎNER (12 h 30)	2		3			1½ ou 3
COLLATION (16 h)		1		1		
SOUPER (18 h 30)	3		2			1 ou 2
COLLATION (21 h)		1		1		

2300 cal — Entraînement le midi

	Féculents	Fruits	Légumes	Produits laitiers	Viandes	Équiv. protéines
DÉJEUNER (7 h)	2	2		1		
COLLATION (10 h 30)	1	1		½		
ENTRAÎNEMENT (11 h 30 à 12 h 30)						
COLLATION (moins de 30 min après)	1		2			½ ou 1
DÎNER (13 h 30)	2	1	1	½		1 ou 2
COLLATION (16 h)	1					
SOUPER (18 h 30)	1	1	2			2 ou 4
COLLATION (21 h)		1		1		

2300 cal — Entraînement en fin d'après-midi

	Féculents	Fruits	Légumes	Produits laitiers	Viandes	Équiv. protéines
DÉJEUNER (7 h)	2	1		1		
COLLATION (10 h 30)	1	2				
DÎNER (12 h 30)	1	1	1	1		1½ ou 3
COLLATION (16 h)	1	1				½ ou 1
ENTRAÎNEMENT (17 h à 18 h)						
COLLATION (moins de 30 min après)			2			½ ou 1
SOUPER (19 h 30)	3	1	2	1		1 ou 2

2300 cal — Entraînement en soirée

	Féculents	Fruits	Légumes	Produits laitiers	Viandes	Équiv. protéines
DÉJEUNER (7 h)	2	3				½ ou 1
COLLATION (10 h 30)	1			1		
DÎNER (12 h 30)	1	2	3	1		1 ou 2
SOUPER (17 h)	2	1	2			1½ ou 3
ENTRAÎNEMENT (20 h à 21 h)						
COLLATION (moins de 30 min après)	2			1	½ ou 1	

Nombre de portions par catégorie

RÉPARTITION ÉNERGÉTIQUE

ÉNERGIE	2300 calories
GLUCIDES	331 g (58 % des calories)
PROTÉINES	106 g (18 % des calories)
LIPIDES	60 g (24 % des calories)

LÉGENDE

- FÉCULENTS
- FRUITS
- LÉGUMES
- PRODUITS LAITIERS
- VIANDES, VOLAILLES, POISSONS ET CIE
- ÉQUIVALENTS DE PROTÉINES

PORTIONS

8	FÉCULENTS
6	FRUITS
5	LÉGUMES
3	PRODUITS LAITIERS
3,5 ou 7	VIANDES, VOLAILLES, POISSONS ET CIE / ÉQUIVALENTS DE PROTÉINES
60 g	GRAS
60 g	SUCRES

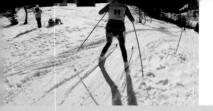

2300 cal — Entraînement le matin

Nombre de portions par catégorie

Repas	Féculents	Fruits	Légumes	Produits laitiers	Viandes / Protéines
DÉJEUNER (7 h)	2	2			½ ou 1
ENTRAÎNEMENT (7 h 45 à 10 h 45)					
CONSOMMER UNE PARTIE DES SUCRES À L'ENTRAÎNEMENT					
COLLATION (moins de 30 min après)	1	2	1		
DÎNER (12 h 30)	3		1		1 ou 2
COLLATION (16 h)		2	1		
SOUPER (18 h 30)	1		2	1	2 ou 4
COLLATION (21 h)	1	2			

2300 cal — Entraînement le midi

Nombre de portions par catégorie

Repas	Féculents	Fruits	Légumes	Produits laitiers	Viandes / Protéines
DÉJEUNER (7 h)	3	1		1	
COLLATION (1 heure avant)		2		1	
ENTRAÎNEMENT (11 h 30 à 14 h 30)					
CONSOMMER UNE PARTIE DES SUCRES À L'ENTRAÎNEMENT					
COLLATION (moins de 30 min après)	1	2			½ ou 1
DÎNER (15 h 30)	2	1	1		2 ou 4
COLLATION (17 h)		1		1	
SOUPER (19 h)	2	1	2		1 ou 2

2300 cal — Entraînement en fin d'après-midi

Nombre de portions par catégorie

Repas	Féculents	Fruits	Légumes	Produits laitiers	Viandes / Protéines
DÉJEUNER (7 h)	2	1		1	½ ou 1
COLLATION (10 h 30)		2	1		
DÎNER (12 h 30)	2	1	2		1 ou 2
COLLATION (1 heure avant)	1		1		½ ou 1
ENTRAÎNEMENT (17 h à 20 h)					
CONSOMMER UNE PARTIE DES SUCRES À L'ENTRAÎNEMENT					
COLLATION (moins de 30 min après)	1	1		1	
SOUPER (21 h)	2	1	2		1½ ou 3

2300 cal — Entraînement en soirée

Nombre de portions par catégorie

Repas	Féculents	Fruits	Légumes	Produits laitiers	Viandes / Protéines
DÉJEUNER (7 h)	2	2			½ ou 1
COLLATION (10 h 30)		1	1		
DÎNER (12 h 30)	1		3	1	2 ou 4
SOUPER (17 h)	3	2	2		1 ou 2
ENTRAÎNEMENT (20 h à 23 h)					
CONSOMMER UNE PARTIE DES SUCRES À L'ENTRAÎNEMENT					
COLLATION (moins de 30 min après)	2	1		1	

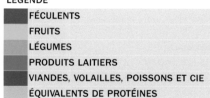

RÉPARTITION ÉNERGÉTIQUE

ÉNERGIE	2300 calories
GLUCIDES	331 g (58 % des calories)
PROTÉINES	106 g (18 % des calories)
LIPIDES	60 g (24 % des calories)

LÉGENDE

- FÉCULENTS
- FRUITS
- LÉGUMES
- PRODUITS LAITIERS
- VIANDES, VOLAILLES, POISSONS ET CIE
- ÉQUIVALENTS DE PROTÉINES

PORTIONS

8	FÉCULENTS
6	FRUITS
5	LÉGUMES
3	PRODUITS LAITIERS
3,5 ou 7	VIANDES, VOLAILLES, POISSONS ET CIE / ÉQUIVALENTS DE PROTÉINES
60 g	GRAS
60 g	SUCRES

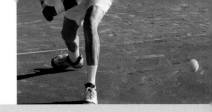

2800 cal — Entraînement le matin

Nombre de portions par catégorie

	FÉCULENTS	FRUITS	LÉGUMES	PRODUITS LAITIERS	VIANDES / ÉQUIVALENTS DE PROTÉINES
DÉJEUNER (7 h)	1	2			
ENTRAÎNEMENT (7 h 45 à 8 h 45)					
COLLATION (moins de 30 min après)	2			1	
COLLATION (10 h 30)		1			½ ou 1
DÎNER (12 h 30)	3	1	2	1	1½ ou 3
COLLATION (16 h)			2	1	
SOUPER (18 h 30)	4	2	2		2 ou 4
COLLATION (21 h)	1	1	1		

2800 cal — Entraînement le midi

Nombre de portions par catégorie

	FÉCULENTS	FRUITS	LÉGUMES	PRODUITS LAITIERS	VIANDES / ÉQUIVALENTS DE PROTÉINES
DÉJEUNER (7 h)	2	2		1	½ ou 1
COLLATION (10 h 30)	1			1	
ENTRAÎNEMENT (11 h 30 à 12 h 30)					
COLLATION (moins de 30 min après)		2			½ ou 1
DÎNER (13 h)	2	1	2	1	1 ou 2
COLLATION (16 h)	1			2	
SOUPER (18 h 30)	4		2	1	2 ou 4
COLLATION (21 h)	1	2			

2800 cal — Entraînement en fin d'après-midi

Nombre de portions par catégorie

	FÉCULENTS	FRUITS	LÉGUMES	PRODUITS LAITIERS	VIANDES / ÉQUIVALENTS DE PROTÉINES
DÉJEUNER (7 h)	2	2		1	
COLLATION (10 h 30)	2	1			
DÎNER (12 h 30)	2		2	1	1½ ou 3
COLLATION (16 h)			2	2	½ ou 1
ENTRAÎNEMENT (17 h à 18 h)					
COLLATION (moins de 30 min après)	1		1		
SOUPER (19 h 30)	4	2	2	1	2 ou 4

2800 cal — Entraînement en soirée

Nombre de portions par catégorie

	FÉCULENTS	FRUITS	LÉGUMES	PRODUITS LAITIERS	VIANDES / ÉQUIVALENTS DE PROTÉINES
DÉJEUNER (7 h)	3	2		1	1 ou 2
COLLATION (10 h 30)		1			
DÎNER (12 h 30)	4		3	1	2 ou 4
SOUPER (17 h)	3	2	3	1	1 ou 2
ENTRAÎNEMENT (20 h à 21 h)					
COLLATION (moins de 30 min après)	1	2			

RÉPARTITION ÉNERGÉTIQUE

ÉNERGIE	2800 calories
GLUCIDES	423 g (60 % des calories)
PROTÉINES	130 g (18 % des calories)
LIPIDES	70 g (22 % des calories)

LÉGENDE

- FÉCULENTS
- FRUITS
- LÉGUMES
- PRODUITS LAITIERS
- VIANDES, VOLAILLES, POISSONS ET CIE
- ÉQUIVALENTS DE PROTÉINES

PORTIONS

11	FÉCULENTS
7	FRUITS
6	LÉGUMES
4	PRODUITS LAITIERS
4 ou 8	VIANDES, VOLAILLES, POISSONS ET CIE / ÉQUIVALENTS DE PROTÉINES
70 g	GRAS
75 g	SUCRES

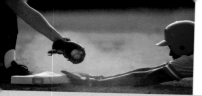

2800 cal — Entraînement le matin

Nombre de portions par catégorie

	Féculents	Fruits	Légumes	Produits laitiers	Viandes / Équivalents de protéines
DÉJEUNER (7 h)	2	2			1 ou 2
ENTRAÎNEMENT (7 h 45 à 10 h 45)					
CONSOMMER UNE PARTIE DES SUCRES PENDANT L'ENTRAÎNEMENT					
COLLATION (moins de 30 min après)	2	1		1	½ ou 1
DÎNER (12 h 30)	3	1	2	1	1 ou 2
COLLATION (16 h)			2	1	
SOUPER (18 h 30)	3	2	2		1½ ou 3
COLLATION (21 h)	1	1		1	

2800 cal — Entraînement le midi

Nombre de portions par catégorie

	Féculents	Fruits	Légumes	Produits laitiers	Viandes / Équivalents de protéines
DÉJEUNER (7 h)	2	2		1	½ ou 1
COLLATION (1 heure avant)	1			1	
ENTRAÎNEMENT (11 h 30 à 14 h 30)					
CONSOMMER UNE PARTIE DES SUCRES PENDANT L'ENTRAÎNEMENT					
COLLATION (moins de 30 min après)		2			½ ou 1
DÎNER (15 h 30)	2	1	2	1	1½ ou 3
COLLATION (16 h 30)	1	2			
SOUPER (19 h)	4		2	1	1½ ou 3
COLLATION (21 h)	1	2			

2800 cal — Entraînement en fin d'après-midi

Nombre de portions par catégorie

	Féculents	Fruits	Légumes	Produits laitiers	Viandes / Équivalents de protéines
DÉJEUNER (7 h)	2	2	1		
COLLATION (10 h 30)	2	1			
DÎNER (12 h 30)	2		2	1	1½ ou 3
COLLATION (1 heure avant)		2	2		½ ou 1
ENTRAÎNEMENT (17 h à 20 h)					
CONSOMMER UNE PARTIE DES SUCRES PENDANT L'ENTRAÎNEMENT					
COLLATION (moins de 30 min après)	1		1		
SOUPER (21 h)	4	2	2	1	2 ou 4

2800 cal — Entraînement en soirée

Nombre de portions par catégorie

	Féculents	Fruits	Légumes	Produits laitiers	Viandes / Équivalents de protéines
DÉJEUNER (7 h)	3	2		1	1 ou 2
COLLATION (10 h 30)		1			
DÎNER (12 h 30)	4		3	1	2 ou 4
SOUPER (17 h)	3	2	3	1	1 ou 2
ENTRAÎNEMENT (20 h à 23 h)					
CONSOMMER UNE PARTIE DES SUCRES PENDANT L'ENTRAÎNEMENT					
COLLATION (moins de 30 min après)	1	2		1	

RÉPARTITION ÉNERGÉTIQUE

ÉNERGIE	2800 calories
GLUCIDES	423 g (60 % des calories)
PROTÉINES	130 g (18 % des calories)
LIPIDES	70 g (22 % des calories)

LÉGENDE

- FÉCULENTS
- FRUITS
- LÉGUMES
- PRODUITS LAITIERS
- VIANDES, VOLAILLES, POISSONS ET CIE
- ÉQUIVALENTS DE PROTÉINES

PORTIONS

11	FÉCULENTS
7	FRUITS
6	LÉGUMES
4	PRODUITS LAITIERS
4 ou 8	VIANDES, VOLAILLES, POISSONS ET CIE / ÉQUIVALENTS DE PROTÉINES
70 g	GRAS
75 g	SUCRES

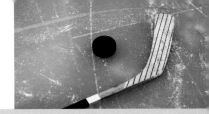

3200 cal — Entraînement le matin

Nombre de portions par catégorie

	Féculents	Fruits	Légumes	Produits laitiers	Viandes, volailles, poissons et cie	Équivalents de protéines
DÉJEUNER (6 h 30)	3	3			1 ou 2	
ENTRAÎNEMENT (7 h 45 à 8 h 45)						
COLLATION (moins de 30 min après)	2		2			
COLLATION (10 h 30)		2				
DÎNER (12 h 30)	2	2	3		2 ou 4	
COLLATION (16 h)	1	1	1			
SOUPER (18 h 30)	3		4		1½ ou 3	
COLLATION (21 h)	1				1	½ ou 1

3200 cal — Entraînement le midi

Nombre de portions par catégorie

	Féculents	Fruits	Légumes	Produits laitiers	Viandes, volailles, poissons et cie	Équivalents de protéines
DÉJEUNER (7 h)	3	1			1 ou 2	
COLLATION (10 h 30)	1	2		1		
ENTRAÎNEMENT (11 h 30 à 12 h 30)						
COLLATION (moins de 30 min après)	1		2		½ ou 1	
DÎNER (13 h 30)	3	2	2	1	1½ ou 3	
COLLATION (16 h)	2			1		
SOUPER (18 h 30)	2	1	3		2 ou 4	
COLLATION (21 h)		2		1		

3200 cal — Entraînement en fin d'après-midi

Nombre de portions par catégorie

	Féculents	Fruits	Légumes	Produits laitiers	Viandes, volailles, poissons et cie	Équivalents de protéines
DÉJEUNER (7 h)	2	4			1 ou 2	
COLLATION (10 h 30)	2	1		1		
DÎNER (12 h 30)	3	1	3		2 ou 4	
COLLATION (16 h)	2		2			
ENTRAÎNEMENT (17 h à 18 h)						
COLLATION (moins de 30 min après)	1		1		½ ou 1	
SOUPER (19 h 30)	2	2	3	1	1½ ou 3	

3200 cal — Entraînement en soirée

Nombre de portions par catégorie

	Féculents	Fruits	Légumes	Produits laitiers	Viandes, volailles, poissons et cie	Équivalents de protéines
DÉJEUNER (7 h)	3	2		2	1 ou 2	
COLLATION (10 h 30)	1	1		1		
DÎNER (12 h 30)	2	1	4		2 ou 4	
SOUPER (17 h)	4	2	3		1½ ou 3	
ENTRAÎNEMENT (20 h à 21 h)						
COLLATION (moins de 30 min après)	2	2		1	½ ou 1	

RÉPARTITION ÉNERGÉTIQUE

ÉNERGIE	3200 calories
GLUCIDES	458 g (57 % des calories)
PROTÉINES	150 g (19 % des calories)
LIPIDES	85 g (24 % des calories)

LÉGENDE

- FÉCULENTS
- FRUITS
- LÉGUMES
- PRODUITS LAITIERS
- VIANDES, VOLAILLES, POISSONS ET CIE
- ÉQUIVALENTS DE PROTÉINES

PORTIONS

12	FÉCULENTS
8	FRUITS
7	LÉGUMES
4	PRODUITS LAITIERS
5 ou 10	VIANDES, VOLAILLES, POISSONS ET CIE / ÉQUIVALENTS DE PROTÉINES
85 g	GRAS
75 g	SUCRES

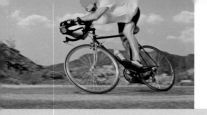

PLAN 3200 CAL
ENTRAÎNEMENT : 3 HEURES

3200 cal — Entraînement le matin

Nombre de portions par catégorie

Repas	Féculents	Fruits	Légumes	Produits laitiers	Viandes, volailles, poissons et cie	Équivalents de protéines
DÉJEUNER (6 h 30)	3	4		1½		
ENTRAÎNEMENT (7 h 45 à 10 h 45)						
CONSOMMER UNE PARTIE DES SUCRES PENDANT L'ENTRAÎNEMENT						
COLLATION (moins de 30 min après)	2		2		1 ou 2	
DÎNER (12 h 30)	2	2	2	1½	2 ou 4	
COLLATION (16 h)	2		1			
SOUPER (18 h 30)	3	2	3		2 ou 4	

3200 cal — Entraînement le midi

Nombre de portions par catégorie

Repas	Féculents	Fruits	Légumes	Produits laitiers	Viandes, volailles, poissons et cie	Équivalents de protéines
DÉJEUNER (7 h)	2	3			1 ou 2	
COLLATION (1 heure avant)	2		2		½ ou 1	
ENTRAÎNEMENT (11 h 30 à 14 h 30)						
CONSOMMER UNE PARTIE DES SUCRES PENDANT L'ENTRAÎNEMENT						
COLLATION (moins de 30 min après)	2			2		
DÎNER (15 h 30)	2	2	2		1½ ou 3	
COLLATION (16 h 30)		2		1		
SOUPER (19 h)	2	1	3		2 ou 4	
COLLATION (21 h)	2			1		

3200 cal — Entraînement en fin d'après-midi

Nombre de portions par catégorie

Repas	Féculents	Fruits	Légumes	Produits laitiers	Viandes, volailles, poissons et cie	Équivalents de protéines
DÉJEUNER (7 h)	3	3		1	½ ou 1	
COLLATION (10 h 30)	1		1			
DÎNER (12 h 30)	3	1	2		2 ou 4	
COLLATION (1 heure avant)		2		1		
ENTRAÎNEMENT (17 h à 20 h)						
CONSOMMER UNE PARTIE DES SUCRES PENDANT L'ENTRAÎNEMENT						
COLLATION (moins de 30 min après)	2			1	½ ou 1	
SOUPER (21 h)	3	2	4	1	2 ou 4	

3200 cal — Entraînement en soirée

Nombre de portions par catégorie

Repas	Féculents	Fruits	Légumes	Produits laitiers	Viandes, volailles, poissons et cie	Équivalents de protéines
DÉJEUNER (7 h)	4	3		1	½ ou 1	
COLLATION (10 h 30)	1			1	½ ou 1	
DÎNER (12 h 30)	2	3	4	1	2 ou 4	
SOUPER (17 h)	3	1	3		2 ou 4	
ENTRAÎNEMENT (20 h à 23 h)						
CONSOMMER UNE PARTIE DES SUCRES PENDANT L'ENTRAÎNEMENT						
COLLATION (moins de 30 min après)	2	1		1		

RÉPARTITION ÉNERGÉTIQUE

ÉNERGIE	3200 calories
GLUCIDES	458 g (57 % des calories)
PROTÉINES	150 g (19 % des calories)
LIPIDES	85 g (24 % des calories)

LÉGENDE

- FÉCULENTS
- FRUITS
- LÉGUMES
- PRODUITS LAITIERS
- VIANDES, VOLAILLES, POISSONS ET CIE
- ÉQUIVALENTS DE PROTÉINES

PORTIONS

12	FÉCULENTS
8	FRUITS
7	LÉGUMES
4	PRODUITS LAITIERS
5	VIANDES, VOLAILLES, POISSONS ET CIE
10	ÉQUIVALENTS DE PROTÉINES
85 g	GRAS
75 g	SUCRES

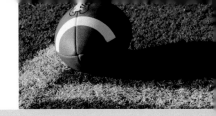

4000 cal — Entraînement le matin

Nombre de portions par catégorie

Repas	Féculents	Fruits	Légumes	Produits laitiers	Viandes / Équivalents
DÉJEUNER (6 h 30)	2	2			
ENTRAÎNEMENT (7 h 45 à 8 h 45)					
COLLATION (moins de 30 min après)	2	2		1	1 ou 2
COLLATION (10 h 30)		1			1 ou 2
DÎNER (12 h 30)	5	2	2	1	2 ou 4
COLLATION (16 h)			2	1	
SOUPER (18 h 30)	4	2	3		2 ou 4
COLLATION (21 h)	2	2		1	

4000 cal — Entraînement le midi

Nombre de portions par catégorie

Repas	Féculents	Fruits	Légumes	Produits laitiers	Viandes / Équivalents
DÉJEUNER (7 h)	3	4		1	1 ou 2
COLLATION (10 h 30)	2			1	
ENTRAÎNEMENT (11 h 30 à 12 h 30)					
COLLATION (moins de 30 min après)		3			1 ou 2
DÎNER (13 h 30)	3	2	2	1	2 ou 4
COLLATION (16 h)	1		2		
SOUPER (18 h 30)	4		3	1	2 ou 4
COLLATION (21 h)	2	2			

4000 cal — Entraînement en fin d'après-midi

Nombre de portions par catégorie

Repas	Féculents	Fruits	Légumes	Produits laitiers	Viandes / Équivalents
DÉJEUNER (7 h)	3	4		1	1 ou 2
COLLATION (10 h 30)	2	1			
DÎNER (12 h 30)	3	2	2	1	2 ou 4
COLLATION (16 h)			2	2	½ ou 1
ENTRAÎNEMENT (17 h à 18 h)					
COLLATION (moins de 30 min après)	2			1	½ ou 1
SOUPER (19 h 30)	5	2	3	1	2 ou 4

4000 cal — Entraînement en soirée

Nombre de portions par catégorie

Repas	Féculents	Fruits	Légumes	Produits laitiers	Viandes / Équivalents
DÉJEUNER (7 h)	3	4		1	1 ou 2
COLLATION (10 h 30)	2	2			1 ou 2
DÎNER (12 h 30)	4	1	3	1	2 ou 4
SOUPER (17 h)	4	2	4	1	1 ou 2
ENTRAÎNEMENT (20 h à 21 h)					
COLLATION (moins de 30 min après)	2	2		1	1 ou 2

RÉPARTITION ÉNERGÉTIQUE

ÉNERGIE	4000 calories
GLUCIDES	608 g (60 % des calories)
PROTÉINES	172 g (17 % des calories)
LIPIDES	105 g (23 % des calories)

LÉGENDE

- FÉCULENTS
- FRUITS
- LÉGUMES
- PRODUITS LAITIERS
- VIANDES, VOLAILLES, POISSONS ET CIE
- ÉQUIVALENTS DE PROTÉINES

PORTIONS

15	FÉCULENTS
11	FRUITS
7	LÉGUMES
4	PRODUITS LAITIERS
6 ou 12	VIANDES, VOLAILLES, POISSONS ET CIE / ÉQUIVALENTS DE PROTÉINES
105 g	GRAS
135 g	SUCRES

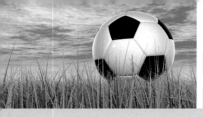

PLAN 4000 CAL
ENTRAÎNEMENT : 3 HEURES

4000 cal — Entraînement le matin

Nombre de portions par catégorie

	Féculents	Fruits	Légumes	Produits laitiers	Viandes ou Équivalents
DÉJEUNER (6 h 30)	3	2			1 ou 2
ENTRAÎNEMENT (7 h 45 à 10 h 45)					
CONSOMMER UNE PARTIE DES SUCRES PENDANT L'ENTRAÎNEMENT					
COLLATION (moins de 30 min après)	2	3		1	1 ou 2
DÎNER (12 h 30)	4	2	2	1	2 ou 4
COLLATION (16 h)			2	1	
SOUPER (18 h 30)	4	2	3		2 ou 4
COLLATION (21 h)	2	2		1	

4000 cal — Entraînement le midi

Nombre de portions par catégorie

	Féculents	Fruits	Légumes	Produits laitiers	Viandes ou Équivalents
DÉJEUNER (7 h)	3	4		1	1 ou 2
COLLATION (1 heure avant)	2			1	
ENTRAÎNEMENT (11 h 30 à 14 h 30)					
CONSOMMER UNE PARTIE DES SUCRES PENDANT L'ENTRAÎNEMENT					
COLLATION (moins de 30 min après)		3			1 ou 2
DÎNER (15 h 30)	3	2	2	1	2 ou 4
COLLATION (16 h 30)	1		2		
SOUPER (19 h)	4		3	1	2 ou 4
COLLATION (21 h)	2	2			

4000 cal — Entraînement en fin d'après-midi

Nombre de portions par catégorie

	Féculents	Fruits	Légumes	Produits laitiers	Viandes ou Équivalents
DÉJEUNER (7 h)	3	4		1	1 ou 2
COLLATION (10 h 30)	2	1			
DÎNER (12 h 30)	3	2	2	1	2 ou 4
COLLATION (1 heure avant)			2	2	½ ou 1
ENTRAÎNEMENT (17 h à 20 h)					
CONSOMMER UNE PARTIE DES SUCRES PENDANT L'ENTRAÎNEMENT					
COLLATION (moins de 30 min après)	2			1	½ ou 1
SOUPER (21 h)	5	2	3	1	2 ou 4

4000 cal — Entraînement en soirée

Nombre de portions par catégorie

	Féculents	Fruits	Légumes	Produits laitiers	Viandes ou Équivalents
DÉJEUNER (7 h)	3	4		1	1 ou 2
COLLATION (10 h 30)	2	2			1 ou 2
DÎNER (12 h 30)	4	1	3	1	2 ou 4
SOUPER (17 h)	4	2	4	1	1 ou 2
ENTRAÎNEMENT (20 h à 23 h)					
CONSOMMER UNE PARTIE DES SUCRES PENDANT L'ENTRAÎNEMENT					
COLLATION (moins de 30 min après)	2	2		1	1 ou 2

RÉPARTITION ÉNERGÉTIQUE

ÉNERGIE	4000 calories
GLUCIDES	608 g (60 % des calories)
PROTÉINES	172 g (17 % des calories)
LIPIDES	105 g (23 % des calories)

LÉGENDE

- FÉCULENTS
- FRUITS
- LÉGUMES
- PRODUITS LAITIERS
- VIANDES, VOLAILLES, POISSONS ET CIE
- ÉQUIVALENTS DE PROTÉINES

PORTIONS

15	FÉCULENTS
11	FRUITS
7	LÉGUMES
4	PRODUITS LAITIERS
6 ou 12	VIANDES, VOLAILLE, POISSONS ET CIE / ÉQUIVALENTS DE PROTÉINES
105 g	GRAS
135 g	SUCRES

PLAN 5000 CAL
ENTRAÎNEMENT : 1 HEURE

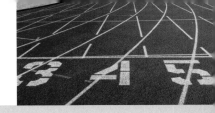

5000 cal — Entraînement le matin

Nombre de portions par catégorie

	Féculents	Fruits	Légumes	Produits laitiers	Viandes / Équivalents de protéines
DÉJEUNER (6h30)	3	4			1 ou 2
ENTRAÎNEMENT (7h45 à 8h45)					
COLLATION (moins de 30 min après)	2	2	2		
COLLATION (10h30)	2	1			1 ou 2
DÎNER (12h30)	4	3	4	1	3 ou 6
COLLATION (16h)	1			2	
SOUPER (18h30)	4	2	4	1	3 ou 6
COLLATION (21h)	2	2		1	

5000 cal — Entraînement le midi

Nombre de portions par catégorie

	Féculents	Fruits	Légumes	Produits laitiers	Viandes / Équivalents de protéines
DÉJEUNER (7h)	4	4			2 ou 4
COLLATION (10h30)	3	2		1	
ENTRAÎNEMENT (11h30 à 12h30)					
COLLATION (moins de 30 min après)	2	1	2		1 ou 2
DÎNER (13h30)	2	3	3	1	2 ou 4
COLLATION (16h30)	1		2		1 ou 2
SOUPER (18h30)	2	2	3	1	2 ou 4
COLLATION (21h)	4	2		2	

5000 cal — Entraînement en fin d'après-midi

Nombre de portions par catégorie

	Féculents	Fruits	Légumes	Produits laitiers	Viandes / Équivalents de protéines
DÉJEUNER (7h)	4	4		2	1 ou 2
COLLATION (10h30)	1			2	1 ou 2
DÎNER (12h30)	4	4	4	1	2 ou 4
COLLATION (16h)	3	2			1 ou 2
ENTRAÎNEMENT (17h à 18h)					
COLLATION (moins de 30 min après)	2	2	2		
SOUPER (19h30)	4	2	4		3 ou 6

5000 cal — Entraînement en soirée

Nombre de portions par catégorie

	Féculents	Fruits	Légumes	Produits laitiers	Viandes / Équivalents de protéines
DÉJEUNER (7h)	4	4		1	2 ou 4
COLLATION (10h30)	2	3		1	
DÎNER (12h30)	4	4	4		2 ou 4
COLLATION (15h)	1		2		1 ou 2
SOUPER (17h)	4	2	4	1	2 ou 4
ENTRAÎNEMENT (20h à 21h)					
COLLATION (moins de 30 min après)	3	1		2	1 ou 2

RÉPARTITION ÉNERGÉTIQUE

ÉNERGIE	5000 calories
GLUCIDES	740 g (59 % des calories)
PROTÉINES	224 g (18 % des calories)
LIPIDES	130 g (23 % des calories)

LÉGENDE
- FÉCULENTS
- FRUITS
- LÉGUMES
- PRODUITS LAITIERS
- VIANDES, VOLAILLES, POISSONS ET CIE
- ÉQUIVALENTS DE PROTÉINES

PORTIONS
- 18 FÉCULENTS
- 14 FRUITS
- 10 LÉGUMES
- 5 PRODUITS LAITIERS
- 8 ou 16 VIANDES, VOLAILLES, POISSONS ET CIE / ÉQUIVALENTS DE PROTÉINES
- 130 g GRAS
- 150 g SUCRES

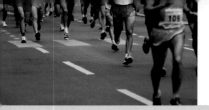

PLAN 5000 CAL
ENTRAÎNEMENT : 3 HEURES

5000 cal — Entraînement le matin

	Féculents	Fruits	Légumes	Produits laitiers	Viandes / Équivalents
	Nombre de portions par catégorie				
DÉJEUNER (6h30)	3	3		1	½ ou 1
ENTRAÎNEMENT (7h45 à 10h45)					
CONSOMMER UNE PARTIE DES SUCRES PENDANT L'ENTRAÎNEMENT					
COLLATION (moins de 30 min après)	2			2	1½ ou 3
DÎNER (12h30)	4	4	3	1	2 ou 4
COLLATION (14h)	2		3		1 ou 2
COLLATION (16h)	2	4			
SOUPER (18h30)	3	1	4		3 ou 6
COLLATION (21h)	2	2	1		

5000 cal — Entraînement le midi

	Féculents	Fruits	Légumes	Produits laitiers	Viandes / Équivalents
	Nombre de portions par catégorie				
DÉJEUNER (7h)	3	4		1	1 ou 2
COLLATION (1 heure avant)	2	3			1 ou 2
ENTRAÎNEMENT (11h30 à 14h30)					
CONSOMMER UNE PARTIE DES SUCRES PENDANT L'ENTRAÎNEMENT					
COLLATION (moins de 30 min après)	4	2		1	
DÎNER (15h30)	3	3	4	1	2 ou 4
COLLATION (17h)			2		1 ou 2
SOUPER (19h)	2	1	4		3 ou 6
COLLATION (21h)	4	1		2	

5000 cal — Entraînement en fin d'après-midi

	Féculents	Fruits	Légumes	Produits laitiers	Viandes / Équivalents
	Nombre de portions par catégorie				
DÉJEUNER (7h)	4	4		2	2 ou 4
COLLATION (10h30)	3	2			
DÎNER (12h30)	4	3	4	1	3 ou 6
COLLATION (1 heure avant)	1	2	2		
ENTRAÎNEMENT (17h à 20h)					
CONSOMMER UNE PARTIE DES SUCRES PENDANT L'ENTRAÎNEMENT					
COLLATION (moins de 30 min après)	2	2		1	
SOUPER (21h)	4	1	4	1	3 ou 6

5000 cal — Entraînement en soirée

	Féculents	Fruits	Légumes	Produits laitiers	Viandes / Équivalents
	Nombre de portions par catégorie				
DÉJEUNER (7h)	2	4		2	1 ou 2
COLLATION (10h30)	4			1	
DÎNER (12h30)	4	3	3	1	3 ou 6
COLLATION (15h30)	2		3		1 ou 2
SOUPER (17h)	4	3	4	½	2 ou 4
ENTRAÎNEMENT (20h à 23h)					
CONSOMMER UNE PARTIE DES SUCRES PENDANT L'ENTRAÎNEMENT					
COLLATION (moins de 30 min après)	2	4		½	1 ou 2

RÉPARTITION ÉNERGÉTIQUE

ÉNERGIE	5000 calories
GLUCIDES	740 g (59 % des calories)
PROTÉINES	224 g (18 % des calories)
LIPIDES	130 g (23 % des calories)

LÉGENDE

- FÉCULENTS
- FRUITS
- LÉGUMES
- PRODUITS LAITIERS
- VIANDES, VOLAILLES, POISSONS ET CIE
- ÉQUIVALENTS DE PROTÉINES

PORTIONS

18	FÉCULENTS
14	FRUITS
10	LÉGUMES
5	PRODUITS LAITIERS
8 ou 16	VIANDES, VOLAILLES, POISSONS ET CIE / ÉQUIVALENTS DE PROTÉINES
130 g	GRAS
150 g	SUCRES

DEUX JOURS DE MENUS POUR SURCHARGE EN GLYCOGÈNE

LES PROTOCOLES recommandés pour effectuer une surcharge de glycogène musculaire et hépatique ont été présentés au chapitre 2. Chacun de ces deux protocoles exige une alimentation contenant 75 % et plus de l'énergie sous forme de glucides pendant les deux jours pré-compétition. Le tableau A présente un plan alimentaire à 4000 calories (75 % de glucides) qui a servi à préparer les menus des pages 252 et 253. Il est important de noter que ce ne sont là que des suggestions. On peut partir de ce plan alimentaire et faire ses propres menus en choisissant d'autres aliments appartenant à une même catégorie du guide de portions (page 218).

On peut aussi répartir autrement les aliments tout au long de la journée. L'important est de respecter le nombre de portions recommandées pour chacune des catégories d'aliments.

Quand la dépense énergétique ne concorde pas avec un plan de 4000 calories, il faut ajuster à la hausse ou à la baisse le nombre de portions dans chaque catégorie. À titre indicatif, le tableau B recommande le nombre de portions par catégories pour atteindre un apport énergétique de 2800 calories.

Tableau A
PLAN ALIMENTAIRE À 4000 CALORIES POUR LA SURCHARGE EN GLYCOGÈNE

CATÉGORIE	PORTIONS
Féculents	18
Fruits	17
Légumes	6
Produits laitiers	2
Viandes, volailles, poissons et cie	ou 2,5
ou Équivalents de protéines	5
Budget « Gras »	65 g
Budget « Sucres »	165 g

Tableau B
PLAN ALIMENTAIRE À 2800 CALORIES POUR LA SURCHARGE EN GLYCOGÈNE

CATÉGORIE	PORTIONS
Féculents	12
Fruits	12
Légumes	6
Produits laitiers	2
Viandes, volailles, poissons et cie	ou 2
ou Équivalents de protéines	4
Budget « Gras »	40 g
Budget « Sucres »	120 g

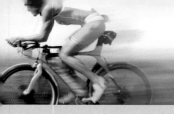

SURCHARGE EN GLYCOGÈNE
MENU 4000 CALORIES – JOUR 1

| | CATÉGORIE | SUCRES (g) | GRAS (g) | MENU TYPE | |
				QUANTITÉ	ALIMENTS
Déjeuner 7 h	4 FR			500 ml	Jus d'orange
	4 FE		4	4	Crêpes
	1 GR		5	5 ml	Beurre
	2 FR			500 ml	Petits fruits
	3 SU	45		45 ml	Sirop d'érable
	1 PL		5	250 ml	Lait 2 % M.G. ou café au lait
Collation 10 h 30	1 FR			15 gros	Raisins frais
	1 FE	6	5	2	Biscuits avoine et raisins secs
Dîner 13 h	1 LE			3	Tiges et fleurs de brocoli
	1 LE			7	Carottes miniatures
	4 FE		4	20 cm	Pain baguette
	1 VV		1	125 ml (75 g)	Thon en conserve dans l'eau
	2 GR		10	10 ml	Mayonnaise
	2 FE	16	2	4	Biscuits aux figues
	2 FR			2 tranches	Melon d'eau
	4 FR			500 ml	Jus de fruits
Collation 16 h	1 EP	1	5	30 g	Fromage mozzarella 17 % M.G.
	2 FE		2	2 tranches	Pain
	1 GR		5	5 ml	Beurre
	2 LE			250 ml	Jus de légumes
Souper 18 h 30	3 FE		3	250 ml	Couscous
	1 VV		4	60 g	Agneau (pour ragoût)
	1 LE			½	Poivron rouge
	1 LE			1 petite	Courgette
	1 GR		5	5 ml	Huile d'olive
	1 FE		1	1 petit	Pain à salade
	1 GR		5	5 ml	Beurre
	2 FR			250 ml	Jus de fruits
	1 PL	20	5	125 ml	Yogourt glacé à la vanille
	3 SU	45		45 ml	Fruits confits
Collation 21 h	1 FR			2	Kiwis
	1 FR			½	Mangue
	1 FE	1	1	¹⁄₁₂	Gâteau des anges (Ø 24,5 cm)
	2 SU	30		30 ml	Confiture de fraises

RÉPARTITION ÉNERGÉTIQUE	
ÉNERGIE	4000 calories
GLUCIDES	75 %
PROTÉINES	10 %
LIPIDES	15 %

LÉGENDE
- FÉCULENTS
- FRUITS
- LÉGUMES
- PRODUITS LAITIERS
- VIANDES, VOLAILLES, POISSONS ET CIE
- ÉQUIVALENTS DE PROTÉINES
- MATIÈRES GRASSES
- SUCRES

PORTIONS	
18	FÉCULENTS
17	FRUITS
6	LÉGUMES
2	PRODUITS LAITIERS
2,5	VIANDES, VOLAILLES, POISSONS ET CIE
5	ÉQUIVALENTS DE PROTÉINES
65 g	GRAS
165 g	SUCRES

| | CATÉGORIE | SUCRES (g) | GRAS (g) | MENU TYPE | |
				QUANTITÉ	ALIMENTS
Déjeuner 7 h	4 FR			500 ml	Jus d'orange
	2 FE	36	6	250 ml	Céréales à déjeuner Alpen
	1 PL		5	250 ml	Lait 2 % M.G. ou boisson de soja
	2 FE		2	1 petit	Bagel
	2 GR		10	30 ml	Fromage à la crème
	2 SU	30		30 ml	Confiture de framboises
Collation 10 h 30	2 FR			250 ml	Jus de fruits
	1 PL	25	3	175 g	Yogourt à la vanille 2 % M.G.
	2 FR			60 ml	Canneberges séchées
Dîner 13 h	1 LE			500 ml	Laitue
	2 LE			250 ml	Légumes divers crus
	1 VV		4	60 g	Poitrine de poulet
	1 GR		5	30 ml	Vinaigrette légère
	2 FE		2	1 petit	Pain pita de blé entier
	1 FR			1	Pomme
	2 FE	6	12	4	Biscuits aux brisures de chocolat
	4 FR			500 ml	Jus de fruits
Collation 16 h	1 LE			80 ml	Salsa
	2 FE	27	1	50 g	Nachos cuits au four
Souper 18 h 30	6 FE		6	500 ml	Fettucinis
	1 VV		1	75 g	Crevettes (14 grosses)
	0,5 VV	1	1	40 g	Pétoncles (3 gros)
	1 LE			125 ml	Champignons
	1 LE			125 ml	Pois mange-tout
	1 GR		5	5 ml	Huile d'olive
	2 FR			250 ml	Jus de fruits
	2 FR			250 ml	Salade de fruits
	2,5 SU	35		35 ml	Sirop d'érable
Collation 21 h	2 FE	2	6	1 tranche	Pain aux bananes

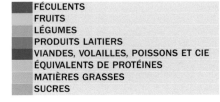

RÉPARTITION ÉNERGÉTIQUE

ÉNERGIE	4000 calories
GLUCIDES	75 %
PROTÉINES	10 %
LIPIDES	15 %

LÉGENDE

- FÉCULENTS
- FRUITS
- LÉGUMES
- PRODUITS LAITIERS
- VIANDES, VOLAILLES, POISSONS ET CIE
- ÉQUIVALENTS DE PROTÉINES
- MATIÈRES GRASSES
- SUCRES

PORTIONS

18	FÉCULENTS
17	FRUITS
6	LÉGUMES
2	PRODUITS LAITIERS
2,5	VIANDES, VOLAILLES, POISSONS ET CIE
5	ÉQUIVALENTS DE PROTÉINES
65 g	GRAS
165 g	SUCRES

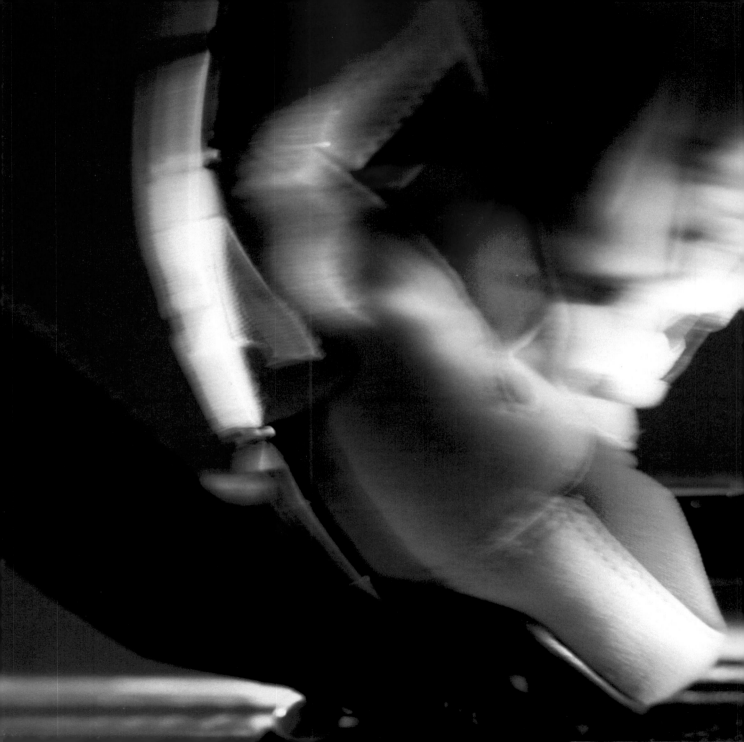

PLANIFICATION DE L'ALIMENTATION POUR DIFFÉRENTS TYPES DE COMPÉTITION

LES MENUS PRÉSENTÉS dans les pages qui suivent donnent des suggestions de repas et de collations selon différents types de compétition. On n'y suggère aucune quantité particulière car, en compétition, il est préférable de suivre son appétit et sa tolérance individuelle. Le niveau de stress rend parfois difficile l'adoption de recommandations alimentaires quantitatives pour les sportifs. Ces menus proposent donc un horaire de repas et collations ainsi que la nature des aliments qui devraient être consommés au cours de la journée, selon différents types de compétition.

Il est important de noter que ce ne sont là que des suggestions. On peut partir de ces idées et faire son propre menu en choisissant d'autres aliments appartenant à une même catégorie, tels que présentés dans le guide de portions page 218).

Les pages suivantes présentent des exemples de menus pour ces différentes situations de compétition :

- un match à 13 h
- un match à 19 h
- deux matchs : 9 h et 14 h
- compétition de longue durée : vélo de montagne, départ à 12 h
- compétition de longue durée : triathlon olympique, départ à 8 h
- épreuves multiples au cours de la même journée
- deux épreuves de ski alpin : 10 h et 14 h
- combat de boxe (pesée la veille)
- combats de judo (pesée le matin même) bloc de combats de 9 h 30 à 12 h 30

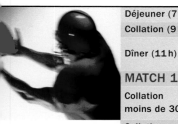

UN MATCH
(13 h)

Déjeuner (7 h)	Bagel · beurre d'arachide · banane · lait ou boisson de soja
Collation (9 h 30)	Biscuits à l'avoine · yogourt à boire
Dîner (11 h)	Roulé à la dinde (laitue, tomate, moutarde) · carottes · biscuits aux figues · salade de fruits · jus de fruits
MATCH 13 h	Boisson pour sportifs
Collation **moins de 30 min après le match**	Lait au chocolat ou boisson de soja aromatisée · barre de céréales aux noix et raisins secs
Collation en fin de journée	Muffin aux bananes
Souper (19 h)	Burritos au bœuf haché · riz mexicain · salade · jus
Collation en soirée	Lait ou boisson de soja · carré aux dattes

Assurer l'hydratation tout au long de la journée.

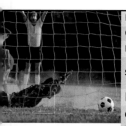

UN MATCH
(19 h)

Déjeuner (9 h)	Rôties · beurre d'arachide · confiture · yogourt · jus de fruits
Collation (10 h 30)	Biscuits à l'avoine · lait ou boisson de soja
Dîner (12 h 30)	Sandwich aux œufs · crudités · jus de fruits · pouding au riz · pomme
Souper (16 h)	Poitrine de poulet · pâtes alimentaires avec sauce tomate et légumes · clémentines · raisins frais · yogourt · jus de fruits
MATCH 19 h	Boisson pour sportifs
Collation **moins de 30 min après le match**	Lait au chocolat ou boisson de soja aromatisée · biscuits aux figues
Collation en soirée	Gâteau aux courgettes · jus de fruits

Assurer l'hydratation tout au long de la journée.

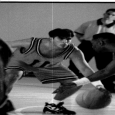

DEUX MATCHS
(9 h et 14 h)

Déjeuner (6 h 30)	Pain aux raisins · miel · yogourt ou fromage · jus de fruits
MATCH 9 h	Boisson pour sportifs
Collation **moins de 30 min après le match**	Lait au chocolat ou boisson de soja aromatisée
Dîner (11 h 30)	Salade de pâtes avec jambon et légumes · vinaigrette faite à partir de yogourt nature · compote de pommes · barre de céréales aux raisins secs · jus de fruits
MATCH 14 h	Boisson pour sportifs
Collation **moins de 30 min après le match**	Jus de fruits · fromage · craquelins
Souper (19 h)	Brochette de poulet · légumes · pommes de terre au four · lait ou boisson de soja · pouding à la vanille · biscuits secs
Collation en soirée	Maïs soufflé · jus de fruits

Assurer l'hydratation tout au long de la journée.

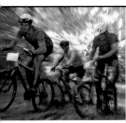

LONGUE DURÉE
(ex : vélo de montagne, départ 12 h)

Déjeuner (7 h 30)	Bagel · beurre d'arachide · confiture · banane · jus de fruits
Collation (10 h)	Sandwich fromage et confiture · jus de fruits
DÉPART (12 h)	Boisson pour sportifs · gel énergétique + eau
À l'arrivée	Fruits · boissons pour sportifs
Collation moins de 30 min après l'épreuve	Barre énergétique avec protéines
Souper (17 h)	Pâtes aux fruits de mer · pain · beurre · salade · jus de fruits
Collation en soirée	Lait ou boisson de soja · biscuits aux pépites de chocolat

Assurer l'hydratation tout au long de la journée.

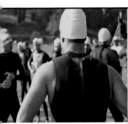

LONGUE DURÉE
(ex : triathlon olympique, départ 8 h)

Déjeuner (5 h 30)	Bagel · fromage cottage · confiture · banane · jus de fruits
Arrivée sur le site (7 h)	Boisson pour sportifs jusqu'au départ
DÉPART NATATION (8 h)	
TRANSITION 1 (±8 h 30)	Boisson pour sportifs
VÉLO	Boisson pour sportifs · gel énergétique + eau
TRANSITION 2 (±9 h 45)	Boisson pour sportifs
COURSE À PIED	Boisson pour sportifs · gel énergétique + eau
FIN TRIATHLON (±10 h 30)	Boisson pour sportifs · barre énergétique avec protéines
Dîner (12 h)	Pita thon et fromage · crudités · biscuits au beurre d'arachide · yogourt · jus de fruits
Collation (15 h)	Noix et fruits séchés · jus de fruits
Souper (18 h)	Lasagne à la viande · salade · vinaigrette · pain baguette · beurre · lait ou boisson de soja · yogourt glacé et petits fruits
Collation en soirée	Mini-Wheats · lait ou boisson de soja · banane

Assurer l'hydratation tout au long de la journée.

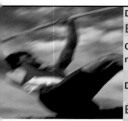

ÉPREUVES MULTIPLES
(au cours de la même journée)

Déjeuner (7 h)	Lait fouetté (lait · œuf ou tofu · petits fruits)
ÉPREUVE 9 h 30	
Collation **moins de 30 min après l'épreuve**	Abricots séchés · amandes
Dîner (12 h)	Tortilla thon et luzerne · crudités · yogourt
ÉPREUVE 14 h	
Collation **moins de 30 min après l'épreuve**	Compote de pommes · biscuits Thé social
ÉPREUVE 17 h	
Collation **moins de 30 min après l'épreuve**	Lait au chocolat ou boisson de soja aromatisée
Souper (19 h)	Salade verte · côtelette de porc · asperges · purée de pommes de terre · lait ou boisson de soja
Collation en soirée	Kiwis · fraises

Assurer l'hydratation tout au long de la journée.

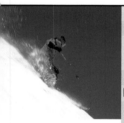

DEUX ÉPREUVES SKI ALPIN
(10h et 14h)

Déjeuner (6 h 30)	Gruau à l'érable · banane · lait ou boisson de soja
Arrivée à la montagne (7 h 15)	
Préparation physique **et inspection du parcours**	
Collation	Barre énergétique · jus de fruits
ÉPREUVE n° 1 (10 h)	
Dîner (11 h)	Sandwich jambon et fromage · poivrons rouges · concombre · compote de pommes · biscuits aux figues · jus de fruits
Inspection du parcours	
Collation	Céréales de son d'avoine (sèches) · jus
ÉPREUVE n° 2 (14 h)	
Collation	Chocolat chaud · raisins
Souper (18 h)	Poitrine de poulet BBQ · riz aux légumes · pouding au tapioca · lait ou boisson de soja · gâteau aux carottes
Collation en soirée	Salade de fruits

Assurer l'hydratation tout au long de la journée.

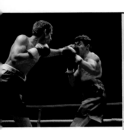

COMBAT
DE BOXE
(pesée la veille)

PESÉE (16 h)	
Après la pesée	Aussi souvent que possible, après la pesée, boire des boissons pour sportifs et/ou Pedialyte · barre de céréales
Souper (18 h)	Spaghetti sauce à la viande · salade · vinaigrette · pain baguette · beurre · pain aux bananes · jus de fruits
Collation en soirée	Lait au chocolat ou boisson de soja aromatisée · biscuits à l'avoine · yogourt aux fruits
JOURNÉE DU COMBAT	
Déjeuner (10 h)	Rôties · beurre d'arachide · confiture · céréales à déjeuner muesli · lait ou boisson de soja · jus de fruits
Collation	Gruau fait avec lait ou boisson de soja · sirop d'érable · banane
Dîner (13 h 30)	Saumon · riz · macédoine de légumes · muffin son et carottes · jus de fruits
Collation	Barre énergétique · jus de fruits
Souper (16 h)	Poitrine de poulet · pâtes alimentaires · sauce tomate · salade · vinaigrette · carré aux dattes · lait
Avant combat	Boisson pour sportifs jusqu'au combat
COMBAT (20 h)	Si possible, boisson pour sportifs
Collation moins de 30 min après le combat	Boisson pour sportifs · barre énergétique avec protéines
Fin de soirée	Repas complet au goût

Pour assurer l'hydratation tout au long de la journée, boire du Pedialyte ou des boissons pour sportifs en plus de l'eau.

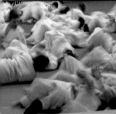

COMBATS
DE JUDO
(pesée le matin même)
bloc de combats
de 9 h 30 à 12 h 30

Collation	Aliments et boissons riches en glucides selon le poids au réveil
PESÉE 1er BLOC (7 h 30)	
Déjeuner (8h00)	Bagel · confiture · fromage · banane · jus de fruits
1er BLOC (9 h 30-12 h 30)	
COMBAT NO 1 (10 h)	
Entre combats 1 et 2	Boissons pour sportifs · yogourt à boire
COMBAT NO 2 (10 h 30)	
Entre combats 2 et 3	Boissons pour sportifs
COMBAT NO 3 (10 h 45)	
Entre combats 3 et 4	Compote de pommes · barre énergétique · jus
COMBAT NO 4 (12 h)	
Entre combats 4 et 5	Boissons pour sportifs
COMBAT NO 5 (12 h 20)	
Dîner (13 h)	Sandwich au poulet · crudités · jus de fruits · biscuits aux figues · yogourt
Collation (16 h)	Pomme · barre de céréales
Souper (18 h)	Filet de porc · sauce aux champignons · petits pois · carottes · riz · jus de fruits
Collation en soirée	Biscuits à la mélasse · lait ou boisson de soja

Pour assurer l'hydratation tout au long de la journée, boire du Pedialyte ou des boissons pour sportifs en plus de l'eau.

SIXIÈME PARTIE

LES RECETTES

Autres recettes saupoudrées dans le livre :

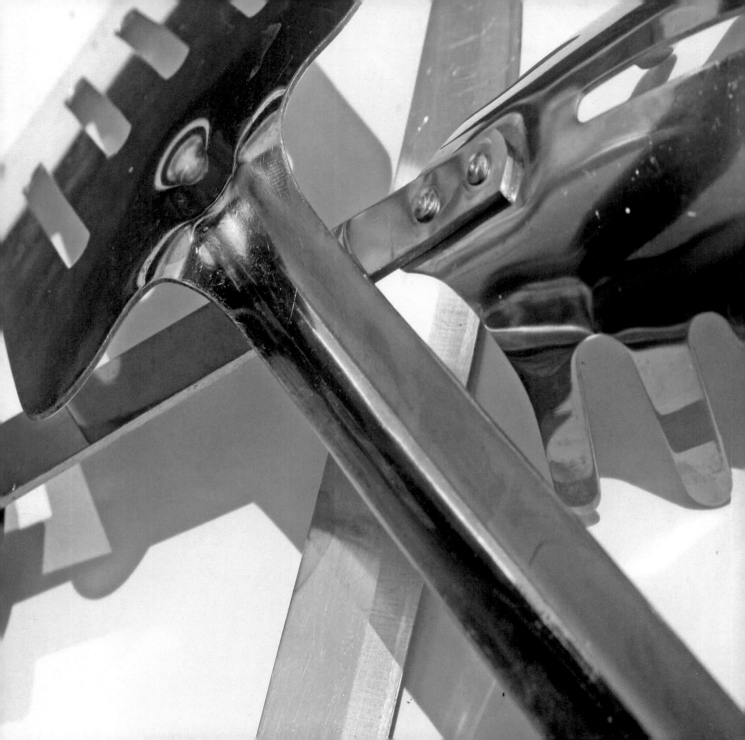

Crème café au lait

(6 portions)

Ingrédients

1 boîte	lait évaporé 2 % M.G. (385 ml)
250 ml	eau
30 ml	café instantané
250 ml	sucre
7 ml	essence de vanille
4	gros œufs

Méthode

Préchauffer le four à 350 °F.

Dans une casserole, faire chauffer le lait évaporé avec l'eau en remuant jusqu'à ce que le mélange soit très chaud. Ajouter le café instantané, le sucre et la vanille, et remuer pour dissoudre.

Dans un grand bol, défaire les œufs à l'aide d'un fouet. Incorporer graduellement la préparation chaude aux œufs battus en fouettant vigoureusement. Passer ensuite la préparation dans un tamis fin. Diviser également en 6 portions de 125 ml dans des ramequins allant au four.

Placer les ramequins dans un récipient peu profond allant au four. Remplir le récipient d'eau chaude jusqu'à mi-hauteur des ramequins. Cuire au four pendant 45 minutes ou jusqu'à ce que la crème soit prise et qu'un couteau inséré au centre en ressorte propre.

Retirer les ramequins de l'eau et laisser tiédir 5 à 10 minutes. Réfrigérer au moins une heure, jusqu'à ce que les crèmes soient froides.

Servir froid.

Source : Université de Montréal, département de nutrition

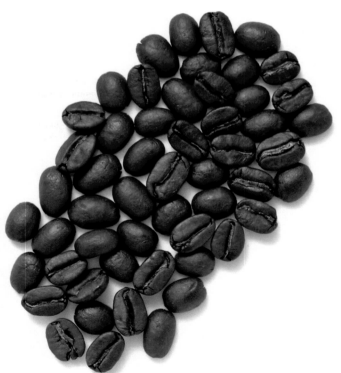

Pad Thai végétarien
(4 portions)

Ingrédients

Sauce

15 ml	sambal œlek
125 ml	eau
60 ml	sucre
60 ml	sauce de poisson
30 ml	sauce soja

Nouilles et garniture

225 g	nouilles de riz larges
15 ml	huile de canola
6	gousses d'ail, hachées finement
1	oignon jaune moyen, tranché
1	poivron vert, en lanières
1	poivron rouge, en lanières
1	œuf, légèrement battu
125 g	tofu ferme, égoutté, coupé en cubes
6	oignons verts, émincés
125 ml	coriandre fraîche, hachée
500 ml	fèves germées
60 ml	jus de lime fraîchement pressé
60 ml	noix de cajou
60 ml	arachides non salées, hachées
	Brins de coriandre

Méthode

Dans une grande casserole, mélanger les ingrédients de la sauce et réserver.

Dans un grand bol, faire tremper les nouilles de riz dans de l'eau bouillante pendant environ 5 minutes ou jusqu'à ce qu'elles soient souples. Égoutter et réserver.

Dans un wok, chauffer l'huile à feu moyen-vif. Ajouter l'ail, l'oignon jaune et les poivrons vert et rouge et cuire, en brassant, pendant environ 3 minutes ou jusqu'à ce que les légumes soient légèrement ramollis. Mélanger avec les nouilles et mettre de côté.

Porter la sauce à ébullition et y ajouter l'œuf en brassant énergiquement.

Cuire pendant environ 1 minute pour que la sauce épaississe. Ajouter le tofu, les oignons verts et la coriandre, mélanger et cuire pendant 2 minutes.

À la dernière minute, ajouter le mélange de nouilles de riz et les fèves germées. Ajouter le jus de lime, les noix de cajou et les arachides, et bien mélanger.

Servir dans des assiettes et décorer chaque portion de quelques brins de coriandre.

Source : Université de Montréal, département de nutrition, Stéphanie Flynn-Cloutier et Chantal Morin, étudiantes

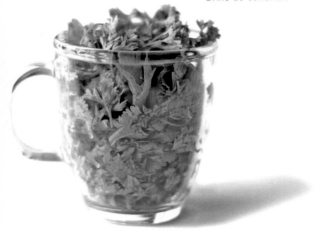

Croustade aux mangues et aux framboises

(6 portions)

Ingrédients

Garniture aux fruits

2	mangues moyennes
250 ml	framboises surgelées
80 ml	sucre
15 ml	jus de citron

Croûte santé

160 ml	flocons d'avoine
160 ml	farine de blé entier
125 ml	cassonade
80 ml	poudre d'amandes
2 ml	cannelle
1 ml	cardamome (facultatif)
1 ml	sel
15 ml	beurre non salé
1	blanc d'œuf

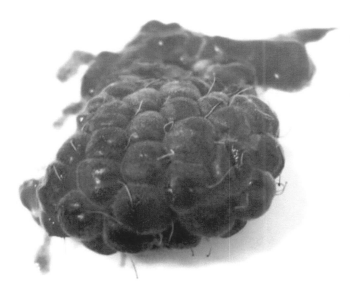

Méthode

Préchauffer le four à 375 °F.

Peler les mangues et les couper en cubes d'environ 2 cm. Dans un bol, mélanger délicatement les mangues, les framboises, le sucre et le jus de citron. Étendre la préparation dans un moule carré de 20 cm, antiadhésif ou légèrement huilé.

Dans le bol du robot culinaire, mélanger les flocons d'avoine, la farine, la cassonade, la poudre d'amandes, la cannelle, la cardamome et le sel. Incorporer le beurre et le blanc d'œuf au mélange en actionnant le robot par petits coups. À l'aide d'une grosse cuillère, répartir la préparation sur les fruits.

Cuire au four pendant 30 minutes ou jusqu'à ce que la garniture aux fruits bouillonne et que la croûte soit légèrement dorée.

Laisser tiédir 30 à 45 minutes avant de servir.

Source : Université de Montréal, département de nutrition, Nancy Presse et Marlène Durocher, étudiantes

Pouding au pain au chocolat parfumé à l'orange

(6 portions)

Ingrédients

3 litres	pain parisien (environ les ¾ du pain) coupé en cubes de 1,5 cm
375 ml	sucre
2	œufs
25 ml	vanille
5 ml	cannelle
10 ml	zeste d'orange
500 ml	lait évaporé, écrémé
500 ml	jus d'orange
150 ml	brisures de chocolat mi-sucré
30 ml	cassonade

Méthode

Préchauffer le four à 350 °F.

Graisser un moule rectangulaire de 3 litres (32 x 23 cm). Répartir les cubes de pain de façon à couvrir toute la surface du moule.

Dans un bol moyen, à l'aide d'un fouet, mélanger le sucre, les œufs, la vanille, la cannelle et le zeste d'orange. Ajouter le lait, le jus d'orange et les brisures de chocolat, et fouetter pour dissoudre le sucre. Verser sur les cubes de pain. Laisser reposer la préparation pendant 20 minutes.

Saupoudrer de cassonade. Cuire au four de 50 à 60 minutes, jusqu'à ce que la préparation soit ferme.

Retirer du four et laisser refroidir 10 minutes.

Source : Université de Montréal, département de nutrition

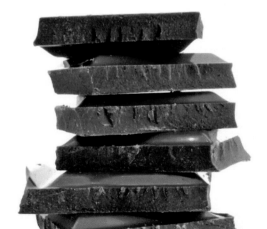

Sauté de bœuf asiatique

(4 portions)

Ingrédients

Sauce

80 ml	eau
30 ml	sauce soja
30 ml	vinaigre de riz
15 ml	fécule de maïs
15 ml	miel
2 ml	sauce piment fort (sambal œlek)

Sauté

30 ml	huile de canola
3	gousses d'ail, hachées
15 ml	gingembre frais, râpé
500 g	bœuf en lanières (ou porc, ou poulet)
1	poivron vert, en lanières
1	poivron rouge, en lanières
250 ml	brocolis, en fleurettes
250 ml	haricots jaunes
250 ml	champignons, tranchés
1	oignon, tranché
15 ml	coriandre fraîche, hachée
15 ml	persil frais, haché

Méthode

Mélanger tous les ingrédients de la sauce. Réserver.

Faire revenir l'ail et le gingembre dans l'huile, environ 30 secondes. Ajouter le bœuf et cuire jusqu'à ce qu'il soit rosé. Réserver.

Faire sauter les légumes et les herbes dans l'huile jusqu'à la cuisson désirée. Ajouter la viande et la sauce. Bien mélanger. Cuire 1 minute.

Servir sur un nid de vermicelles de riz.

Source : Université de Montréal, département de nutrition, Julie Strecko, étudiante

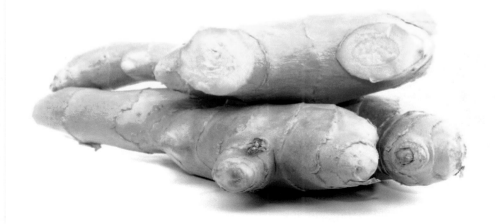

Velouté à la dinde sur pâtes

(8 portions)

Ingrédients

500 ml	bouillon de dinde (ou de poulet)
2-3	carottes moyennes, pelées et coupées en rondelles
2-3	pommes de terre moyennes, pelées et coupées en cubes
50 ml	huile d'olive
250 g	champignons blancs, tranchés
50 ml	farine tout usage
500 ml	lait
100 ml	persil frais, haché
5 ml	paprika
5 ml	estragon
5 ml	thym
10 ml	sel
	poivre, au goût
250 ml	petits pois, surgelés
100 ml	oignons verts, émincés
600 g	dinde cuite, désossée et émiettée (ou poulet)

Méthode

Dans une marmite de taille moyenne, porter à ébullition le bouillon de dinde, les carottes et les pommes de terre. Couvrir et laisser mijoter à feu moyen jusqu'à tendreté.

Entre-temps, faire revenir les champignons dans l'huile jusqu'à ce qu'ils soient dorés. Ajouter la farine et bien mélanger. Incorporer le lait en mélangeant bien. Porter à ébullition à feu moyen-vif en prenant soin de remuer constamment.

Une fois le mélange épaissi, incorporer délicatement le bouillon de dinde avec les carottes et les pommes de terre.

Ajouter persil, paprika, estragon, thym, sel et poivre. Ajouter délicatement les pois verts, les oignons verts et la dinde. Éviter de trop mélanger afin que la dinde conserve une texture agréable. Couvrir, retirer du feu et laisser reposer.

Servir sur des pâtes.

Source : Université de Montréal, département de nutrition, Valérie Fournier et Yvette Fautsch, étudiantes

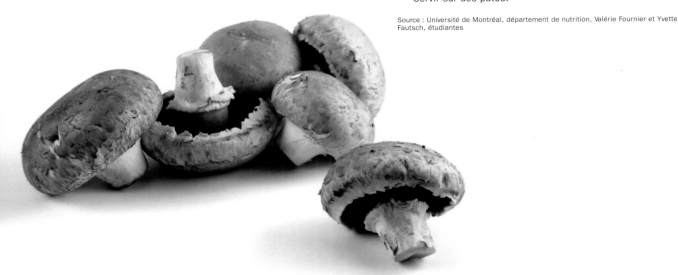

Pain de viande à l'orientale
(10 portions)

Ingrédients

Pain de viande
1 kg	bœuf haché extramaigre
125 ml	oignons, hachés
180 ml	châtaignes d'eau en conserve, égouttées, hachées
3	gousses d'ail, pressées
180 ml	carottes, râpées
15 ml	gingembre frais, râpé
125 ml	basilic frais, haché
180 ml	chapelure de pain régulière
2	gros œufs
180 ml	lait 1 % M.G.
2 ml	sel
5 ml	poivre noir

Sauce orange et gingembre
180 ml	jus d'orange
30 ml	jus d'orange concentré surgelé, non dilué
50 ml	vinaigre de riz
80 ml	sauce soja légère
1	gousse d'ail, hachée
15 ml	gingembre frais, râpé
5 ml	zeste d'orange frais
15 ml	fécule de maïs

Méthode

Préchauffer le four à 375 °F.

Dans un grand bol, mélanger à la main tous les ingrédients du pain de viande jusqu'à consistance homogène.

Déposer la préparation dans un moule à pain de 23 cm x 13 cm.

Cuire au four 1 h 15 (vérifier que la viande au centre du pain a perdu sa teinte rosée) ou cuire jusqu'à ce qu'un thermomètre à viande inséré au centre du pain indique une température de 160 °F.

Dans une casserole moyenne, mélanger tous les ingrédients de la sauce.

Porter à ébullition en brassant constamment.

Réduire à feu moyen et laisser mijoter tout en brassant pendant environ deux minutes, jusqu'à ce que la sauce soit épaissie.

Si nécessaire, réserver la sauce à feu doux jusqu'à la fin de la cuisson du pain de viande.

Servir une tranche de pain de viande de 2 cm d'épaisseur nappée de 30 ml de sauce à l'orange et gingembre.

Source : Université de Montréal, département de nutrition, Weena Beaulieu et Géraldine Lussier, étudiantes

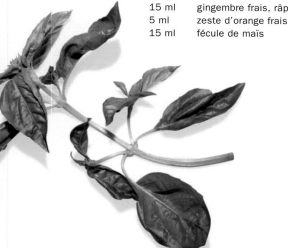

268

Pâtes sauce rosée aux crevettes
(5 portions)

Ingrédients

20 ml	huile d'olive
3	gousses d'ail, pressées
60 ml	oignons verts, tranchés finement
750 ml	champignons, tranchés
375 ml	lait
20 ml	fécule de maïs
1 boîte	sauce tomate (284 ml)
125 ml	fromage parmesan frais, râpé
15 ml	basilic frais, haché finement
2 ml	sel
2 ml	poivre
750 ml	penne
300 g	crevettes, cuites

Méthode

Dans un grand poêlon à fond épais, faire revenir dans l'huile l'ail, les oignons verts et les champignons jusqu'à ce qu'ils soient dorés.

Délayer la fécule de maïs dans le lait froid et incorporer au mélange de légumes en brassant. Amener à ébullition à feu moyen en remuant sans arrêt, jusqu'à épaississement.

Ajouter la sauce tomate, le fromage, le basilic, le sel et le poivre.

Entre-temps, cuire les pâtes dans de l'eau bouillante salée environ 10 minutes, jusqu'à ce qu'elles soient tendres mais encore fermes.

Après l'épaississement de la sauce, laisser mijoter 10 minutes en remuant de temps à autre.

Au dernier moment, ajouter les crevettes à la sauce et laisser réchauffer à feu doux 5 minutes.

Mélanger la sauce et les pâtes égouttées, et servir immédiatement.

Source : Université de Montréal, département de nutrition

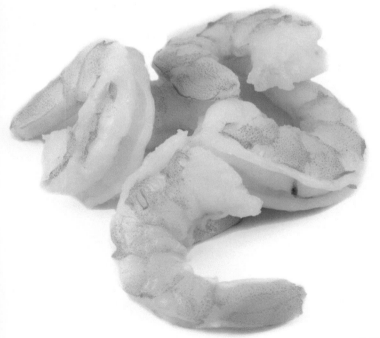

Sauce spaghetti au vin rouge

(8 portions)

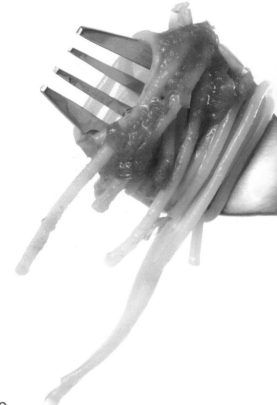

Ingrédients

15 ml	huile d'olive
2	oignons moyens, hachés
4	gousses d'ail, hachées
250 g	bœuf haché, maigre
250 g	veau haché, maigre
125 ml	vin rouge
4 ml	sel
1 ml	poivre
2 ml	basilic
2 ml	origan
1	feuille de laurier
1 boîte	tomates italiennes en dés (796 ml)
1 boîte	pâte de tomate (156 ml)
1 boîte	sauce tomate (227 ml)
1	poivron vert, en lanières

Méthode

Faire chauffer l'huile dans une casserole moyenne à feu moyen-vif, ajouter les oignons et cuire en brassant, environ 5 minutes. Ajouter l'ail et cuire, toujours en brassant, pendant 2 minutes, sans laisser brunir.

Ajouter la viande et laisser brunir sans brasser jusqu'à ce qu'elle soit bien saisie.

Ajouter le vin en raclant le fond de la casserole pour en détacher toutes les particules.

Ajouter le reste des ingrédients, réduire le feu et laisser mijoter à couvert pendant 15 minutes, puis à découvert pendant 15 minutes.

Servir avec les pâtes alimentaires de votre choix.

Source : Université de Montréal, département de nutrition, Daliya Abdul-Amir et Annie Vézina, étudiantes

Gâteau aux poires et canneberges

(12 portions)

Ingrédients

625 ml	farine tout usage
300 ml	sucre
7 ml	poudre à pâte
4 ml	bicarbonate de sodium
2 ml	sel
2	gros œufs
300 ml	babeurre
75 ml	beurre ou margarine non hydrogénée, fondu
7 ml	vanille
2	poires pelées, coupées en dés
250 ml	canneberges fraîches ou surgelées, coupées grossièrement
5 ml	zeste de citron

Méthode

Préchauffer le four à 350 °F.

Dans un grand bol, mélanger la farine, le sucre, la poudre à pâte, le bicarbonate de sodium et le sel. Réserver.

Dans un autre bol, à l'aide d'un fouet, battre légèrement les œufs. Ajouter le babeurre, la margarine fondue et la vanille, et mélanger. Verser sur les ingrédients secs et mélanger jusqu'à ce que la préparation soit humide, sans plus. Ajouter les poires, les canneberges et le zeste de citron, et mélanger délicatement.

Verser la pâte dans un moule à ressort de 25 cm légèrement huilé et étendre uniformément.

Cuire au four pendant 60 minutes ou jusqu'à ce que le gâteau soit doré et que le contour se détache des parois du moule.

Laisser refroidir sur une grille pendant 10 minutes. Démouler et laisser refroidir complètement.

Source : Université de Montréal, département de nutrition

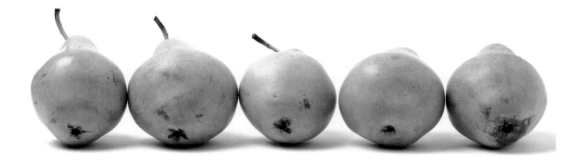

Burritos végétariens (version express)
(5 portions)

Ingrédients

Burritos
30 ml	huile de canola
1	petit oignon, finement haché
1	gousse d'ail, finement hachée
2 boîtes	haricots blancs, rincés, égouttés (2 x 540 ml)
15 ml	poudre de chili
2 ml	sel
2 ml	poivre
10	tortillas de blé entier

Garniture
125 ml	salsa ou plus, au goût
125 ml	fromage cheddar
80 ml	guacamole
	feuilles de laitue

Méthode

Dans une poêle antiadhésive, faire chauffer l'huile sur feu moyen et faire revenir l'oignon et l'ail. Ajouter les haricots et la poudre de chili, et laisser cuire 4 à 5 minutes.

À l'aide d'un pilon ou au robot, réduire en purée les haricots. Saler et poivrer.

Si le mélange devient trop sec, ajouter jusqu'à 125 ml d'eau tiède. Servir le mélange dans des tortillas et garnir.

Source : Université de Montréal, département de nutrition, Catherine Fraser, étudiante

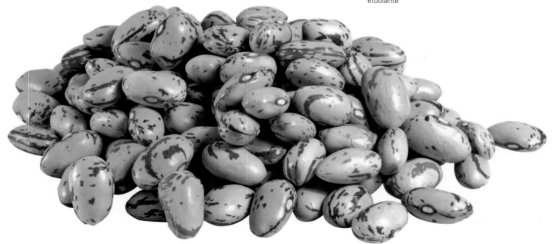

Burritos végétariens (version longue)

(8 portions)

Ingrédients

Salsa

2	tomates moyennes, en cubes
¼	oignon rouge, haché
1	poivron vert, haché
15 ml	jus de lime
30 ml	coriandre fraîche, hachée
5 ml	sel

Burritos

45 ml	huile de canola
1	oignon, haché
3	gousses d'ail, écrasées
1	carotte, hachée
1	poivron vert, haché
1 boîte	haricots rouges, égouttés, rincés (540 ml)
1 boîte	haricots blancs, égouttés, rincés (540 ml)
30 ml	coriandre fraîche, hachée
5 ml	poudre de cumin
5 ml	poivre
125 ml	bouillon de légumes
8	grands tortillas de blé entier
250 ml	fromage mozzarella, râpé
250 ml	crème sure

Méthode

Préchauffer le four à 350 °F.

Dans un bol, mélanger tous les ingrédients de la salsa ; placer au réfrigérateur.

Dans un grand poêlon, faire revenir les oignons dans l'huile 3 minutes, à feu moyen-vif. Ajouter l'ail, la carotte et le poivron vert, et cuire 1 minute en remuant. Ajouter les haricots, la coriandre, le cumin, le poivre et le bouillon de légumes. Bien mélanger.

Piler environ le tiers du mélanger avec un pilon directement dans le poêlon. Cuire environ 5 minutes ou jusqu'à ce que le mélange soit bien chaud. Réserver.

Répartir le mélange également sur les 8 tortillas. Garnir de fromage. Rouler les tortillas et les placer sur une plaque à cuisson. Recouvrir de papier d'aluminium et cuire au four pendant 20 minutes. Servir accompagnés de salsa et de crème sure.

Source : Université de Montréal, département de nutrition, Audrey Pearson et Mila Moussaly, étudiantes

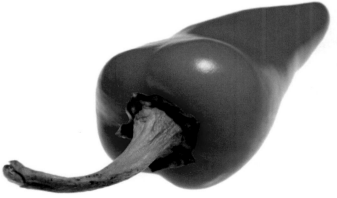

Trempette-surprise aux noisettes

(4 portions)

Ingrédients

250 ml	fromage quark
20 ml	noisettes moulues
7,5 ml	cassonade
1 ml	cannelle
1 ml	muscade

Méthode

Bien mélanger tous les ingrédients et y tremper ses fruits préférés.

Source : Extenso, le Centre de référence sur la nutrition humaine de l'Université de Montréal

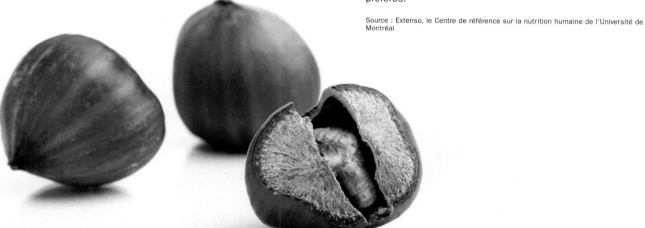

274

Salade de légumineuses pour Cuistot sportif
(6 portions)

Ingrédients

540 ml	haricots rouges en conserve
540 ml	haricots noirs en conserve
540 ml	pois chiches en conserve
2	carottes moyennes, pelées
2	tiges de céleri
½	oignon rouge
1	courgette
1	poivron rouge
1 botte	persil plat ou basilic ou ciboulette ou mélange de deux ou de trois
15 ml	vinaigre balsamique
5 ml	moutarde de Dijon
45 ml	huile d'olive
2,5 ml	poivre

Méthode

Rincer et égoutter les haricots et les pois chiches.

Couper les légumes en petits dés de la même taille que les légumineuses.

Hacher les fines herbes.

Fouetter ensemble le vinaigre, la moutarde, l'huile d'olive et le poivre.

Mélanger tous les ingrédients dans un grand bol.

Laisser macérer 30 à 60 minutes avant de savourer.

Source : Université de Montréal, Camp d'été Cuistot sportif,
Nathalie Goulet, chef-cuisinière

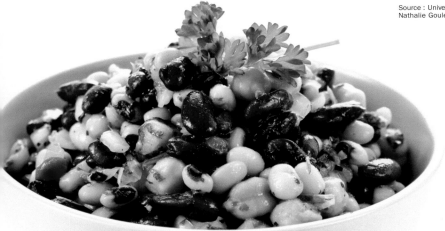

Potage à la courge musquée (*butternut*) au gingembre (6 portions)

Ingrédients

15 ml	beurre, margarine ou huile
1	oignon moyen, pelé et haché (ou 1 blanc de poireau)
1	petite courge musquée (750 g), pelée, évidée, coupée en gros cubes
1	pomme de terre moyenne, pelée et coupée en cubes
15 ml	gingembre frais, râpé
1 litre	bouillon de poulet sel et poivre ciboulette ou oignon vert, ciselé huile de sésame, sauce soja (facultatif)

Méthode

Dans une casserole moyenne, faire fondre le beurre à feu moyen.

Ajouter l'oignon et faire ramollir, sans laisser brunir, pendant 2 à 3 minutes environ, en remuant souvent. Ajouter la courge, la pomme de terre, le gingembre et le bouillon. Couvrir et laisser mijoter une vingtaine de minutes, ou jusqu'à ce que les légumes soient tendres.

Transférer environ la moitié du mélange dans un mélangeur ou un robot culinaire et réduire en purée lisse. Répéter avec le reste du mélange.

Remettre dans la casserole. Rectifier la consistance au besoin en ajoutant du bouillon de poulet. Saler et poivrer au goût. Servir garni de ciboulette ou d'oignon vert.

Délicieux lorsque servi avec un filet d'huile de sésame grillé et quelques gouttes de sauce soja.

Source : Christina Blais, responsable de la formation clinique et chargée de cours au Département de nutrition de l'Université de Montréal.

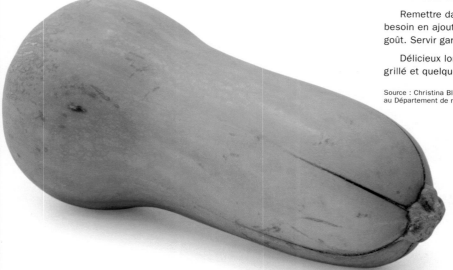

Sorbet aux fruits

Ingrédients

750 ml	fruits congelés, au choix
	(de préférence bleuets ou framboises)
80 ml	sirop de maïs
1	blanc d'œuf

Méthode

Dans le récipient du robot culinaire, pulser les fruits congelés pour les hacher grossièrement.

Ajouter le sirop de maïs et pulser de nouveau, à 5 ou 6 reprises, pour bien l'incorporer.

Ajouter ensuite le blanc d'oeuf et laisser fonctionner l'appareil en continu jusqu'à ce que le sorbet soit lisse. Arrêter l'appareil au besoin pour racler les parois.

Servir immédiatement ou mettre au congélateur pour raffermir, si nécessaire avant de servir.

N.B. Cette recette ne fonctionne pas dans un mélangeur (*blender*).

Source : Christina Blais, responsable de la formation clinique et chargée de cours au Département de nutrition de l'Université de Montréal.

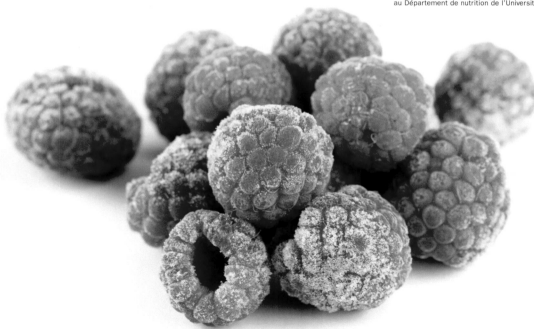

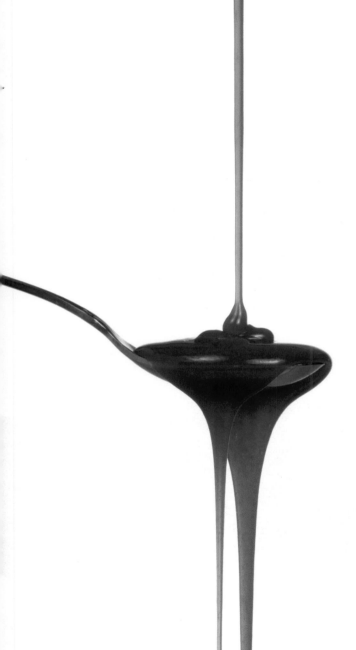

Le caramel de Geneviève
(environ 2 litres)

Ingrédients

500 ml	sucre
500 ml	cassonade
500 ml	crème 35 % M.G.
300 ml	lait concentré sucré
500 ml	sirop de maïs

Méthode

Dans une casserole, porter à ébullition le sucre, la cassonade et la crème en brassant constamment.

Laisser bouillir 10 minutes sans cesser de brasser.

Retirer du feu, puis ajouter le lait et le sirop. Bien mélanger.

Servir chaud ou froid, sur une boule de crème glacée ou sur une tranche de pain.

Source : Souvenir d'une belle-maman. Merci, Cécile !

Le saumon de Marielle

(4 portions)

Ingrédients

300 g	filet de saumon avec la peau
15 ml	huile d'olive
5	oignons verts
ou 1	oignon, tranché finement
	sel et poivre

Méthode

Préchauffer le four à 425°F.

Dans un plat allant au four (pyrex ou autre), placer le filet de saumon, sur la peau.

Bien enrober d'huile en s'assurant que les deux côtés du filet sont bien couverts.

Parsemer le filet d'oignons.

Assaisonner.

Cuire jusqu'à cuisson désirée (la couleur de la chair du poisson devient mate).

Servir avec du couscous, du riz ou des pâtes.

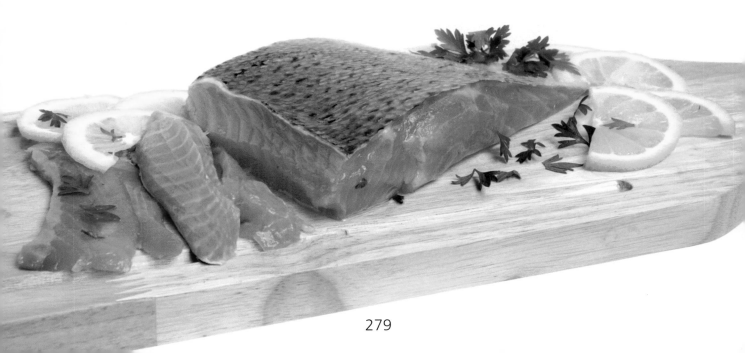

Blanc manger chocolaté

(4 portions)

Ingrédients

75 ml	sucre
50 ml	fécule de maïs
30 ml	poudre de cacao non sucrée
1 ml	sel
525 ml	lait 1 % M.G.
1	carré chocolat à cuire mi-sucré, râpé
1 ml	essence de menthe

Méthode

Dans une casserole, mélanger le sucre, la fécule, le cacao et le sel.

Ajouter le lait et bien remuer afin de délayer la fécule. Amener à ébullition tout en brassant sans arrêt. Réduire le feu et laisser mijoter de 3 à 5 minutes en remuant constamment, jusqu'à ce que le mélange soit épais.

Ajouter le carré de chocolat râpé et mélanger pour faire fondre.

Retirer du feu et ajouter l'essence de menthe.

Portionner dans 4 coupes à dessert.

Réfrigérer pendant 1 heure.

Servir froid.

Source : Sofia Abdelkafi et Mireille Desjardins, étudiantes au Département de nutrition de l'Université de Montréal

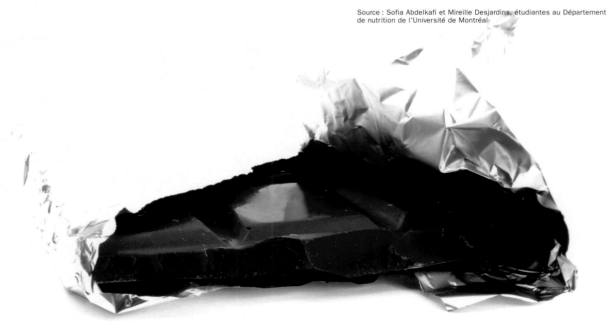

La salade-repas de Natalie
(4 portions)

Ingrédients

500 ml	riz brun, boulghour ou quinoa, cuit
1 boîte	pois chiches, rincés et égouttés (540 ml)
250 ml	champignons, en dés
1	poivron rouge, en dés
2	tiges de céleri, en dés
2	oignons verts, hachés
60 ml	canneberges séchées
80 ml	vinaigre de riz ou jus de citron
80 ml	huile d'olive
30 ml	moutarde de Dijon
15 ml	sirop d'érable
10 ml	cari en poudre
	sel et poivre

Méthode

Dans un grand saladier, combiner le riz, les pois chiches, les légumes et les canneberges.

Dans un petit bol, fouetter le reste des ingrédients jusqu'à l'obtention d'une texture homogène. Verser sur le mélange de riz et de légumes. Laisse reposer au moins 1 heure : la salade n'en sera que meilleure.

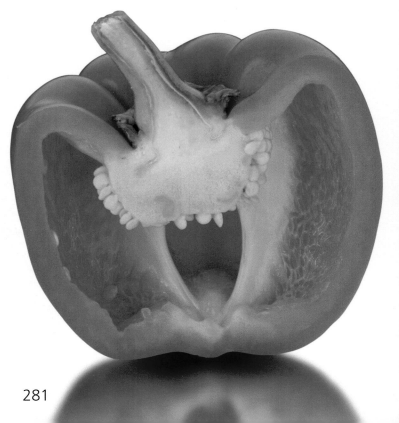

Pain aux figues

(10 tranches)

Ingrédients

250 ml	jus d'orange ou de pomme
375 ml	figues séchées entières (sans la tige)
1 ml	sel
80 ml	beurre
2	œufs
80 ml	sucre
2 ml	vanille
5 ml	zeste de citron ou d'orange
750 ml	farine
3 ml	bicarbonate de soude
1 ml	poudre à pâte

Méthode

Préchauffez le four à 350°F.

Faites frémir le jus, puis versez-le sur les figues, le sel et le beurre placés dans un bol. Mélangez le tout pour ramollir le beurre, puis mettez au frais.

Fouettez les œufs avec le sucre, la vanille et le zeste. Incorporez ce mélange à la préparation aux figues refroidie.

Tamisez la farine avec le bicarbonate de soude et la poudre à pâte. Incorporez délicatement au mélange d'œufs et de figues.

Versez la préparation dans un moule à pain huilé et enfariné. Faites cuire pendant 1 heure.

Laissez refroidir le pain avant de le démouler.

Source : *Du plein air, j'en mange*, Vélo Québec Éditions, Collection Géo Plein Air.

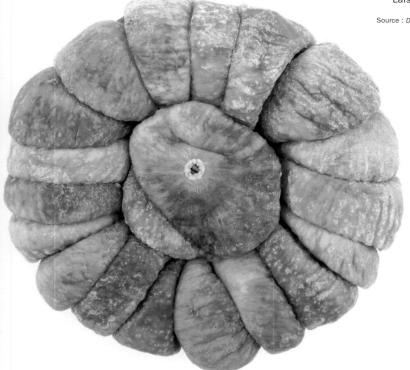

Express aux lentilles

(6 portions)

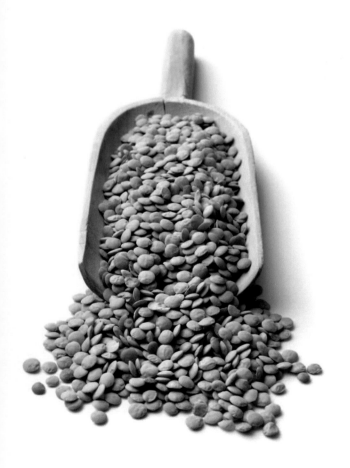

Ingrédients

15 ml	huile d'olive
1	oignon, haché grossièrement
5 ml	coriandre moulue
5 ml	cumin moulu
2	carottes, en rondelles de 1 cm
1,25 à 1,5 litre	bouillon de poulet ou de légumes
125 ml	lentilles sèches (Dupuy de préférence ; le potage n'en sera que meilleur)
30 ml	orge mondé
	poivre, au goût

Méthode

Dans une grande casserole, faites chauffer l'huile.

Ajoutez l'oignon et faites dorer jusqu'à ce qu'il soit translucide.

Assaisonnez avec la coriandre et le cumin. Poursuivez la cuisson pendant 1 minute.

Ajoutez les carottes. Faites cuire quelques minutes de plus, en remuant.

Ajoutez le bouillon, les lentilles et l'orge. Couvrez et laissez mijoter une trentaine de minutes, jusqu'à ce que les lentilles soient cuites.

Poivrez.

Source : *Du plein air, j'en mange*, Vélo Québec Éditions, Collection Géo Plein Air.

TABLEAU DES ÉQUIVALENCES

Table de conversion (taille)

pieds	mètres
4 pi	1,22
4 pi 1 po	1,24
4 pi 2 po	1,27
4 pi 3 po	1,30
4 pi 4 po	1,32
4 pi 5 po	1,35
4 pi 6 po	1,37
4 pi 7 po	1,40
4 pi 8 po	1,42
4 pi 9 po	1,45
4 pi 10 po	1,47
4 pi 11 po	1,50
5 pi	1,52
5 pi 1 po	1,55
5 pi 2 po	1,57
5 pi 3 po	1,60
5 pi 4 po	1,63
5 pi 5 po	1,65
5 pi 6 po	1,68
5 pi 7 po	1,70
5 pi 8 po	1,73
5 pi 9 po	1,75
5 pi 10 po	1,78
5 pi 11 po	1,80
6 pi	1,83
6 pi 1 po	1,85
6 pi 2 po	1,88
6 pi 3 po	1,91
6 pi 4 po	1,93
6 pi 5 po	1,96
6 pi 6 po	1,98
6 pi 7 po	2,01
6 pi 8 po	2,03
6 pi 9 po	2,06
6 pi 10 po	2,08
6 pi 11 po	2,11

Table de conversion (poids)

lb	kg
50	22,7
55	25,0
60	27,3
65	29,5
70	31,8
75	34,1
80	36,4
85	38,6
90	40,9
95	43,2
100	45,5
105	47,7
110	50,0
115	52,3
120	54,5
125	56,8
130	59,1
135	61,4
140	63,6
145	65,9
150	68,2
155	70,5
160	72,7
165	75,0
170	77,3
175	79,5
180	81,8
185	84,1
190	86,4
195	88,6
200	90,9
205	93,2
210	95,5
215	97,7
220	100,0
225	102,3

Poids pour la cuisine

système métrique	système impérial
30 g	1 on
225 g	½ lb
450 g	1 lb

Volumes pour la cuisine

système métrique	système impérial
1 ml	¼ c. à thé
2 ml	½ c. à thé
5 ml	1 c. à thé
15 ml	1 c. à soupe
60 ml	¼ de tasse
75 ml	⅓ de tasse
125 ml	½ tasse
150 ml	⅔ de tasse
180 ml	¾ de tasse
250 ml	1 tasse

LISTE DES TABLEAUX, SCHÉMAS ET GRAPHIQUES

LISTE DES RECETTES

TABLE DES MATIÈRES

EN VEDETTE

TRUCS, CONSEILS ET ANECDOTES D'ATHLÈTES ET D'ENTRAÎNEURS

RÉFÉRENCES

Ainsworth BE (2002).*The Compendium of Physical Activities Tracking Guide.* Prevention Research Center, Norman J. Arnold School of Public Health, University of South Carolina, Columbia, États-Unis.
[http ://prevention.sph.sc.edu/tools/docs/documents_compen dium.pdf]

American Dietetic Association, Dietitians of Canada et American College of Sports Medicine (2009). « Nutrition and Athletic Performance. Joint Position Statement ». *Medicine & Science in Sports & Exercise.* Vol. 41 (3) : 709-731.

Brooks GA, Fahey TD et White TP (1996). *Exercise Physiology.* 2e éd. Mayfield Publishing Co., Californie, États-Unis. 750 p.

Burke L et Deakin V (2006). *Clinical Sports Nutrition.* 3e éd. Sports Medicine Series, McGraw-Hill, Sydney, Australie. 822 p.

Burke L et the Department of Sports Nutrition (2004). *Survival Around the World.* Survival Cookbooks series, FPC Custom Media, Sydney, Australie. 127 p.

Cardinal C, Chouinard R et Roy M (2004). *Lexique sur la fonction planification de l'entraînement.* Institut national de formation des entraîneurs, Montréal, Canada. 7 p.

Desaulniers M et Dubost M (2003). *Table de composition des aliments,* volumes 1 et 2. Département de nutrition, Université de Montréal, Montréal, Canada.

Dubost M (2006). *La nutrition.* 3e éd. Chenelière éducation, Montréal, Canada. 367 p.

Foster-Powell K et Brand-Miller J (1995). « International Tables of Glycemic Index ». *American Journal of Clinical Nutrition.* Vol. 62 : 871S-893S.

Foster-Powell K, Holt SHA et Brand-Miller JC (2002). « International Table of Glycemic Index and Glycemic Load Values ». *American Journal of Clinical Nutrition.* Vol. 76 : 5-56.

Gatorade Sports Science Institute (2005). *Sports Supplements: helpful, harmless, or hazardous.* 2005 Scientific Conference July 14-15, Chicago, États-Unis.

Hertzler AA et Frary RB (1994). « A dietary calcium rapid assessment method (RAM) ». *Topics in Clinical Nutrition.* Vol. 9(3) : 76-85.

Heyward VH et Wagner DR (2004). *Applied Body Composition Assessment.* 2e éd. Human Kinetics, Windsor, Canada. 268 p.

Les cuisines Five Roses (1986). *La cuisinière Five Roses.* 26e éd. Ogilvy Miles Ltée, Winnipeg, Canada. 342 p.

McArdle WD, Katch FI et Katch VL (2004). *Nutrition et performances sportives.* De Boeck Université, Bruxelles, Belgique. 685 p.

McArdle W, Katch F et Katch V (2001). *Physiologie de l'activité physique.* 4e éd. Maloine Edisem, Paris, France. 711 p.

Péronnet F, Thibault G, Ledoux M et Brisson GR (1991). *Le marathon.* 2e éd. Décarie éditeur, Montréal, Canada (Vigot éd., Paris, France). 438 p.

Rosenbloom C et the Sports, Cardiovascular, and Wellness Nutritionists Dietetic Practice Group (2000). *Sports Nutrition: A Guide for the Professional Working with Active People*. 3e éd. The American Dietetic Association Publ., Chicago, États-Unis. 759 p.

Roy A et Drapeau V (2004). « Épicerie Santé : c'est pas compliqué, laissez-vous guider ! » *Le Médecin du Québec*. Vol. 39 (2) : 106. ©FMOQ. Reproduction autorisée.

Santé Canada, Direction des Aliments (2001). *Fichier canadien sur les éléments nutritifs*. [www.santecanada.ca/fcen]

Skidmore-Roth L (2004). *Mosby's Handbook of Natural Herbs and Supplements*. 2e éd. Mosby Inc., St.Louis, États-Unis. 1073 p.

U. S. National Academy of Sciences, Institute of Medicine (2002). *Dietary Reference Intakes for Energy, Carbohydrate, Fiber, Fat, Fatty Acids, Cholesterol, Protein, and Amino Acids (Macronutrients)*. The National Academies Press, Washington, D.C, États-Unis. [www.nap.edu]

Weaver CM et Plawecki KL (1994). « Dietary calcium : adequacy of a vegetarian diet ». *American Journal of Clinical Nutrition*. Vol. 59 : 1238S-1241S.

Weaver CM, Proulx WR, Heaney R (1999). « Choices for achieving adequate dietary calcium with a vegetarian diet ». *American Journal of Clinical Nutrition*. Vol. 70 : 534S-548S.

SITES INTERNET

American College of Sports Medicine : www.acsm.org

American Dietetic Association : www.eatright.org

Association canadienne des entraîneurs : www.coach.ca/fra/nutrition pour des ressources telles que des liens Internet et des feuillets d'évaluation des suppléments utilisés par les sportifs et les athlètes.

Association canadienne du diabète : www.diabetes.ca

Association pour la santé publique du Québec : www.aspq.org

Centre canadien pour l'éthique dans le sport : www.cces.ca

Diabète Québec : www.diabete.qc.ca
(composer le 1-800-361-3504 pour obtenir le dépliant *Petit guide de poche pour vos repas au restaurant*).

ÉquiLibre, Groupe d'action sur le poids : www.equilibre.qc.ca

Gatorade Sports Science Institute : www.gssiweb.org pour diverses informations sur la nutrition et l'activité physique

L'Académie canadienne de médecine du sport : www.casm-acms.org

Les diététistes du Canada : www.dietitians.ca

Société canadienne de physiologie de l'exercice : www.csep.ca

Les sites Internet des fédérations nationales et internationales de sport.

Achevé d'imprimer en juin deux mille douze
sur les presses de LITHOCHIC, Québec (Québec)